臨床に活きる！

緩和ケアで鍵となる研究

先を見通す背景読みスキル

森田 達也

Key Article

青海社

まえがき

　本書は，緩和ケアを研究したいという人はもちろん，緩和ケア臨床にどっぷりの人にとっても，「緩和ケアの将来」を思い描くことを楽しめるつもりで書いた。医学研究が紹介される時は，「○○より○○のほうが効果があることが分かった」「○○を体験した人は△△と感じていることが分かった」のように，結果だけが頭を素通りしていくことが多い。しかし，1つの研究が行われるには，なんらかの「その研究が行われるにしかるべき背景・理由」がある。

　本書では，個々の研究の結果を紹介することを超えて，「どうしてその研究が行われたのか」「将来の緩和ケアにどのような影響が及ぶだろうか」というところを筆者の知るかぎりではあるが，詳しく説明してみた。これによって，個々の研究を緩和ケアの歴史の中に位置づけることができ，5年後，10年後の緩和ケアの将来がみえるようになる。

　1つの研究は，それだけで完結しているのではない。次の研究へ，その次の研究へとつながっていく大きな動きの中にある—その生き物のような動きを感じてもらえるとうれしい。

　本書の前半第I部（メインパート）では，まさに動きのある旬の研究を27編取り上げた。雑誌『緩和ケア』誌において2015年から2019年までに連載していたものから整理したものである。

　筆者が思うに，研究には「これで完結した」ような仕上げ型の研究と，「あ，ここからはじまる?」といった始まりドキドキ型の研究がある。仕上げ型の研究は，「○○がよいということが確証された」—ああそうなんだ，やっぱりよかったんだ，明日から自信もってやろう，という臨床家としては実践につながる一方，研究者としては「終了〜」という声が聞こえてきそうで，そうわくわくするものでもない。

　一方，始まりドキドキ型の研究は，緩和ケアそのものが学問的に黎明期にあることもあり，「これからどうなるんだろう!?」「ええ，そんなことあるの!? まじ!?」「それって……ほんとはどういうこと?!」のような将来にひらいてドキドキする感じがある。第I部では，始まりドキドキ型の研究を集めて，緩和ケア研究がこれからどこに向かっていくのかを想像してわくわくしてもらえると筆者としては本意である。

　第II部（つけたし）は，筆者にとって読者に最も伝えたいところでもある。もし，居酒屋で一緒に飲んでいたなら，今の研究課題の話をするとしても，「どのような経緯があってそんな研究が行われるに至ったのか」「この研究のその先には何があるのか」「その時筆者はどんな気持ちでこの研究に取り組んでいたのか」を話すに違いない。1つの研究課題は，終わってしまえば1つの知見を提供するだけだが，1つの研究を歴史の中に埋め込まれたものとしてみることができれば，過去を踏まえた正しい道の上を未来に向かって動く力を与えてくれる。過去から将来に至る（あっているかも分からないが）緩和ケア研究のストーリーに少しだけ耳を傾けてもらえればありがたい。

　最後になるが，マニア向けの本書を世に出してくれた青海社の工藤良治氏に感謝したい。工藤さんは（本人はそのつもりでなかったかもしれないが），2007年から始まった我が国の緩和ケア黎明期を出版という立場から支えてきた。いくど助けられたか分からない。筆者の最大の敬意を示したい。

2020年6月

森田達也

（聖隷三方原病院 緩和支持治療科）

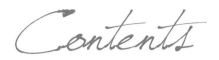

Contents

第Ⅰ部　丁寧に読んでウラを知る──緩和ケアの研究論文

第1章　痛みについての研究

第2章　呼吸器症状についての研究

第3章　消化器症状についての研究

第4章　精神的苦痛・せん妄についての研究

第5章 研究方法論（メソトロジー）がよく分かる研究

第Ⅱ部　緩和ケアの研究──どこからきてどこに向かうのか？

第I部 共著者一覧

上元（野里）洵子　聖隷三方原病院 放射線治療科（現・東京医科歯科大学医学部附属病院 緩和ケア科）……………1章-1, 1章-4

横道 直佑　聖隷三方原病院 ホスピス科（現・聖隷三方原病院 緩和支持治療科）………………………………1章-2

十九浦 宏明　聖隷三方原病院 ホスピス科（現・つばさ在宅クリニック西船橋）………………………………1章-3

角甲 純　広島大学大学院 医歯薬保健学研究科 老年・がん看護開発学
　　　　　（現・広島大学大学院 医系科学研究科 老年・がん看護開発学）………………………………2章-2

内藤 明美　宮崎市郡医師会病院 緩和ケア科 ………………………………………………………2章-4, 3章-1

今井 堅吾　聖隷三方原病院 ホスピス科 ………………………………………………………………3章-1

前田 一石　大阪大学大学院 医学系研究科 緩和医療学寄附講座／
　　　　　大阪大学医学部附属病院 オンコロジーセンター 緩和ケアチーム（現・協和会 千里中央病院 緩和ケア科）…3章-2, 5章-6

小山田 隼佑　NPO法人 JORTC 統計部門 ……………………………………………………………5章-1, 5章-3

森 雅紀　聖隷三方原病院 緩和ケアチーム（現・聖隷三方原病院 緩和支持治療科）………………………5章-5

※所属は「緩和ケア」誌 掲載時の所属。「緩和ケア」誌初出一覧は198頁を参照。

第Ⅰ部

丁寧に読んでウラを知る
——緩和ケアの研究論文

緩和ケアの今後を示す"始まりドキドキ型"の
研究を楽しむ

これからの緩和ケアの方向性を示すような研究27編について，「どうしてその研究が行われたのか」「将来の緩和ケアにどのような影響が及ぶだろうか」を中心に解説します。1つずつは独立していますので，興味のあるところからどうぞ。

1 「万能薬」のステロイドは痛みに効くか？

✔ステロイドの効果に関する無作為化比較試験を扱います。対象患者の解釈についての理解を深めてください。

Key Article[1]

Paulsen O, Klepstad P, Rosland JH, Aass N, Albert E, Fayers P, Kaasa S：Efficacy of methylprednisolone on pain, fatigue, and appetite loss in patients with advanced cancer using opioids；a randomized, placebo-controlled, double-blind trial. *J Clin Oncol* 32：3221-3228, 2014. doi: 10. 1200/JCO. 2013. 54. 3926. [Epub 2014 Jul 7]

　EAPC（European Association for Palliative Care）を率いるKaasa（この研究は実際にはKlepstad）のノルウェイで行われた比較試験[1]をみてみます。

▶対象と方法

　第3相無作為化比較試験で，ノルウェイにおける5施設（緩和ケア病棟の入院患者と腫瘍内科の外来患者）で実施されました。患者の同意を得て，二重盲検で，経口メチルプレドニゾロン16mgを1日2回7日間内服する群（以下，ステロイド群）と，プラセボを1日2回7日間内服する群とに無作為に割り当てられました（メチルプレドニゾロン32mg/日は，ベタメタゾン5.1mg/日に相当します。Yennue[2]の倦怠感の比較試験のベタメタゾンの投与量8mg

には驚きましたが，こちらのベタメタゾン4mgというと，まあまあ実臨床で使用される量に近い感じでしょうか）。

▶対　象

　対象は，4週間を超える生存期間が"予想"される進行がん患者です。その中で，直近24時間の疼痛NRS（numerical rating scale）の平均が4以上の，オピオイド使用中の成人がん患者が対象とされました。

　除外基準としては，「激しい疼痛（直近24時間の疼痛NRSの平均≧8）」「直近4週間以内にステロイドを使用」「糖尿病」「消化性潰瘍」「NSAIDs（非ステロイド性消炎鎮痛薬）を使用中」「4週間以内に放射線照射または全身化学療法を実施」「脊髄圧迫または骨病変に対し手術を要している患者」「重度の認知障害」が設けられました。

　この除外基準は，薬効をみるうえでは仕方ないかなぁとは思うのですが，Mercadante[3]の試験でもそうなのですが，結局，「ステロイドが効きそうな神経圧迫の患者」は除外されており，「緩和ケアサービスに来る前にステロイドが投与されて，（効果があったから）継続されている患者が除外された」というところは注意が必要です。

　治療としては，試験期間中の定期投与のオピオ

イド用量は変更しないこととし，突出痛に対するレスキュー使用は可とされました。

主要評価項目は「投与7日目の時点における鎮痛効果」，副次評価項目は「倦怠感」「食欲不振」「満足度」「耐容能」とされました。

鎮痛効果は，「①7日目にbrief pain inventoryを用いて，平均NRSを評価」，また「②安静時痛をEdmonton Symptom Assessment System (ESAS)を用いてNRSと，曲線下面積として評価」を行いました。

大ざっぱにいえば，両方ともNRSですが，brief pain inventoryは，フルで聞くと量が多いので，毎日はやめておいて，簡便に記録できるESASを毎日使用することにしたということかと思います。

倦怠感・食欲不振については，European Organization for Research and Treatment of Cancer-Quality of Life Questionnaire C 30 (EORTC QLQ-C30)を用いて，ベースライン（0日目：つまり投与前）と7日目を比較，満足度についてはNRSを7日目に評価しています。倦怠感・食欲不振は，QOL症状評価として決められた得点の計算方法があるので，それに従って0〜100の間で評価しています。

満足度のNRSは，ステロイドによる「良いことはなかった（no benefit）」を0，「いいことがあった（major benefit）」を10として評価しています。厳密にいえば，「満足度」というよりは，「患者の自覚した有用性（perceived efficacy）」のような質問ですね。

副作用については，7日目に半構造化面接を通じて評価しており，「浮腫」「不眠」「焦燥（落ち着かない感じ：restlessness）」「不安」「筋力低下（ミオパチーのことだと思うんですがなかなか難しい気がしますが）」「気持ちの変化（psychological changes）」「過酸症状（dyspepsia）」「口腔内の症状」について，"はい・いいえ"で，有無だけを確認したようです。

サイズ計算は，7日目の評価時に，各群の疼痛強度の平均がNRS1.5以上異なることを検出するように，「検出力0.9」「有意水準0.05」として，試験

が組まれました。そうしたところ，サンプルサイズは各群で22人とされ，ドロップアウトすることも想定して合計50人の患者が必要とされました（割と大きな差がつかないと有意にならないくらいの症例数という意味です）。

対象患者50人を集めるために，適格基準となる592名を2008年から2012年の5年間（*!!*）で評価しました。そのうち9割以上が，不適格となりました。不適格になった理由で多かったものとしては，すでにステロイドを使用していた人が169名，抗がん治療を受けていた人が125名，痛みが8以上が33名，糖尿病30名，オピオイドの量の変更19名…と，合計542名が不適格でした（このように，「何人の患者をスクリーニングして」「何人が最終的に試験の対象になったか」「ならなかった患者の理由は何か」を記載することが，CONSORT〈consolidated standards of reporting trials：臨床試験報告に関する統合基準〉ガイドラインでは標準ですが，なかなか大変です）。

結果的に，Karnofsky performance score平均が66，performance status (PS) 平均が2と，全身状態に少し余裕のある患者が対象になりました。転移箇所は，骨が両群ともに3割ほどでした。無作為化はしたのですが，割り当て変数としなかった（強制的に両群に均等となるようにしなかった）ために，ステロイド群ではどうやら神経因性疼痛の患者が多く，やや難しそうな痛みの患者が多くなったようです（**表1**）。

鎮痛補助薬の利用頻度も多く，オピオイドの投与量も多くなっています。無作為化試験でも，*n*が少ない場合は，患者背景に差が生じることが（偶然に）多く，その場合の結果の解釈はちょっと難しいですね…。

結果の全体を**図1**に示します。主要評価項目である疼痛については，7日目とベースラインとのNRSの差は，ステロイド群で−1.16（3.60−4.76），プラセボ群で−0.68（3.68−4.36）で違いはありませんでした。オピオイド使用量についても，モルヒ

ネ経口換算で，7日目とベースラインの比は，ステロイド群で1.19，プラセボ群で1.20とこちらも違いは

ありませんでした。日々の安静時痛の曲線下面積についても，両群で同等でした。

ベースラインの背景に差があったため，回帰分析が行われました。回帰分析は，両群の背景の違いを調整するために行われるものです（今回の場合は，ベースのオピオイド量，突出痛の存在，ガバペンチンやプレガバリンの使用，軟部組織の疼痛，肝転移の有無，他の転移部位の有無などに違いがありましたので，これらを事後に補正します）。回帰分析を行っても，結果に差はありませんでした（が，説明変数に比してnが少ないので，十分な補正にはならないところです）。

疼痛以外の副次評価項目については，倦怠感・食欲不振は，明らかな改善を認めました。7日目とベースラインの差は，倦怠感はステロイド群で

表1 疼痛の特徴と使用薬剤

	ステロイド群（%）	プラセボ群（%）
疼痛の性状		
骨痛	23	23
内臓痛	42	41
神経障害性疼痛	19	5
突出痛	54	77
定期オピオイド用量〈経口モルヒネ換算mg/日〉	〈269.9mg〉	〈160.3mg〉
非オピオイド薬		
アセトアミノフェン	85	100
プレガバリン・ガバペンチン合計	35	14
アミトリプチリン	4	9
ケタミン	4	0

図1 ステロイドの効果（おもな結果）

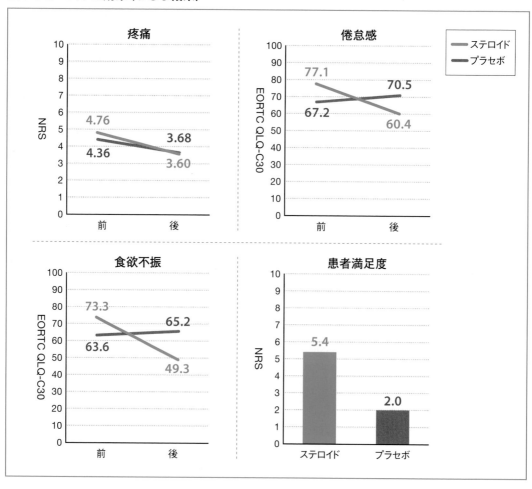

図2 Twycrossの鎮痛補助薬ラダー（古典）

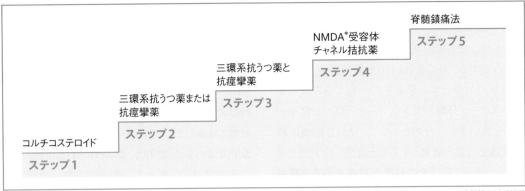

*NMDA；N-methyl-D-aspartate

（文献4より引用）

−16.7（77.1−60.4），プラセボ群で3.3（67.2−70.5）でしたし，食欲不振はステロイド群で−24.0（73.3−49.3），プラセボ群で1.6（63.6−65.2）でした（図1）。回帰分析の結果も同様でした。患者満足度については，ステロイド群のほうがプラセボ群に比べて高いという結果でした（5.4 vs. 2.0）。

以上をまとめると，**「ステロイドは，疼痛にはこの集団ではどうやらはっきりした効果はなさそうだったが，倦怠感・食欲が良くなって，総合的に患者は"使ってくれて良かった"と言った」**という結果になります。

▶ 背景までよく分かる解説

ステロイドの鎮痛補助薬としての位置づけ

ステロイドの鎮痛補助薬としての位置づけには，歴史があります。今日ではあまり引用されなくなりましたが，Twycrossの古典[4]には「鎮痛補助薬ラダー」というものがあり，ステロイドはまず最初に使用する「鎮痛補助薬」とされています（図2）[4]。

このラダーは，現代からみるとどうでしょうか。「エビデンスの順に並べろ」という人もいるでしょうし，「作用機序別に分けるべきだ」という人もいるでしょうね。ただ，いずれも，しっかりした"誰もが納得する"根拠はないのが，妥当な真実ということかと思います。「当時はよかった」という人もいるかもしれません…。

過去の研究と一致しない理由 ──母集団の違い

ステロイドの（痛みに限りませんが）効果をみた研究は割と少なく，この論文ではBrueraの1985年の比較試験[5]と照らし合わせています。1985年…，30年以上前ですから，同じ比較試験でも，qualityを同列に比較してよいかどうかは，なかなか悩ましいところです。

Kaasaの研究[1]では，比較的状態の良い患者で，モルヒネの使用量が多い患者（PS 2：モルヒネ222mg）が対象となっており，Brueraの試験[5]では，進行期だけれどオピオイドの使用量の少ない患者（PS 3.5：モルヒネ36mg）が対象になっています。

「患者層が違うと比較試験の結果が一致しない」ということは，緩和治療ではよくあることです。たとえば，オピオイドの使用量の少ない患者で有効なアセトアミノフェンは，オピオイド投与量が多い患者では効きにくいことが分かっています[6]。サンドスタチン®（オクトレオチド）の試験でも，上部閉塞の患者の割合によって，有効率が変わっています（上部閉塞の患者が多かった試験では有効率が低く，卵巣がんの患者の多かった試験では有効率が高い）。

同じように，多くの鎮痛補助薬が，「非がん患者での，鎮痛薬がまったくない患者との比較では鎮痛に有効」でも，「がん患者で，両群にオピオイド

が投与されていると，有効な差が小さくなる」現象にも似ていますね。

今の緩和医学は，どんな遺伝子変異のあるがんでも同じ分子標的薬で治療しようとしているようなものですが，ゆくゆくは（10年後? 20年後?）比較試験で対象とする患者を均一化できる診断基準やステージ分類ができて，もっと一貫した結果が出ると思います。今のところ，一見同じ治療の検証試験で「違う結果（片方だと有効・片方だと無効）」になっても，**「その結果だけをそのまま理解するのではなく，個々の研究の母集団をじっとみて，そもそも患者背景は違っていないか?」を最初に考えるべき**ということでしょう。

過去の研究と一致するもの

この論文[1]では引用されていませんが，ステロイドの疼痛の効果といえば，Mercadanteが（雑に）やった比較試験があります[3]。Mercadanteは，こ

れまた多くの臨床試験を次々に行っていきますが，EAPCの疼痛ガイドラインの時に行われた系統的レビューでも，Mercadanteの研究のqualityは非常に低く（very low）評価されるものが多いです。ステロイドの効果の研究も，"どんな研究でも掲載されやすい"*American Journal of Hospice and Pallaitive Medicine*に出ています。ステロイドを無効と結論しましたが，やはり，「ステロイドをもともと使用していた患者」が除外されているので，「"本当は効くはずの人"をみていないのでは?」という疑問は同じです。

神経圧迫など，もともと臨床家が「ステロイドを使用したい!」と思う病態だけを対象とした検証試験はまだ行われていないので，膵臓がんの内臓痛など**「う～ん…，普通はステロイドを使わないよね」という痛みの患者に，盲目的にステロイドを投与しても効果はない**，というあたりの結論が妥当でしょう。

{ *Clinical Implications* }
臨床での意義

この研究の臨床的意義です。

まず，神経圧迫など，古典的にステロイドが有効だと考えられている痛みの患者は，臨床試験からそもそも除外された可能性が高く，これらの患者にステロイドが無効とはいえません。「神経圧迫による疼痛に使用し，効果を評価する（効果がなければ中止するが，効果があれば継続する）」ことは正解でしょう。

また，複数の比較試験でステロイドは倦怠感や食欲不振に効果があったことから，「疼痛〈も〉ある患者の倦怠感・食欲不振に対して，ステロイドを投与する」も正解だと思います。しかし，"投与法"，つまり長期投与の有効性は確立していないので，「症状がある時だけ使うのか」「毎日継続するのか」といった投与方法はまだはっきりしていません。

一方，この研究でもいえるように，「難治性の疼痛に対して（全員に，盲目的に）ステロイドを投与する」のは，おそらく鎮痛そのものにはそれほど効果がないと予測されるでしょう。オピオイド，鎮痛補助薬など，痛みに対する治療薬を優先したほうがいいといえます。

✔ 神経圧迫など，古典的にステロイドが有効だと考えられている病態に使用し，効果を評価する（効果がなければ中止するが，効果があれば継続する）。

✔ 疼痛"も"ある患者の倦怠感・食欲不振に対して，ステロイドを投与する。

✔ 難治性の疼痛に対して，（全員）ステロイドを投与する。

文献
1) Paulsen O, Klepstad P, Rosland JH, et al：Efficacy of methylprednisolone on pain, fatigue, and appetite loss in patients with advanced cancer using opioids；a randomized, placebo-controlled, double-blind trial. *J Clin Oncol* **32**：3221-3228, 2014. doi: 10. 1200/JCO. 2013. 54. 3926.［Epub 2014 Jul 7］
2) Yennurajalingam S, Frisbee-Hume S, Palmer JL, et al：Reduction of cancer-related fatigue with dexamethasone；a double-blind, randomized, placebo-controlled trial in patients with advanced cancer. *J Clin Oncol* **31**：3076-3082, 2013. doi: 10. 1200/JCO. 2012. 44. 4661.［Epub 2013 Jul 29］
3) Mercadante SL, Berchovich M, Casuccio A, et al：A, prospective randomized study of corticosteroids as adjuvant drugs to opioids in advanced cancer patients. *Am J Hosp Palliat Care* **24**：13-19, 2007
4) Twycross R, Wilcock A, Toller CS 著，武田文和 監訳：トワイクロス先生のがん患者の症状マネジメント. 医学書院, 2003
5) Bruera E, Roca E, Cedaro L, et al：Action of oral methylprednisolone in terminal cancer patients；a prospective randomized double-blind study. *Cancer Treat Rep* **69**：751-754, 1985
6) Israel FJ, Parker G, Charles M, et al：Lack of benefit from paracetamol (acetaminophen) for palliative cancer patients requiring high-dose strong opioids；a randomized, double-blind, placebo-controlled, crossover trial. *J Pain Symptom Manage* **39**：548-554, 2010. doi: 10. 1016/j.jpainsymman.2009.07.008.［Epub 2010 Jan 18］

※本稿は上元洵子（聖隷三方原病院 放射線治療科）との共著です。

痛み

2 WHOラダーの2段階目はいらないのではないか？

✓ みんなが漠然と「正しい」と思っている（思っていた）WHO方式がん鎮痛法のラダーの2段階目は

いらないのでは？　に関する研究を取り上げます。「永遠に正しいことはない」ことを感じてください。

Key Article[1]

Bandieri E, Romero M, Ripamonti CI, et al: Randomized Trial of Low-Dose Morphine Versus Weak Opioids in Moderate Cancer Pain. *J Clin Oncol* **34**（5）：436-442, 2016. doi: 10.1200/JCO.2015.61.0733.［Epub 2015 Dec 7］

WHO方式の2段階目，つまりは，トラマドール／コデインは本当に必要なのか？　に関する比較試験を扱います[1]。「トラマドールは痛み止め」「コデインは咳止め」というイメージがありますが，トラマドールはコデインの誘導体なので，同じような薬剤になります。

▶対象と方法

多施設（イタリアの腫瘍センター17施設）の非盲検化ランダム比較試験です。イタリアは，伝統的にも最近の施策的にも，疼痛についての研究が盛んです。低用量の経口モルヒネと弱オピオイド（トラマドール／コデイン）を比較しました。盲検は，できればしたかったところですが，プラセボ製剤を作る費用がまかなえず，非盲検化の道を選んだとのことです。

▶対　象

対象は「オピオイドを使用していない」「中等度の痛みがある（numerical rating scale：NRS4～6）」「18歳以上」「Karnofsky performance status（以下，KPS）60％以上（70：ADL自立だが就労は難しい，60：時々介助が必要）」「認知障害や精神疾患がない」「3カ月以上の予後が見込まれる」患者です。古典的にWHOラダーで弱オピオイドの適応とされる「中程度の痛み」の患者だけを対象にしたところがポイントです。

除外基準は，それはそうだなというのが並んでおり，「オピオイド禁忌」「慢性腎不全（GFR30mL/分未満）」「重症肝不全／呼吸不全」「吸収不良症候群」「抗がん治療に伴うコントロール不良の下痢，嘔気嘔吐」「サブイレウスもしくは消化管閉塞」「放射線治療」「最近の治験薬使用」「内服不能」です。除外基準で，通常臨床で当てはまる患者が多く除外されたということはなさそうです。

▶介　入

患者は，ランダムに低用量の経口モルヒネ群（以下，モルヒネ群）と弱オピオイド群に割り当てられました。割り当ては1：1で，年齢と施設で調整されています。治療期間は28日（長い*!!*）です。

表1 コデイン/トラマドールからいった場合とモルヒネからいった場合の鎮痛効果

		弱オピオイド群	モルヒネ群	オッズ比	P
主要評価項目	NRSが20%低下した患者の割合	64人 (54.7%)	97人 (88.2%)	6.18 (3.12 to 12.24)	< .001
副次評価項目	NRSが30%低下した患者の割合	55人 (47.0%)	91人 (82.7%)	5.40 (2.92 to 9.97)	< .001
	NRSが50%低下した患者の割合	49人 (41.9%)	83人 (75.5%)	4.27 (2.42 to 7.53)	< .001

　弱オピオイド群はトラマドール単独，トラマドール＋アセトアミノフェン合剤，もしくはコデイン＋アセトアミノフェン合剤が投与されています。イタリアではコデイン単独という薬はないらしく，コデイン単剤はありません。投与量の上限は，コデインで240mg/日，トラマドールで400mg/日（高齢者は300mg/日）としました。アセトアミノフェンの上限は4,000mg/日です。弱オピオイド間のスイッチは許容されました。

　モルヒネ群は3日間のタイトレーション期間があり，速放性経口モルヒネを最大30mg/日まで増量した後に徐放性モルヒネに切り替えられました。そもそもタイトレーション期間があることで，こちらの群のほうが注意深い鎮痛になる（いい成績になるのでは?）という批判は，ありえるかと思います。

　弱オピオイド群がモルヒネにスイッチしたり，モルヒネ群が他の強オピオイドにスイッチすると，その時点で観察は終了しました。割り当て後，7，14，21，28日目に，疼痛NRS，Edmonton Symptom Assessment System（ESAS），KPS，継続かスイッチか，用量の変化，有害事象を評価しています。

▶評価項目・統計解析

　観察終了時点での有効（＝疼痛NRSが20%以上下がった）患者の割合を主要評価項目としました。NRSの平均値ではなく，何%低下したかで有効か無効かを定めておくという方法があります。副次評価項目として，身体症状（ESAS），疼痛NRSが30%以上改善した割合，疼痛NRSが50%以上改善した割合，オピオイド増量率（最大投与量−初期投与量／初期投与量／観察日数×100），有害事象を評価しました。

　解析に必要なサンプル数は426人と計算されていました。しかし，試験期間中の2012年にヨーロッパ緩和医療学会（the European Association for Palliative Care：EAPC）から，stepⅡの代わりに低用量の強オピオイドでもよいとする新ガイドラインが出たことも影響してか，症例がだんだん集まらなくなったため，240例の時点で暫定的な解析を行っています。

▶結　果

　240例のうち118例がモルヒネ群に，122例が弱オピオイド群に割り当てられました。最初の評価日の前に脱落した13例（モルヒネ群8例，弱オピオイド群5例）は解析から除外されました。主要評価項目である疼痛NRS20%以上の改善は，モルヒネ群で88%（97/110），弱オピオイド群で55%（64/117）にみられました（オッズ比6.18，P<0.001，**表1**）。疼痛NRS30%以上の改善（clinically meaningful pain reductionと記載されています）や50%以上の改善（highly meaningful pain reductionと記載されています）の割合も，同様にモルヒネ群で有意に多い結果でした。ベースラインの共変量（年齢，性別，KPS，がん種など）を2群間で調整しても結果は変わりませんでした。

　継時的にみていくと，最初の1週間ですでに効果に差があり，その後その差が続いていることが分かりました（**図1**）。観察期間終了時点での疼痛NRSの中央値は，モルヒネ群で1，弱オピオイド群で2でした（P=0.02）。

　おまけの結果としては，観察終了時点でのESASの各症状スコアや合計スコアは弱オピオイド群に比べモルヒネ群で有意に低値でした（つまり，疼痛は取れたけれど吐き気が多かったとか眠

痛
み

図1 継時的な効果の推移

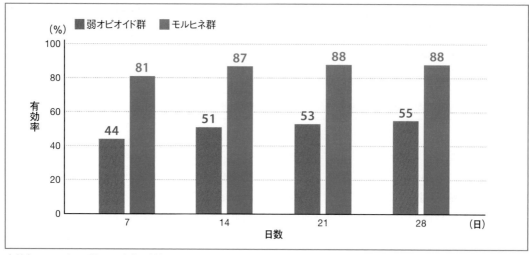

有効率：NRSが20%低下した患者の割合

気が多かったということはなく，モルヒネ群のほうが総合的に身体症状が軽くなっていました）。

　弱オピオイド群のうち35%（41名）は強オピオイドへスイッチしていました。モルヒネ群のうち16%（17名）は他の強オピオイドへスイッチしていました（ P=0.001）。投与量も薬の種類も変えなかった患者の割合は，モルヒネ群で61%，弱オピオイド群で40%でした（ P=0.002）。増量が必要だった割合は，モルヒネ群14%，弱オピオイド群28%でした（ P=0.007）。増量率はモルヒネ群で有意に低い結果でした（4.76±6.44 vs. 8.76±6.81； P=0.002）。簡単にいえば，弱オピオイド群ではその後，結局は強オピオイドに変更しなければならなかったけれど，最初から強オピオイドにしておけばその後同じオピオイドで増量もあまり必要なかったということです（タイトレーションをしていますが…）。

　忍容性は両群とも高く，有害事象のため服薬を中止したのは両群合わせて5例のみでした。

▶ 背景までよく分かる解説

WHO方式の3段階鎮痛ラダーは正しいのか？

　「**教科書に載っていることがすべて正しいとは限らない**」。WHOの鎮痛ラダーに関する臨床研究の知見は，この教訓を思い出させてくれます。

皆が漠然と「揺るがしてはいけない緩和ケアの真理」のように思っているWHO方式がん鎮痛法の3段階ラダーですが，あれは実は十分に検証されたものではありません[2]。

　もともとWHO方式がん鎮痛法は，がんが最初にみつかった時には多くの患者が終末期である発展途上国においても，がんの痛みからの解放ができることを第1の目的として扱っています。多くの発展途上国では，今なお医療用麻薬へのアクセスがなく，オキシコドンやフェンタニルのような高価な薬剤はおろか，安価なモルヒネ製剤も入手することができません[3]。これらの国でもがん疼痛が少しでも和らげられるように，比較的入手可能なコデインを使用薬剤として残したという経緯があります。

　一方，先進国においては，アクセスの問題というよりも，「コデイン/トラマドールを先にいくほうがいい（＝効果がある・安全である）のか？」，それとも「オキシコドン/モルヒネを先にいくほうがいいのか？」という疑問になります。

　特に，「**2段階目（コデイン/トラマドール）は必要なのか？**」は，比較的長く論争があります。大局観を得るために，EAPCのガイドライン，ガイドラインをつくる前段階として行われた系統的レビューを先にみて，その次に個々の研究をみていきましょ

う。このように，何かの臨床疑問をもった時に，いきなり原著論文を探し出すのではなくて，ガイドラインや系統的レビューをみて大局観を得てから，個々の原著を読むといいです。"木を見て森を見ず"にならずにすみます。

EAPCガイドラインでのstepⅡの扱い
—— 森として大局をつかむ

EAPCのガイドラインでstepⅡについての原文を見てみます[4, 5]。いわく，「WHO方式の2段階目が必要かどうか，つまり，ラダーに従って鎮痛するほうがいいか，最初から強オピオイドを投与するほうがいいかの比較試験がいくつか行われたが，そのすべてで方法論上の問題が強い（significant methodological flaws）」と記載しています。flawというのは，limitationというよりも，「致命的な欠点」のような意味合いで使われます。

推奨文では，非オピオイド鎮痛薬を定期内服しても鎮痛が不十分な患者に対して，「stepⅡオピオイドを経口で追加することは，厄介な副作用なしに鎮痛が得られるかもしれない（might）。低用量のstepⅢオピオイドはコデインやトラマドールの代わりになるかもしれない（may）」としています。

簡単にいえば，**2段階目をなくしたほうがいいかどうかの比較試験がいくつかあるけれど，方法論的にまずい。**「鎮痛は最初から強オピオイドのほうが，よりいいかもなぁ」くらいの知見であって，明確には結論できない。「今のところ，2段階目があるかないかはどちらもあり」という感じですね。

ガイドラインのもとになった系統的レビュー
—— 林くらいを見る

EAPCのガイドラインでは，個々の推奨文を書く前にRQ（research question，臨床疑問）を立てて系統的レビューを行った結果を，まとめて *Palliative Medicine* に掲載しています。StepⅡの系統的レビューはMaltoniが担当したようです（日本ではPaP scoreの開発者として知られているでしょうか。もともとoncologistですが，緩和治療領域の研究が多いです）[6]。

この系統的レビューは前向き研究を含めて多くの研究をレビューの対象にしています。そのうちの3つがランダム化比較試験で，Mercadante（1998），Marinangeli（2004），Maltoni（2005）となります（**表2**）[7～9]。ランダム化試験ですから，試験デザインとしてはいいのですが，GRADE（grading of recommendations assessment, development and evaluation）システムでは，「**無作為化比較試験だから，質が高いエビデンスである」とは自動的にはならず，1つひとつの研究の内容が吟味されます。**

今回特に問題とされたのは，対象患者が非オピオイド鎮痛薬を受けていないこと（stepⅡが不要かどうかを知るためには，stepⅠで鎮痛効果のなかった患者を対象とするべきであるのに，鎮痛薬の投与を初めて受ける患者を対象としている）と，主要評価項目の妥当性が検証されていないことでした。結果，この系統的レビューでは以下のように結論しました。

RQ：2段階目があるほうが3段階目から開始するよりよいか——エビデンスの質：非常に低い（very low），利益と不利益のバランス：分からない（uncertain），推奨：否定的な方向に弱い（week negative：すべての患者において標準治療とはみなされない）。

原著を理解する—— 木を調べる

では，この研究の前段階の3つの比較試験についてみてみましょう（**表2**）[7～9]。こうして"森"から把握していくと，原著論文を読む時に最初から最後まで読む必要はありません。イントロや考察に書いてあることはすでに"森"のところで理解できているはずですから，PECO（P：患者，E：介入，C：対照，O：アウトカム）について詳しくみることができます。**研究論文のペースで読む（最初から著者の思考に沿ってみていく）のではなく，こちらの枠組みで「Pは何か?」「ECは何か?」「Oは何か?」とみていきます。**

まず，Mercadante 1998の試験[7]。実際に原文を取り寄せてみると，20年の年月を感じます。現

表2 WHOラダーの2段階目は必要か？ についての比較試験

	対象 (P)	介入と対照 (EC)	エンドポイント (O)	おもな結果	系統的レビュー での結論
Mercadante 1998	非オピオイド鎮痛薬で効果のなかった32名。サイズ計算なし。	stepⅡ（Dextropropoxyphene120-240mg）vs モルヒネ20mg	何が主要評価項目か不明。モルヒネの使用量や痛みのVASなど複数の評価項目を比較。	痛みのVASに差はなかったが、モルヒネ群では副作用が多かった。stepⅡ群でモルヒネへの変更が多かった。	Very low
Marinangeli 2004	鎮痛薬を受けていない，疼痛が5以下の100名。サイズ計算なし。	stepⅡ（コデイン／トラマドール）vs stepⅢ（モルヒネ，フェンタニル，メサドン，ブプレノルフィン）。投与方法は医師の裁量。	何が主要評価項目か不明。モルヒネへの変更や痛みのVASなど複数の評価項目を比較。	痛みのVASはstepⅢのほうが低下して（ベースラインが4程度，減少幅で－1.9 vs －2.6），治療変更も少なかった。吐き気が多かった。	Low
Maltoni 2005	非オピオイド鎮痛薬で鎮痛が得られなかった54名。サイズ計算が行われたが登録できず中途終了となった。	stepⅡ vs stepⅢ。投与方法は医師の裁量。実際にどのような薬剤が使用されたのかは不明。	観察期間中に疼痛が5以上だった日数の割合，満足度など。	疼痛が5以上だった日の日数の割合（23% vs 29%），7以上だった日数の割合（8.6% vs 11%）がstepⅢ群のほうがよかった。満足度に変わりない。食思不振と便秘は多かった。	Low

VAS : visual analogue scale

（文献7～9より）

代の基準からいえば，「今のMercadante」がみてもおそらく「ちょっと幼稚だったかなあ」という感じです。対象（P）については，「非オピオイド鎮痛薬で効果のなかった患者」と明記されていますが，患者数が32名でサイズ計算が行われていません。1群16人の比較では，何を主要評価項目としても検証的なことはいえないでしょう。介入・対照（EC）については，薬剤と投与量が指定されており，すっきりしています。アウトカム（O）については，いろいろな変数を取得していますが，何が主要評価項目なのかはっきりしません。結果的には強オピオイドのほうが，副作用が少し多いが鎮痛はいい，と結論したようです。しかし，エビデンスレベルは質が悪いことから，結局，ランダム化試験に与えられる当初のhighからvery lowまで下げられています[6]。

次のMarinangeli 2004の試験[8]。対象（P）は本来stepⅠで効果のなかった患者を対象とするべきですが，鎮痛薬を受けていない患者を対象としています。これはその後の系統的レビューでは大きな誤りとして評価されています。患者数ではサイズ計算こそないものの，100名の比較試験で，ある程度の検出力がありそうです。介入・対照（EC）

については，「強オピオイドって何？」とみると，投与方法は標準化されておらず，モルヒネの他にはブプレノルフィンも含まれています（ブプレノルフィンは強オピオイドか？）。アウトカム（O）については，何が主要評価項目なのか，これまたはっきりしません。結果的にvisual analogue scale（VAS）は，強オピオイドから開始したほうでより改善したようです。最終的なエビデンスレベルはlowとされています[6]。

最後に，Maltoni 2005の研究[9]。これは，この中では最も設計上しっかりしたものですが，残念ながら患者登録が進まずに途中で終了となっています。対象（P）は，「非オピオイド鎮痛薬で鎮痛が得られなかった患者」と明記されており，集積さえされれば妥当な対象設定基準であったでしょう。介入・対照（EC）については，stepⅡ vs. stepⅢと記載されているのみで，実際にどのような薬剤がどういうふうに使用されたのかは不明です。アウトカム（O）については，主要評価項目が「観察期間中に疼痛が5以上だった日数の割合」としているようですが，この妥当性ははっきりしません（投与後の痛みの強さをNRSで比較することが今日では

普通でしょう）。これも最終的なエビデンスレベルはlowとされています[6]。

　つまり、**これまでの研究で足りないところは、①対象をstepIで効果のなかった患者に限定すること、②サンプルサイズ計算をして必要症例数を設定すること、③主要評価項目を妥当なものに設定すること**（通常は、痛みの強さが何％減少した、でしょう）、**④治療介入を標準化すること、が求められていた**、といえます。現代の基準からいえば、そりゃあそうだろうと思いますが、2000年代前半ぐらいまででは、これらは「普通」ではなかったのですね。

　最近、ガイドラインを作成する時などに"大昔の論文"が出てくると、「今の試験と同列には置けないよなあ」と思うことがよくあります。緩和ケアにおいても質の高い比較試験が出されるようになってきたので、変に（質の低い）昔の研究結果に引っ張られるよりは、最近の質の高い比較試験や、十分な症例数のあるコホート研究だけを詳しくみたほうがいいだろうと、個人的には思っています。

▶今回の研究の強み

　今回の研究は、これらの限界を上回るように設計されています。**対象患者は中程度の痛みの患者に制限されていますし、サイズ計算が行われています**（途中で中止になりましたが、結果的に意味のある差があったので、サイズは十分であったとみなせます）。主要評価項目が、疼痛が減少した割合という分かりやすいものに設定されていますし、**治療内容も（まあまあ）標準化されています**。

　「観察期間が28日間必要だったかどうか」は賛否が分かれるところですが、結果的には観察期間全体を通して明確な結果が得られました。モルヒネから開始した群のほうが、コデイン/トラマドールを使用した群よりもすべての時期、すべてのアウトカムで鎮痛がよかったという結果でした。しかも、初期のいくつかの研究で「鎮痛はいいけど、副作用は増えるかも」という結果が示唆されていましたが、この研究では副作用についても同等でした。図表の提示もシンプルで、簡潔明瞭な論文になっています。

{ *Clinical Implications* }
臨床での意義

　この研究の臨床的意義です。

　この研究のメッセージは比較的明快で、「中程度の痛みの患者では（も）、弱オピオイドを省略して、強オピオイドからいってもよい（いったほうがよい、ともいえます）」── これが最も強いメッセージでしょう。

　そもそも、弱オピオイド、強オピオイドという言い方をすれば、古風にはそういう言い方になりますが、EAPCのガイドラインではstepIIオピオイド、stepIIIオピオイドと呼称を変えています（図2）[10]。少量の強オピオイド（少量といっても、そもそもオキシコドン20mg・モルヒネ30mg！）は、stepIIオピオイドとされています。日本のオキシコドンの開始量は10mgですから、「国際水準」ではstepIIオピオイド（のさらに半分！）ということになります。

　以上より、通常の患者の鎮痛においては、弱オピオイドを間にはさむ必要はない、これが臨床的な意義と考えられます。

とはいっても，身体が小さい高齢者，「麻薬」をとても嫌がる患者さんやご家族，（日本の場合は特に舌下錠があるので）内服ではなく舌下でいきたい場合は，なおトラマドールを"はさむ"のはありでしょう。咳が主体で，痛みが少しある場合もコデインの出番はあると思います。

それでも，トラマドールで効果が不十分かなと思える場合は，無理にトラマドールで引っ張らずに，早めにオキシコドン・モルヒネに移行するのが鎮痛のうえではいいと，この比較試験は臨床家にいっています。

図2 鎮痛ラダーの変遷

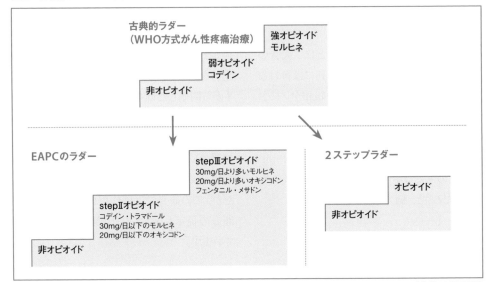

（文献10より引用）

 ✓ 通常の場合は強オピオイド（オキシコドン，モルヒネ）から
導入したほうがよい。

✓ 身体が小さい高齢者，「麻薬」をとても嫌がる場合，
舌下投与でいきたい場合は，トラマドールの出番がある。

✓ 咳が主体の場合もコデインの出番がある。

 ✓ トラマドールで鎮痛が不十分な場合に，なかなか強オピオイドに
切り替えない。

文献

1）Bandieri E, Romero M, Ripamonti CI, et al：Randomized Trial of Low-Dose Morphine Versus Weak Opioids in Moderate Cancer Pain. *J Clin Oncol* **34**（5）：436-442, 2016. doi：10.1200/JCO.2015.61.0733.［Epub 2015 Dec 7］

2）Jadad AR, Browman GP：The WHO analgesic ladder for cancer pain management. Stepping up the quality of its evaluation. *JAMA* **274**（23）：1870-1873, 1995

3）University of Wisconsin Pain & Policy Studies Group：Achieving balance in state pain policy. 〔http://www.painpolicy.wisc.edu/opioid-consumption-data〕（2016年12月1日アクセス）

4）Caraceni A, Hanks G, Kaasa S, et al：Use of opioid analgesics in the treatment of cancer pain：evidence-based recommendations from the EAPC. *Lancet Oncol* **13**（2）：e58-68, 2012. doi：10.1016/S1470-2045（12）70040-2. Review.

5）鄭　陽, 森田達也：EAPC疼痛ガイドラインを読む〔第1回〕. WHO step Ⅱ オピオイド：弱オピオイドの使用, WHO step Ⅲ オピオイド：オピオイドの第1選択. 緩和ケア **22**（3）：241-244, 2012

6）Tassinari D, Drudi F, Rosati M, et al：The second step of the analgesic ladder and oral tramadol in the treatment of mild to moderate cancer pain：a systematic review. *Palliat Med* **25**（5）：410-423, 2011. doi：10.1177/0269216311405090. Review.

7）Mercadante S, Salvaggio L, Dardanoni G, et al：Dextropropoxyphene versus morphine in opioid-naive cancer patients with pain. *J Pain Symptom Manage* **15**（2）：76-81, 1998

8）Marinangeli F, Ciccozzi A, Leonardis M, et al：Use of strong opioids in advanced cancer pain：a randomized trial. *J Pain Symptom Manage* **27**（5）：409-416, 2004

9）Maltoni M, Scarpi E, Modonesi C, et al：A validation study of the WHO analgesic ladder：a two-step vs three-step strategy. *Support Care Cancer* **13**（11）：888-894, 2005.［Epub 2005 Apr 8］

10）森田達也：緩和治療薬の考え方, 使い方（ver.2）. p4, 中外医学社, 2018

※本稿は横道直佑（聖隷三方原病院 ホスピス科）との共著です。

痛み

痛み

3 経口オピオイドの投与開始時に 制吐剤の予防投与は効果がない？

✓ 国内では久しぶりに完遂したランダム化比較試験で，長年未解決の問題だったオピオイド開始時のプロクロルペラジンの予防投与に関する研究をみてみます。結果もそうですが，比較試験が完遂した経緯（＝苦労?!）のようなものを学べるといいと思います。

Key Article[1]

Tsukuura H, Miyazaki M, Morita T, et al: Efficacy of prophylactic treatment for oxycodone-induced nausea and vomiting among patients with cancer pain (point): a randomized, placebo-controlled, double-blind trial. *Oncologist* 23(3): 367-374, 2018. doi: 10.1634/theoncologist. 2017-0225. [Epub 2017 Oct 16]

「オピオイドの開始時に制吐剤の予防投与は必要なのか？」に関する比較試験を扱います[1]。国内では，オピオイド開始時に制吐剤（おもにはプロクロルペラジン〈ノバミン®〉）をルーチンに予防投与することが勧められてきましたが，海外では「30％くらいにしか生じないものに予防投与する」という発想があまりありません。したがって，海外での実証研究がほぼ0の状態でのぞんだ臨床試験ということになります。

▶対象と方法

名古屋大学の単施設研究です。二重盲検ランダム化比較試験で，オキシコドン徐放剤を開始する患者に対して，プロクロルペラジンとプラセボ（オーバーカプセル）のいずれかをランダムに投与して，投与後の悪心や嘔吐を比較しました。

対象患者

対象はオキシコドン徐放剤を開始する患者を比較的幅広く適格にしています。

適格基準は，成人で1カ月以上の生存が見込まれる，PS（performance status）が3以下（寝たきりではない），肝機能・腎機能が正常としました。

除外基準として，強オピオイドを使用している患者は除外，開始時に悪心・嘔吐のある患者は除外，1週間以内から試験期間中に頭部・腹部・骨盤に放射線を照射する予定の患者と新規に化学療法を始めた患者は除外，48時間以内から制吐剤を変更・追加した患者は除外，さらに，腫瘍内科の医師が中心となって設計したこともあるのか，パロノセトロン（アロキシ®）とアプレピタント（イメンド®）注射は前5日間で使っていない・アプレピタント内服は前3日間で使っていない・このほかのセロトニン拮抗薬とステロイドは前2日は使っていない，という細かい基準を設定しています。

緩和医学的には，弱オピオイド〔トラマドール〕を使っていた人は除外したほうがいいと思うのですが，そうすると適格患者が少なくなるので，まずは完遂を目的に「分かっちゃいるけど」ゆるい基準

として弱オピオイドは除外しなかったようです。このテーマで初めての比較試験になりますので，あまり対象患者を狭くして結局集積できなかった，となるよりは，まず広い対象患者で行って目星をつける（次に行う比較試験のデザインを考えるうえでの基本データにもなる）という意味で，適格基準を広くしたことに筆者は賛成です。

介 入

患者はプロクロルペラジン3Tかプラセボを投与されました。

内服時間ですが，オキシコドン徐放剤とプロクロルペラジンを同時に飲むと，オキシコドン徐放剤のほうが血中濃度の上がりが早いので，プロクロルペラジンを先に内服させたほうがいいと（薬学的知見から）しばしばいわれます。実臨床でも，プロクロルペラジンやジフェンヒドラミン（トラベルミン®）を先に飲んでからオキシコドン徐放剤を飲む，というように工夫している施設があります。この研究でもプロクロルペラジンを先に内服して，それから30〜60分後にオキシコドン徐放剤を内服することとしています。実際には，入院患者は看護師管理，外来患者は内服表を作成し，だいたいオキシコドン徐放剤の内服時間を患者から聞いて，試験薬の内服開始時刻を表に入力して，そのとおりに飲んでもらいました。

疼痛時はオキシコドン（オキノーム®）を普通どおりに用いて，制吐剤は主治医の好みに応じてドンペリドン（ナウゼリン®），ハロペリドール（セレネース®），メトクロプラミド（プリンペラン®），抗ヒスタミン剤の何でもよいことにしました。理由としては，もともと主要評価項目が吐くか制吐薬レスキューを使うかだったので，制吐薬として何を使うかは関係ないというのが一番の理由で，次に，実際に悪心時の薬剤まで限定すると実施できない（違う制吐剤が処方されると，すべてプロトコール違反となってしまう）ということでした。

評価項目・統計解析

患者は，5日間フォローアップを受けますが，外来患者もいますので症状記録用紙（日誌）を渡して，毎日電話で確認する方法がとられました。患者の都合のよい時間をあらかじめ確認し，その時間に電話して症状や内服の有無を確認していました。

主要評価項目ですが，オピオイドの悪心・嘔吐での確立した評価方法はありませんから，支持療法（抗がん剤の副作用対策）で一般的に用いられている方法を使用しました。つまり，投与後，5日間で一度も嘔吐がなく，制吐剤のレスキュー薬も使用しなかった場合をCR（complete response）と定義しました。

これだけでは事象がうまく拾えるか分かりませんから，5日間で1回でも嘔吐した患者の割合，5日間で1回でも制吐剤を追加した患者の割合，嘔吐の合計回数，悪心NRSが1以上／4以上／7以上の患者の割合などを取得しました。ちょっと目を引くのは，緩和領域ではあまりやりませんが，初めて嘔吐した時までの時間をKaplan-Meer法で計算しています。このように，緩和ケアでは研究しようとしている症状の評価方法が確立していない領域が多く，何か1つを主要評価項目とし，それ以外に複数の副次評価項目を広くとっておくことで結果を解釈しやすくするという方法が主流です。臨床研究が蓄積されていけば，「この苦痛にはこの評価法が標準的方法である」と決められていくことでしょう。

サイズ計算ですが，がっちりとした先行研究がないので苦労しています。これまでの観察研究で，制吐剤の予防投与を受けた患者での悪心・嘔吐の頻度が8〜36％（真ん中をとると22％），予防投与がなかったか不明の観察研究での悪心・嘔吐の頻度が26〜67％（真ん中をとると47％）を根拠として，CR達成率が80％ vs. 55％を検出するとして120名（各群60名）となりました。サイズ計算はやや甘く，もし予防投与していない群でのCR達成率を70％と見積もる（そんなに嘔吐はないだろうと見積もる）と，80％ vs. 70％を検出するには600例が必要となります。なので，サイズ計算はしたものの，数値がそれなりに近くなった場合には「under

表1 オキシコドン開始時のプロクロルペラジンの予防投与の効果

オピオイド開始時の制吐剤			
対象	オキシコドン徐放剤を開始する患者（トラマドールを使用：28%） 120名		
方法	無作為化盲検化比較試験 プロクロルペラジン 3T vs. プラセボ		
結果	制吐の予防効果なし		

アウトカム	プロクロルペラジン	プラセボ	P値
CR：嘔吐なし，制吐剤の使用なし（%）	70	63	0.47
1回以上の嘔吐（%）	24	27	0.71
1回以上の制吐剤の使用（%）	24	27	0.71
嘔吐があった患者での嘔吐回数（中央値）	1.57（1〜7）	1.0（1〜7）	0.79
5日間での悪心の最大値が1以上（%）	39	52	0.16
オピオイドに導入できなかった患者（%）	17	8.3	0.16

（文献1より）

power では？」との批判もあるデザインです。

▶結　果

　2013年11月から2016年2月までの2年と数カ月かけて120名の患者が予定どおり登録されました。肺がんの患者が主で，乳腺がん，泌尿器がんの患者が次に多くなっています。PS3の患者が約30%，痛みのNRS（numerical rating scale）は平均7.3（SD1.9）でした。すでに弱オピオイドの投与を受けている患者が34名（28%）含まれています。

　結果です（表1）。数字を読むほうが実感がわくので数字を読んでいきます。

　プロクロルペラジン群 vs. プラセボ群で，CR達成率：70% vs. 63%，1回以上嘔吐のあった患者：24% vs. 27%，1回以上制吐剤を使用した患者：24% vs. 27%，嘔吐があった患者での嘔吐回数：1.57回 vs. 1.0回，5日間での悪心の最大値が1以上の患者：39% vs. 52%，オピオイド（オキシコドン徐放剤）を導入できなかった患者：17% vs. 8.3%と，若干悪心が抑えられたような印象はありますが，大きな結果としては両群に差は認めませんでした（大きな差はないけど，若干悪心が抑えられている印象がある，と思う人もいるかもしれません）。

嘔吐を生じるまでの時間にも差がありませんでした（図1）。副作用としては，プロクロルペラジンを投与したほうで眠気が悪化していました。

　全体として差がない時は，サブ解析といって，特定集団で差があるかをみる解析が追加されることが多いです。症例数が少ない（この集団だけで解析することを前提としていない）ので，予備的な結果ですが，いずれのサブグループでも大きな差はなさそうでした（表2）。しかし，このサブグループ解析は今後の比較試験の予備データとして重要な知見を与えてくれています。

　肺がん患者では，CR達成率が83% vs. 70%ですが，もし340例（各群170例）の比較試験でこの数字が再現されれば（つまり，83% vs. 70%であれば），この差は「有意」になります。また，消化器がんだけみるとCR達成率は50%台と非常に低く，（オピオイドのための嘔吐かどうかは分かりませんが）オピオイド開始後の嘔吐を予防する手段が必要な集団であると推定されます。オピオイドナイーブの患者でも69% vs. 60%とややプロクロルペラジンの効果があったようにみえますが，合計882名（各群441名）の比較試験を行ってこの差であれば，結果は有意になります。オキシコドン20mg

図1 嘔吐を生じるまでの時間

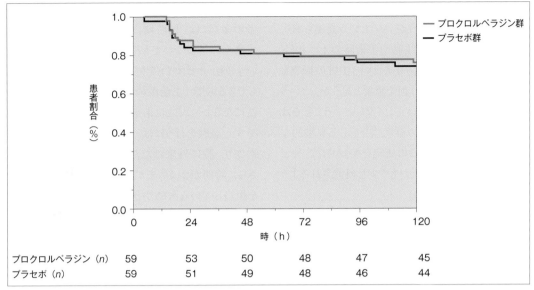

| プロクロルペラジン (*n*) | 59 | 53 | 50 | 48 | 47 | 45 |
| プラセボ (*n*) | 59 | 51 | 49 | 48 | 46 | 44 |

（文献1より）

はわずかに9名ですのでなんともいえませんが，33% vs. 17%は合計198名の比較試験が完遂できれば有意になります。このように，臨床試験の結果は今回で終わりということではなく，今後検討すべき課題に見通しをつけるという点で重要な知見を提供してくれます。

▶ 背景までよく分かる解説

「オピオイド開始時に制吐剤の予防投与」の世界からみた文脈

日本では『がん疼痛の薬物療法に関するガイドライン』（日本緩和医療学会緩和医療ガイドライン委員会 編）が出版されるまで，「オピオイドを定期投与する時にはプロクロルペラジンも定期投与するほうが良い」と信じられていました。この起源の詳細は不詳ですが，おそらく，オピオイド投与後に悪心・嘔吐を生じた（ようにみえる）患者が少なくなく，予防投与をすることで悪心・嘔吐を予防できているという臨床的実感があったのでしょう。

しかし，英語圏のガイドラインでは，オピオイドによる便秘は発生頻度が高いので予防的投与を勧められていますが，悪心・嘔吐は発生頻度が30%

表2 サブ解析の結果

	プロクロルペラジン	プラセボ	*P*値
肺がん (*n*=41)	83%	70%	0.31
消化器がん (*n*=31)	56%	53%	0.87
オピオイドナイーブ (*n*=85)	69%	60%	0.41
オキシコドン10mg (*n*=110)	71%	69%	0.74
オキシコドン20mg (*n*=9)	33%	17%	0.57

程度とそれほど高く見積もられていないことから，「悪心時に使用できる薬剤を処方しておくこと」は勧められています。しかし，「予防的に朝昼晩と内服する」ことは勧められていません。抗がん剤には多かれ少なかれ催吐作用がありますが，すべての抗がん剤で制吐剤の予防投与が勧められているわけではないことと似ています。

なので，この「オピオイド開始時に制吐剤を処方するか？」問題は，日本で特に注目されていた課題といえます。この論文のイントロダクションに該当する先行研究が引用されていますが，6件中

6件すべてが日本からの研究です。とはいえ，国際的にも，悪心・嘔吐が出る可能性があるならばできるだけ減らしたほうがいいという立場もあり，救急室でのモルヒネの注射や手術時のオピオイドによる悪心・嘔吐を予防するという主旨の研究も存在します。この辺は「何を重要と思うか」という観点であるので，正しい正しくないということではないのですが，国内外の温度差を感じる典型的なテーマでした。今回のこの研究をきっかけに，オピオイドによる悪心・嘔吐がもう少し研究されるようになるかもしれませんね。

日本で久しぶりに完遂したランダム化比較試験

この研究は，対照群の絞りやサンプルサイズ計算がやや甘いものの（というか，ここを甘くしたことが試験が完遂した成功の要因ともいえ），日本国内で久しぶりに終了したランダム化比較試験です。実施にあたって苦労したことや，工夫として論文には出てこないことを，せっかくなのでいくつか（十九浦宏明先生が）書いておき（もらい）ます。

＊　　　　＊　　　　＊

1つ目は，薬剤部の協力が必須で，普段から薬剤部と仲良くすることが大事。本研究も薬剤部との共同研究で，緩和ケアチーム薬剤師と一から計画しました。2つ目は，対象患者を抱える診療科の医局で説明会を各1回行いましたが，実際はそれだけでは反応は乏しく，診療科の各担当医に病棟で会って（会うたびごとに）アナウンスをして，協力してくれる先生が出てきました。

3つ目は，試験が終わったら関わりが終了ではなく，その後の疼痛管理も担当したことです。緩和ケアチーム医師を兼任していたので，試験登録患者の多くには，同時期に緩和ケアチームも介入して痛み以外についても相談するようにしました。というのも，オピオイドを処方するだけなら主治医でもできるので，主治医の手間もかかり患者に不利益になるようなことはあえてしたくないと思ったからです。試験を行うには，説明などいろいろ時間がかかり，特に外来はただでさえ診察が多いのに，さらに時間がかかります。患者からみれば，研究を担当している医師が信頼できる人か分かりません。あからさまに試験のためという空気だと，紹介した主治医と患者の信頼関係に影響するかも…。そうならないようにするには，「疼痛コントロールはずっと担当します」というように責任の一端を担うことで紹介されやすくするつもりでした。今思うと，これが一番大事なことだったかと思います。

ほかには，薬剤部と協力して，NSAIDsを飲んでいる患者をリストアップして試験の対象となる患者の候補を探しました。それで，オピオイドが導入されそうな時期に担当医にアプローチするようにしました。試験登録は時間がかかるので，普段から同僚に理解を求めました。普段から同僚と仲良くすることが大事。入院では，試験薬管理を看護師にお願いすることで，内服忘れ，時間の間違いを防ぐようにしましたが，看護師の業務負担が増えることになります。これも低姿勢でお願いし，何か困ったら試験のことはもちろん，痛みのことも，いつでも深夜でも相談しても大丈夫，と声かけしました。

（十九浦宏明）

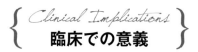

臨床での意義

この研究の臨床的意義です。

研究の結果からは比較的明瞭な意義をまとめることができます。まず，オピオイド開始時に「全員にルーチンにプロクロルペラジン3Tを予防投与する」必要はないといえるでしょう。プロ

クロルペラジン3T/日は一般的にはそれほど有害事象がないことから考えて，目くじらをたてて，「使用しないほうがいい！」とまではいえませんが，少なくとも，「オキシコドン徐放剤を出すなら，絶対にプロクロルペラジンも出してください」とまではいえないと考えられます。臨床家によっては，プロクロルペラジンでもアカシジアや（顕在化していない）パーキンソン症状の悪化など，抗ドパミン作用薬の副作用が出る可能性を重く考えて，出さない選択のほうが妥当と考える人はいるでしょう。

　しかし，全例で予防的には必要ないとはいえ，一定数で悪心を生じた場合には，悪心があれば使用できるように頓用で制吐剤を処方しておくことが必要だと考えられます。これは海外でのガイドラインのとおりでしょう。また今回，対象の多くが肺がん患者であったことから，消化器がんやすでに悪心のある患者，オピオイドで悪心を生じた経験のある患者では，（プロクロルペラジンが一番良いかは分かりませんが）何らかの制吐剤を予防投与することは理がある（かも）と考える臨床家が多いでしょう。この場合のエビデンスはまだありませんが，昨今の流れでは，制吐をきちんとしたいという場合では，オランザピン（ジプレキサ®）2.5〜5mgあたりを候補にする専門家が多いのではないでしょうか。

✔ 悪心があれば使用できるように頓用で制吐剤を処方しておく。

✔ 悪心がある・悪心を起こしたことがある・悪心を予防したい患者に制吐剤を予防投与する。

✔ 全員にルーチンにプロクロルペラジン3T/日を予防投与する。

文献
1) Tsukuura H, Miyazaki M, Morita T, et al：Efficacy of prophylactic treatment for oxycodone-induced nausea and vomiting among patients with cancer pain（point）：a randomized, placebo-controlled, double-blind trial. *Oncologist* 23（3）：367-374, 2018. doi: 10.1634/theoncologist. 2017-0225.［Epub 2017 Oct 16］

※本稿は十九浦宏明（聖隷三方原病院　ホスピス科）との共著です。

4 粘膜吸収性フェンタニルは タイトレーションをしなくてもよい？

✓ 粘膜吸収性フェンタニルで至適投与量を決定するためのタイトレーションは本当に必要か？ に関する比較試験を題材に突出痛の概念を学びましょう。Mercadante先生の実践的な考え方にも触れてみてください。

Key Article[1]

Mercadante S, Adile C, Cuomo A, Aielli F, Cortegiani A, Casuccio A, Porzio G：Fentanyl Buccal Tablet vs. Oral Morphine in Doses Proportional to the Basal Opioid Regimen for the Management of Breakthrough Cancer Pain: A Randomized, Crossover, Comparison Study. *J Pain Symptom Manage* **50**(5)：579-586, 2015 doi：10.1016/j.jpainsymman.2015.05.016. [Epub 2015 Aug 22]

粘膜吸収性フェンタニルで至適投与量を決定するためのタイトレーションは本当に必要か？ に関する比較試験を扱います[1]。

▶ 対象と方法

多施設のクロスオーバー無作為化比較試験で，緩和ケアを専門とする入院病棟で行われました。患者の適格基準としては，疼痛に対して経口モルヒネ換算で60mg/日以上を内服している，疼痛コントロール良好（平均のnumerical rating scale〈NRS〉が4以下），突出痛の頻度が3回/日以下のがん患者とされました。モルヒネの投与量が設定されているのは，粘膜吸収性フェンタニルを安全に使用するために少量のオピオイドを使用して

いる患者が除かれているためです。「本当の突出痛」だけを対象とするために（＝ベースラインの疼痛が残っている患者を除外するために），平均NRSを4以下，突出痛の頻度を3回/日以下としており，これは昨今の突出痛の定義とされているものです。

方法は，まず患者のベースラインの鎮痛をしっかり行うために，平均NRSが4以下となるまでオピオイドをタイトレーションしました。その後，突出痛に対して，粘膜吸収性フェンタニル（以下，フェンタニルとしておきます。商品としてはイーフェン®になります）か，または，経口モルヒネを無作為に投与して，クロスオーバーしました。つまり，最初にフェンタニルを受けた患者では次にモルヒネを，最初にモルヒネを受けた患者ではフェンタニルを次は受けるというように，2回ずつ使用されました。

この研究で重要なところですが，フェンタニルの投与量は保険適応のように，$100\mu g$からタイトレーションしていくのではなくて，**1日で投与されている定期オピオイド量から比例計算して設定**されました（**表1**）。たとえば，1日に180mg経口モルヒネ相当の定期オピオイドを受けている患者では，レスキュー用のモルヒネは「÷6」で30mgですが，従来のフェンタニルを使用しようとすると最小量（100

表1 Proportionalな（タイトレーションをしない）フェンタニル投与量

定期オピオイド量（経口換算mg/日）	レスキュー投与量	
	粘膜吸収性フェンタニル	経口モルヒネ
60mg	100μg	10mg
120mg	200μg	20mg
180mg	300μg	30mg

図1 介入の流れ

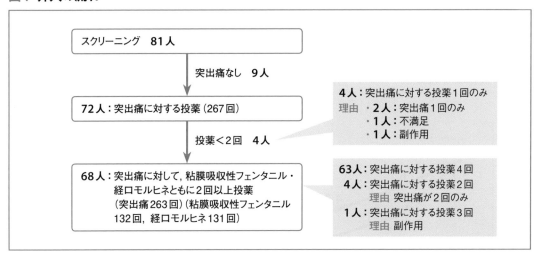

スクリーニング　81人

突出痛なし　9人

72人：突出痛に対する投薬（267回）

投薬<2回　4人

4人：突出痛に対する投薬1回のみ
理由　・2人：突出痛1回のみ
　　　・1人：不満足
　　　・1人：副作用

68人：突出痛に対して，粘膜吸収性フェンタニル・経口モルヒネともに2回以上投薬（突出痛263回）（粘膜吸収性フェンタニル132回，経口モルヒネ131回）

63人：突出痛に対する投薬4回
4人：突出痛に対する投薬2回
　　理由　突出痛が2回のみ
1人：突出痛に対する投薬3回
　　理由　副作用

μg）からタイトレーションしないといけないことになっていますが，この研究では最初から300μgを投与しました（しかし，実際にはそれほど多いフェンタニルの投与を受けた患者はあまりいません）。

疼痛を15分後，30分後に評価し，33％または50％以上疼痛が減った患者の割合を主要評価項目として設定されました。両群に15％の違いがあれば「臨床的な違いがある」と結論できるように計算して，必要な患者数は65人とされました（「**サイズ計算**」とか**サンプルサイズ**といいます）。

▶結　果

81人がスクリーニングされ，68人の患者が対象となりました（**図1**）。1人の患者が4回（フェンタニル2回，モルヒネ2回）の試験を受けるので，合計，フェンタニル132回，モルヒネ131回の合計263回が分析対象になりました（1〜3回のみ使用した患者が5人いるので，68×4＝272回にはなりません）。

対象の背景を見てみますと，Karnofsky perfor-mance statusの平均が57でした（70がADL自立だが就労は難しい，60が時々介助が必要）。ベースの疼痛は平均が2.6，オピオイド量が経口モルヒネ換算で105mg/日，突出痛の原因は体動時痛が3分の1で残りが特発性（はっきりした誘因が分からないで起きる突出痛）でした。「**まあまあの定期オピオイドが必要で，普段はいいけど，1日数回痛みがある患者**」ということになります。レスキュー量の分布が知りたいところですが，平均値しか記載がなく，フェンタニルは200μg，経口モルヒネは20mgが用いられました。

鎮痛効果はかなりフェンタニルに有利な結果となりました（**図2**）。NRSの平均値では，フェンタニルが7.7→4.4→3.2，経口モルヒネが7.7→6.1→4.7と，特に15分後からフェンタニルは鎮痛効果がはっきりと出ることが分かります。しかし平均値だといまひとつ「何人が有効なの？」が分からないので，痛みの研究では疼痛NRSの減少率で有効率を定義することが多いです。「痛みが33％減れば

有効」とすると，15分後に，フェンタニルでは77%が有効でしたが，経口モルヒネでは33%しか有効ではありませんでした。「50%減れば有効」にするとその差はさらに大きく，フェンタニルで52%が有効でしたが，経口モルヒネでは11%しか有効になりませんでした（図3）。

副作用については，両群とも差がなく，重症の副作用も認めませんでした。

最終的に，「フェンタニルがいいか，モルヒネがいいか」を患者に聞くと（preferenceといいます），

フェンタニル派が65%，モルヒネ派が29%，どちらでもいい人が6%でした。鎮痛効果にはかなりの差がありましたが，皆がフェンタニルを好むというわけでもないようですね。

▶ 背景までよく分かる解説

突出痛の研究の歴史的経緯──治療薬の登場で定義がさらに具体的に変わりつつある

「突出痛には経口オピオイドか，粘膜吸収性フェンタニルか」を考える場合には，突出痛の概念の歴史的経緯を少し知っておく必要があります。この数年，がん患者の痛みに関する研究をリードしているのはイタリアの研究チームなので，イタリアのグループのレビューをもとに紹介します[2]。

いきなり余談ですが，もともとイタリアはWHO ladderを作成したVentafridda V（国立がんセンター，ミラノ）がおり，がん疼痛の研究について世界をリードする役割にありました。Ventafridda Vは2008年に亡くなりましたが，その後を継いだCaraceni Aと，ローマのMercadanteがさまざまながん疼痛の研究を進めてきました。Caraceni AはEuropean Association of Palliative Careの中心人物でもあり，疼痛ガイドラインをまとめた人物としても知られています[3]。Mercadanteは臨

図2 疼痛強度の変化

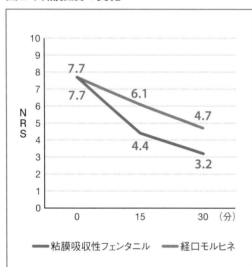

図3 有効率の比較

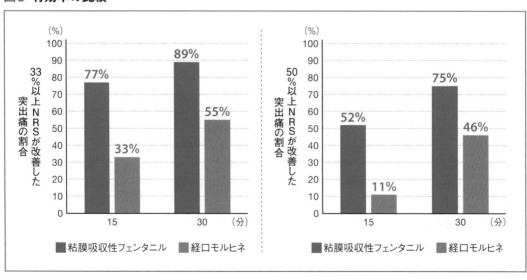

表2 突出痛の操作的診断基準

1	オピオイドを経口モルヒネ換算で60mg/日以上使用している
2	疼痛の平均がNRS4以下である（background painが中程度以下にコントロールされている）
3	突出痛エピソードが3回以下である
4	突出痛の時の痛みがNRS7以上である

床に直結した課題をどんどんずんずん（やや質はあらいものの）比較試験を進める人物として知られています。

さて，**突出痛の定義の変遷**をみていきます。もともと突出痛の古典的な定義は，「**もとの痛みにかかわらず生じる痛みの悪化**（a transient exacerbation of pain that occurs irrespective of basal analgesia）」というもので，ベースライン疼痛の悪化も，体動時だけに起きる骨転移の痛みのようなその時だけの痛みも，両方が含まれていました。どのみち治療薬が経口オピオイドだけだった時代はそれで困っていなかったのですが，フェンタニルの登場により，対象となる患者をはっきりさせる必要が出てきました。つまり，ベースライン疼痛の悪化ではなく，「ベースライン疼痛はしっかりコントロールできているけれど，動いた時だけ痛い」のようにフェンタニルの適応になる患者をより明確にする必要が出てきたということになります。このように，新しい治療が出てきた（＝治療法ががらっと変わる）時に，対象となる疾患・病態の呼び方が変わるというのはよくあることです。たとえば，肺がんの臨床において，大細胞がん・扁平上皮がんのような呼び方よりも，EGFR変異＋の…と分子標的薬の適応になる（治療方法が変わる）かどうかを判断する必要が出てきた時点で，日常臨床での呼称ががらりと変わったことを想起させます。

フェンタニル時代の突出痛の定義は，概念的には，「**ベースライン疼痛が定期的なオピオイドでコントロールされている患者に起きる，一時的な悪化**（a transitory exacerbation if pain that occurs on a background of otherwise stable pain in a patients receiving chronic opioid

therapy）」とされます。「ベースライン鎮痛ができていない患者」の痛みの増悪は入りませんよ，ということが強調されています。しかし，臨床上，「じゃあ，この痛みはベースライン疼痛の悪化なのか？ ベースラインではない突出痛なのか？」の判断にはいまひとつダイレクトにはぴんときません。その理由は，この定義は概念そのものを表しており，具体的ではない（操作的ではない，といいます）からです。緩和医学や精神医学のような，研究対象の定義が明確でない領域では，多少無理にでもいったんそこそこ合意できる基準を作成して研究を進める必要があり，これを**操作的診断基準（operational diagnosis criteria）**といいます。

イタリアのグループでは，突出痛の操作的診断基準として数字で判断できる客観的なものを用意しました（**表2**）。この突出痛の定義は明らかに，フェンタニルの適応になるかどうかを意識したものです。将来的に変更される可能性はありますが，概念上の定義よりも操作的に同じ患者を診断することが可能になっています。

突出痛の第一選択は経口オピオイドなのか粘膜吸収性フェンタニルなのか

定義の変遷が理解できれば，「突出痛の第一選択は経口オピオイドなのか粘膜吸収性フェンタニルなのか」の問いにも答えやすくなります。「**大ざっぱな突出痛**」（ベースライン疼痛の悪化かもしれないような突出痛）は，経口オピオイドがやはりまずは第一選択と思われますが，そもそも突出痛の定義を非常に狭くするならば，粘膜吸収性オピオイドを第一選択にするという考えがあるでしょう。「粘膜吸収性フェンタニルに寄せた定義」という気

もしないではないですが。狭い定義では，突出痛の70％が予測不可能，70％が10分以内にピークに達し，持続時間が20分にすぎないため，経口モルヒネでは吸収されている間に疼痛のピークが過ぎてしまうからです[4]。今のところ，イギリスでは突出痛の第一選択は経口オピオイドとしていますが，イタリアのグループは狭義の突出痛に該当する患者ではフェンタニルを優先して使用するべきとの立場をとっています[2]。

突出痛に対する粘膜吸収性フェンタニルでタイトレーションは必要なのか

さて，（狭い意味での）突出痛にフェンタニルをさあ使おうと思った時に，やや高いハードルになるのが，「至適用量の設定」です。これは，薬剤開発の段階で，フェンタニルの至適用量を決める段階をおいているため，どの国においてもフェンタニルを投与するためにはタイトレーションを行うこととされています。この方法の実証研究上の根拠は，患者個々において至適投与量と，ベースラインのオピオイド量とには「完全な」相関がなかったこととされていますが，実際上は，「ほどほどの相関」があります[5]。そうすると，定期オピオイド量の非常に多い患者では，タイトレーション初期には「たぶん効かなそう」なレスキューを何回か使用することとなり，結局は，鎮痛にたどり着けない可能性が高まります。

Mercadanteは在宅でも診療しているためか，特に，このタイトレーションを行うことで，「効かないだろう少ない量」を使用している間に「この薬は効かないからいらない」となってしまう患者が多いことを問題視しています。これが今回紹介した研究が行われた背景ということになります。この研究では，本当に少量からタイトレーションしないといけないのか，それとも，まあ，だいたいは相関する定期投与量の合計量から計算したレスキュー量でいいかを比較しました。

研究の解釈で注意するべき点

研究の結果はクリアなもので，そりゃそうだろうとは思いますが，**タイトレーションをしないで定期投与量から設定したフェンタニルを使用したほうが鎮痛がよかった**というものです。そうはいっても，いくつかの注意するべき点があります。最も大きいのは，結局，今回の研究対象では「ものすごく大量」なオピオイドを受けている患者はそう多くなかったことです。臨床現場で本当に問題なのは，モルヒネ1日300mg服用して，レスキューで50mg服用している患者で，フェンタニルを使ってみる時も100μgからいかないといけないのか？　いうことですが，それほど大量のオピオイドの患者はあまり含まれていません。また，いつもいえることなのですが，比較試験に入る患者は全身状態のいい患者が多いので，ぐっと状態の悪い患者でも安全かは分かりません。症例数は効果の差を検出するために設定されていますので，もともとそう起こらないであろう頻度の少ない安全性の点では十分な数とはいえません。今回，130回で重篤な副作用は生じなかった（0/130）わけですが，この信頼区間は0〜3％になりますので，数を増やすと，少数ですが重篤な副作用が出る患者がいた可能性はまだあります。

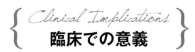

臨床での意義

この研究の臨床的意義です。

まず，保険適応（能書）は「粘膜吸収性フェンタニルはタイトレーションで使用すること」とありますから，タイトレーションをまず優先して考えるのが「普通」でしょう。しかし，専門家が今回

の議論や経緯をよく知ったうえで，詳細に観察することができるならば，proportionalな投与方法が許される場合はあるでしょう。

　特に，患者の定期オピオイドが多く，今使用している経口オピオイドのレスキュー量が多い場合は，「何段階か間を飛ばす」ことは考えてもよい場合はあると思います。たとえば，現在レスキュー薬として40mgの経口オキシコドンを使用している患者であれば，フェンタニル（イーフェンバッカル®）で600μgくらいになる可能性が高いことを念頭に置いて，初回投与量を100μgではなくて200μgから投与する選択はありうると思われます。あるいは，患者の痛みが強くて詳細な観察下になるべく早く至適投与量を設定しないといけない場合には，よりproportionalな投与法をとることも「あり」だと思われます（能書と違う使用方法になりますので，薬剤部から疑義照会が入り，かつ，何かあれば責任を負うことの相応の覚悟は必要かもしれませんが）。

　一方，患者自身が今の方法でもそう困っていない突出痛でタイトレーションを行って何回かfailしても問題のない（待てる）状況では，proportional投与法は用いるべきではないでしょうし，患者を観察できない状況でproportional投与法をいきなり使用するのも行うべきでないでしょう。特に，定期鎮痛薬の使用量が少ない場合には，いずれにしろ，100μg，200μgというところで決まると思いますので，proportionalな方法を行う理由はあまりないと考えます。

 ✔ 全例にタイトレーションを行う（標準的，おそらくより安全）。

 ✔ 定期オピオイド量の多い患者でproportional投与法を使用する（想定される至適投与量から計算してタイトレーションの開始量を増やすなど）。

 ✔ 定期オピオイド量の少ない患者でproportional投与法を使用する。
✔ 何回かtrialしても問題のない（待てる）状況や観察できない状況でproportional投与法を使用する。

文献

1) Mercadante S, Adile C, Cuomo A, et al：Fentanyl Buccal Tablet vs. Oral Morphine in Doses Proportional to the Basal Opioid Regimen for the Management of Breakthrough Cancer Pain：A Randomized, Crossover, Comparison Study. *J Pain Symptom Manage* **50**(5)：579-586, 2015. doi:10.1016/j.jpainsymman.2015.05.016. ［Epub 2015 Aug 22］

2) Mercadante S, Marchetti P, Cuomo A, et al：Breakthrough pain and its treatment：critical review and recommendations of IOPS (Italian Oncologic Pain Survey) expert group. *Support Care Cancer* **24**(2)：961-968, 2016. doi：10.1007/s00520-015-2951-y. ［Epub 2015 Oct 5］

3) Caraceni A, Hanks G, Kaasa S, et al；European Palliative Care Research Collaborative (EPCRC)；European Association for Palliative Care (EAPC)：Use of opioid analgesics in the treatment of cancer pain：evidence-based recommendations from the EAPC. *Lancet Oncol* **13**(2)：e58-68, 2012. doi：10.1016/S1470-2045(12)70040-2. Review.

4) Mercadante S, Lazzari M, Reale C, et al；IOPS Study Group：Italian Oncological Pain Survey (IOPS)：a multicentre Italian study of breakthrough pain performed in different settings. *Clin J Pain* **31** (3)：214 - 221, 2015. doi：10.1097／AJP.0000000000000161.
5) Ashburn MA, Slevin KA, Messina J, et al：The efficacy and safety of fentanyl buccal tablet compared with immediate-release oxycodone for the management of breakthrough pain in opioid-tolerant patients with chronic pain. *Anesth Analg* **112** (3)：693-702, 2011. doi：10.1213/ANE.0b013e318209d320. [Epub 2011 Feb 8]

※本稿は野里洵子(聖隷三方原病院 放射線治療科)との共著です。

5 難治性疼痛にケタミンは本当に効いているのか？

✔ EAPC（ヨーロッパ緩和ケア学会）の疼痛ガイドラインでも推奨文の掲載が見送られていたケタミンに関する最大規模の比較試験を扱います。「無効」という結果の出た比較試験をどう解釈するか，考えを深めてください。

Key Article[1]

Hardy J, Quinn S, Fazekas B, Plummer J, Eckermann S, Agar M, Spruyt O, Rowett D, Currow DC：Randomized, double-blind, placebo-controlled study to assess the efficacy and toxicity of subcutaneous ketamine in the management of cancer pain. *J Clin Oncol* 30（29）：3611-3617, 2012. doi: 10. 1200/JCO.2012.42.1081. [Epub 2012 Sep 10]

オーストラリアのPaCCSと呼ばれる活動性の高い緩和ケアの多施設臨床試験チームの企画した，複数の無作為化比較試験のうち，最初に報告されたものです。腫瘍学雑誌としてトップクラスの *Journal of Clinical Oncology* に掲載されて話題となりました[1]。

▶ 対象と方法

この試験では，オピオイドがある程度（経口モルヒネ60mg以上）使用され，かつ，あらかじめ設定した鎮痛補助薬が少なくとも1つ，十分量投与されてもaverage painがNRS3以上のがん患者を，適格基準としました。この患者の基準は，緩和ケアの臨床で「なかなか鎮痛できない」と考える患者を代表したものとして設定したとされています。

対照群はオピオイドのみで，治療群はケタミン（100mg/日→300mg/日→500mg/日）をオピオイドに併用しました。この治療方法は，burst ketamineと呼ばれるものです。主要評価項目は，最近の平均値の比較ではなく，カットオフで有効を決めるという流れに従って，5日後に「average painで2以上の低下を有効とする」とあらかじめ設定しました。ただし，2日後・5日後のworst/average/least painのNRS（numerical rating scale）平均値の比較も，副次的評価項目とされています。

サンプルサイズ計算では，必要な患者数は150名と設定されました。これは，対照群で30%の有効率が得られ，ケタミンで55%以上の鎮痛が得られた場合に効果があったと結論するために必要な症例数です。有意差はnの関数ですから，たとえば，もっと小さい幅でも薬が有効だと仮定するなら（たとえば，プラセボ30% vs. ケタミン40%でも有効だとするなら），ずっと多い症例数を必要とする研究を組むことになります。この研究では，ケタミンでは副作用もそこそこあるだろうから，30% vs. 55%くらい差がつかないと効果があるとはいわないだろうとの仮定に基づいて症例計算を行っています。

最終的に登録された患者は185名で，研究期間は3年間に及びました。比較試験を読む時は，

目の前の患者に当てはまるかどうかを知るために，対象になった患者の背景を知ることが重要です。

この試験の対象となった患者の平均的な状態は，Karnofsky performance statusが50〜60（生活に介助が必要だが，寝たきりというほどではない），肺がん・前立腺がん・大腸がん・婦人科がんで，63歳前後，オピオイドとしてはモルヒネ換算300 mg/日を使用しています。痛みの強さはaverageでNRSが5強，worstでNRSが8です。生存期間は中央値で2カ月程度です。比較試験に入る患者ですから，認知障害があったり，予後が週の単位以下と考えられる人ではないことに注意してください。

▶結　果

結果は，ケタミンの効果はなかったと結論されました。定義に従って有効とされたのは，対照群で27％，治療群は31％でした。ほとんど変わりませんので，NNTは25（信頼区間が，6〜∞）になります。NNTとは，number-needed-to-treatの略で，プラセボ効果や両方に入っている治療の効果，時間経過などを取り除いて，「何人を治療したらケタミンの効果があるか」を示す数値です。リリカ®（プレガバリン）は5，トリプタノール®（アミトリプチリン塩酸塩）では3.3程度です。

図1は，この研究の主要な結果です。症状の研究では，通常，痛みがひどい患者では（たとえば，図の右側，7以上の患者では），有効率が高くなる傾向がみられるものですが，痛みの強い患者でも対照群とあまり変わらないようにみえます。有効率の定義を，average painではなくworst painが2以上低下する，としても対照群で23％，介入群で27％と差はありませんでした。

このように，すべての対象だけでなくて，「痛みの強い人だけではどうか？」のように，特定の患者群だけで分析を行うことを層別化といいます。層別化をすると，症例数が減ってしまいますので，確定的なことはいえませんが，だいたいの傾向を知ることができます。もし，この研究で，痛みの強い群で少しは鎮痛ができていた傾向があれば，「特に痛みの強い人では有効だったかもしれない」と結

図1 ケタミンの比較試験─治療前の痛みの強さごとに層別化した有効率

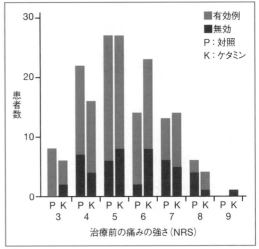

（文献1より）

図2 ケタミンの比較試験─痛みの強さの推移

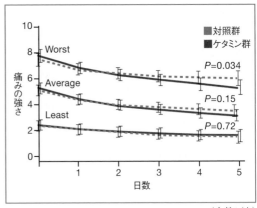

（文献1より）

論したでしょう。

図2は，副次評価項目とされた平均値の解析です[1]。worst painで，5日後にかすかに差がついていますが，対照群で6.0，ケタミンを使用した群で5.3で，その絶対的な差は0.7にすぎません。P値はn（症例数）の関数ですから，nの大きな試験では小さい差も有意と検出しますので，P値のみではなく，絶対的な差を解釈することが大事です。

その一方，対照群に比較してケタミン投与群では副作用の出現が多く，NNH（number-needed-to-harm）は6でした（信頼区間は4〜13）。NNHはNNTの逆で，何人に1人が（両群で受けてい

る治療の効果や自然に生じたものを除いて）副作用を生じたかということで，この研究では治療中止になったことをもって計算しています。つまり，6人に1人は，ケタミンのために不快な症状で治療を中止したことになります。副作用としては，せん妄・認知機能障害・傾眠・めまいなどの精神症状が，特に多く認められました。

著者らの結論は，ケタミンをオピオイドに上乗せするという，よく行われている治療（widespread practice）の有効性は示されなかった，としています。

▶ 背景までよく分かる解説

ケタミンは，NMDA受容体拮抗薬です。NMDA受容体は，オピオイドの耐性獲得に関わっており，特にオピオイドの使用量がある程度多い患者で有効だといわれてきました。しかし，そのエビデンスはとても少なく，短期間投与して鎮痛が得られたかどうかをみた比較試験がある程度で，2012年のコクランレビュー[2]では，「がん疼痛に対して，強オピオイドにケタミンを追加することの効果・副作用は未だ確立していない。ケタミンは，オピオイド単独で効果が不十分な時，鎮痛作用を改善させるとして用いられるが，この効果についてのエビデンスは不十分である」と結論していました。

オーストラリアのJacksonのグループ[3]は，burst ketamineという方法を用いてケタミンの有効性を主張してきました。"burst" ketamineとは，ケタミンを比較的高用量で3〜5日間投与して中止する，というステロイドパルスに似た使い方のことです。たとえば，オピオイド，NSAIDs（非ステロイド性消炎鎮痛薬），鎮痛補助薬を併用しても緩和できないがん疼痛のある患者に対して，burst ketamineの効果をみた研究では，ケタミンを100-300-500mgと投与したところ，全体の67%に有効（痛みのVRS〈verbal rating scale〉が50%以上低下）でした。このうち，体性痛に対しては15/17例に有効，神経障害性疼痛に対しては14/23例に有効であったとしています。今回の研究は，十分なサンプルサイズをもってケタミンの効果を検証した初めての試験ということになります。

この研究は，なかなかの反響を呼びました。論文が掲載された次の号で，Jacksonら[4]は，「私の死が誇張されすぎている（ketamine and cancer pain：the reports of my death have been greatly exaggerated）」というcorrespondenceを投稿しました。

主要な論点は，①患者の選択：ケタミンはNMDA受容体拮抗薬である。NMDA受容体が最も有効な中枢性感作の生じている徴候のある人（痛覚過敏，アロディニアなど）を選択すべきではなかったか，②ケタミン投与期間の問題：効果判定が24時間後で早すぎたのではないか・投与期間を延長することで効果が得られる患者が含まれていたのではないか（Jacksonら[3]は3日後に効果を評価している），③副作用の精神症状のマネジメント：Jacksonら[3]の研究では，精神症状もあったが鎮痛効果が得られた患者では，精神症状を理由にケタミンの中止を希望したものはいなかったが，中止した患者の中に有効な患者がいたのではないか。

これに対して，Hardyら[5]の返答は，①中枢性感作の診断基準がはっきりしない現在，適格基準とした項目（疼痛の強さ，オピオイドの投与量，難治性疼痛の基準）は，Jacksonら[3]の研究と同じであり，Hardyら[1]が対象とした患者を臨床的に中枢性感作のある患者として矛盾しない。②ケタミン500mg/日は，長期間の副作用が出現する可能性があり，効果がないにもかかわらず3日間投与することは問題である。③副作用の精神症状が出現した患者は，すべてミダゾラムか抗精神病薬を投与したがケタミンの減量を希望した，としています。そして，「ほかに方法がないというのは，ある治療を有効な根拠がないにもかかわらず続ける理由にはならない」と記載しています。

Hardyら[1]が示したことは，「オピオイドと鎮痛補助薬1種類を使っても，痛みの平均値が3より下がらない患者」に対して，ケタミンを「100-300-500mg/日」と投与すると，オピオイド単独と比べて痛みを和らげないようだが，副作用が増える，というものです。今のところ，「もし痛みが7以上の患者だけなら」「もっとオピオイドを使用している患

痛み

者だけなら」「神経障害性疼痛の患者だけなら」「中枢性感作のある患者だけだったら」「ケタミンをもっと少ない投与量から使用したら」などの疑問は，完全にははっきりしていないと考えるのが妥当でしょう。

研究方法的には，もし今回の研究で血液サンプルを保存するなどしてあれば，将来的に中枢性感作を知ることのできるバイオマーカーが分かれば，ケタミンが有効なサブグループを知ることができたはずです。

Clinical implications
{ 臨床での意義 }

　この研究結果を，臨床家はどのように考えるべきでしょうか。現時点で，ケタミンをすべて使用することをやめる必要はないと筆者は考えますが，これまで思われていたよりもケタミンそのものの効果はない（他の方法で良くなっている）可能性を考える必要があるでしょう。つまり，ケタミンを投与したあとに「よく効いた」と臨床家が感じる事例では，ケタミン以外のこと，たとえば，安静で良くなった，体位の取り方を変えたので良くなった，同時に増量したオピオイドで良くなった，といったことで改善している可能性も念頭に置いて考える必要があるということです。

　ケタミンを「一度」投与するのはいいと思いますが，その後のモニタリングはやや厳しめに行う必要があるでしょう。たとえば，「効いているか効いていないかあまり分からない」時には，いったん中止する方向に決断したほうが，よりよいことを示しているといえるでしょう。

　✔ オピオイドと鎮痛補助薬で鎮痛できない患者で，ケタミンの投与を行って効果があるかを確認しようとする。

　✔ 投与後に効果が明確な場合のみ継続し，不明確な場合は中止する。

　✔ オピオイドで鎮痛できない患者にルーチンにケタミンを追加する。

　✔ ケタミン投与後に鎮痛が改善したかはっきりしない患者で，精神症状が生じても継続する。

文献

1) Hardy J, Quinn S, Fazekas B, et al：Randomized, double-blind, placebo-controlled study to assess the efficacy and toxicity of subcutaneous ketamine in the management of cancer pain. *J Clin Oncol* **30**(29)：3611-3617, 2012. doi: 10. 1200/JCO.2012.42.1081.［Epub 2012 Sep 10］

2) Bell RF, Eccleston C, Kalso EA：Ketamine as an adjuvant to opioids for cancer pain. *Cochrane Database Syst Rev* **11**：CD003351 2012. doi: 10.1002/14651858.CD003351.pub2.

3) Jackson K, Ashby M, Martin P, et al："Burst" ketamine for refractory cancer pain: an open-label audit of 39 patients. *J Pain Symptom Manage* **22**(4)：834-842, 2001

4) Jackson K, Franco M, William L, et al：Ketamine and cancer pain: the reports of my death have been greatly exaggerated. *J Clin Oncol* **31**(10)：1373-1374, 2013. doi: 10.1200/JCO.2012.47.1235.［Epub 2013 Feb 19］

5) Hardy J, Quinn S, Fazekas B, et al：Reply to K. Jackson et al and W. Leppert. *J Clin Oncol* **31**(10)：1375-1376, 2013

6 初回治療として神経障害性疼痛に特に有効なオピオイドはあるか？

✔ メサドンを初回治療として神経障害性疼痛に用いた比較試験をみてみます。

　結果そのものよりも，「どうしてこの研究に価値があるか」という視点からみてみてください。

Key Article[1]

Haumann J, Geurts JW, van Kuijk SM, et al: Methadone is superior to fentanyl in treating neuropathic pain in patients with head-and-neck cancer. *Eur J Cancer* 65：121-129, 2016. doi：10.1016/j.ejca.2016.06.025. [Epub 2016 Aug 3]

　神経障害性疼痛に対する異なるオピオイドの効果を経皮フェンタニルとメサドンで比較した比較試験の結果をみてみます[1]。

▶方　法

　この試験デザインは，比較的シンプルなもので，オランダの大学病院1施設でランダム化はしたが盲検化はしていない比較試験（single-centre, open-label, randomized controlled trial）です。頭頸部がんの患者で神経障害性疼痛の患者の初回治療のオピオイドとして，メサドンと経皮フェンタニルを比較しました。登録が2011年5月に始まり，当初96名の患者が必要と見積もられたようですが，結局2015年7月まで，4年間でやっと半数の52名の登録が行われたところで中止になりました（中止になった理由は明記されていませんが，中間解析が予定されていて結果が出たから中止

したということではなく，登録が難しいなと思って中止にして解析してみたら差がついていたということのようです）。

▶対象患者

　患者の登録基準では，平均の疼痛NRS（numerical rating scale）が4以上の中程度以上の患者を登録し，弱オピオイドの使用の有無は問わず，なんらかの強オピオイドに導入する患者を対象としました。神経障害性疼痛の診断は，以前は，「臨床診断」（主治医の主観）でみていた試験が多かったのですが，最近では操作診断によって行われています[2,3]。神経障害性疼痛を診断するためのツールは，LANSS（The Leeds Assessment of Neuropathic Symptoms and Signs）やPainDETECTなどがありますが，この研究ではDN4を用いています。おおむねどれでも，「電気が走る」とか「しびれる」とか「じんじんする」とか，そういう項目に回答して，一定の数値になると神経障害性疼痛とみなすという方法をとっています。

▶介　入

　メサドンを開始する患者では2.5mg×2回で開始し（途中で2.5mg錠が販売されなくなったので2mg×2回に減量になったそうです），経皮フェンタ

ニルでは600μg/日で開始されました。レスキュー治療薬は両群ともフェンタニル粘膜吸収製剤を使用し，ベース鎮痛が悪い場合には50％ずつ増量しました。

1週間ごとに患者を評価し，合計試験期間は5週間（長い！）でした。

▶評価項目・統計解析

アウトカムは，多くの疼痛の試験で使用されているように，Brief Pain Inventory（BPI）を使用しています。疼痛の試験では，ゴールドスタンダードだといえるでしょう。

主要評価項目は，①3週間後のNRS（averageとworst）の平均値の差，②50％以上疼痛が低下した患者の割合，③日常生活の支障（BPIでとるinterfereというもの）の3つのようです。主要評価項目がどれか1つなのか，3つともなのかははっきり書いてありません。複数エンドポイントを置いた場合に補正をする場合がありますが，補正は行われていません。おそらくは，平均値の差を最も念頭に置いていたようです。

このほか，効果に関する指標として，global impression（完全に良くなった～今までで最も悪くなったの7段階）を取得しています。副作用は，嘔気，嘔吐，眠気，便秘を4段階（ない～強い）で取得して，3以上を「あり」としました。このほかに，不安抑うつ（Hospital Anxiety and Depression Scale；HADS）や，QOL効用値（EuroQol 5D）を取得しています。

サイズ計算は，平均で2のNRSの違いがあればメサドンのほうが有効であったと結論することとして，片群48名（合計96名）を必要と計算しました。

▶結　果

合計52名（各群26名）が登録され，1週間後に合計8名，3週間後には合計17名でフォローアップができませんでした。理由としては，①抗がん治療の変更や開始，②他の医師が規定以外の治療を開始・中止，③衰弱・死亡の3つが主でした。解析は全患者を対象として行われています。欠

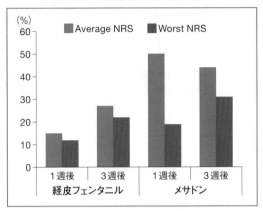

図1　50％以上の鎮痛が得られた患者の割合

損値に関しては，欠損の傾向から考えて数値を置き換えるmultiple imputationが用いられたと記載されています。患者の平均年齢は65歳，疼痛は平均6，40％程度がトラマドールかコデインを服用していました。

主要評価項目の1つである50％以上疼痛NRSが減少した患者の割合を示すと図1のようになります。Average NRSで50％疼痛が減少した（鎮痛が得られた）人は1週間後に経皮フェンタニルでは15％程度，メサドンでは50％とかなりの差がありました。Worst NRSでは，1週間後で10％vs.20％くらいです。主要評価項目と設定された3週間後では，averageで30％vs.45％，worstで20％vs.30％くらいです。

平均値でみると，3週間で，フェンタニル群でのNRSの減少が1.7くらいですが，メサドンでは3.1でした（表1；もともとの痛みが6くらいなので，大ざっぱにいって，3週間後に経皮フェンタニルで4.3vs.メサドンで2.9という感じでしょうか）。生活への支障では有意な差はありませんでした（表1）。

患者の全体的な印象でも，経皮フェンタニルに比べて，メサドンがまさっていました（図2）。副作用に差はありませんでした。

痛み

表1 疼痛と生活への支障の変化

		メサドン	経皮フェンタニル	P
疼痛NRS	1週間後	-2.9	-1.2	0.011
	3週間後	-3.1	-1.7	0.042
生活への支障	1週間後	-15.6	-10.4	0.29
	3週間後	-15.6	-8.2	0.15

（文献1より）

図2 患者の全般的評価

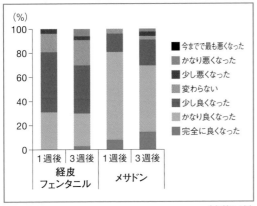

（文献1より）

▶背景までよく分かる解説

オピオイドの「差」はあるのか？

　この研究自体は，計画された患者数も登録されておらず，主要評価項目もいくつあるのかいまひとつ判然とせず，脱落になった患者の欠損値の置き換えも微妙なところがあります。しかし，この研究としての価値は，方法論的な精緻さにあるのではなく，がん疼痛の初回治療において鎮痛効果に「オピオイドの差があるかもしれない」ことを初めて示したことにあります。というのも，これまでのすべての研究で，初回治療としてあるオピオイドを使用した場合と異なるオピオイドを使用した場合とで，鎮痛効果に差があったという研究はほとんどないからです。「どのオピオイドでもおおむね一緒」とされています。思い出されるのは，オキシコドンはモルヒネに比べて動物実験では神経障害性疼痛に効きやすいことから，（神経浸潤が強い）膵臓がんの痛みの患者に対して，オキシコドンとモルヒネ

の鎮痛効果を比較したMercadanteの試験です[4]。その試験では検証仮説は示せず，オキシコドンがモルヒネより膵臓がんの疼痛に有効とは示せませんでした。このようにこれまで，何かの特徴のある疼痛に，このオピオイドはあのオピオイドより優れているというのは示されてこなかったという経緯があります。

　そこで，この研究の価値があるわけです。もしこれまでに，あれこれの研究で，この痛みにはこのオピオイドのほうが有効だといったような差がすでに示されていれば，この研究も数多くある一連の研究にすぎなかったでしょう。しかし，この研究では，頭頸部がんの神経障害性疼痛という非常に狭い患者群においてですが，メサドンのほうが経皮フェンタニルよりも鎮痛に優れそうだということを「初めて」示しました。メサドンはよく知られているように，オピオイド受容体のみではなく，NMDA受容体に作用する薬剤で，オピオイドとケタミンを同時に使用する感じになります。このような生物学的な観点から，NMDA受容体に作用することで神経障害性疼痛がより緩和するのでは？という視点を臨床研究で（くどいようですが）「初めて」示したことに価値があります。

素朴な疑問：どうしてモルヒネと比較しなかったのか？

　この研究をみた国内の臨床家がもつ素朴な疑問は，「なんで経皮フェンタニルと比較したの？」ということかと思います。おそらくは，頭頸部がんなので経皮吸収薬を使用する患者が多いという臨床プラクティスを反映していると思います。一方で，フェンタニルの神経障害性疼痛での効果に「やや弱いのではないか」という実感をもっている臨床家も多いでしょうから，そうすると，実は，メサドンvs.オキシコドン（モルヒネ）にすると差がないのでは？とも想像する人もいるでしょう。

　このあたりは将来の研究をみないと分かりませんが，次の試験で，メサドンvs.モルヒネ（オキシコドン）を組んで同じ結果が再現されれば，NMDA受容体にも作用するオピオイドがより効果があった

痛み

ということになり，もし差があまりなければ，むしろ経皮フェンタニルが（オキシコドン／モルヒネより）効果がないのかなという推論を，臨床上はするのではないかと思います。

神経障害性疼痛の診断

　この研究でもう1つ学びになることは，神経障害性疼痛の診断です。これまでの臨床試験では，臨床家の判断で患者の疼痛を分類しているものが多かったのですが，不統一との指摘を受けています[2, 3]。そのため，「うつ病」の診断のように，患者のつける質問紙を使用していこうとする1つの方向性があります。この研究ではDN4を使用していますが，有名なオーストラリアのケタミンの試験ではLANSSが使用されており，今後，神経障害性疼痛の研究をする場合には，診断の担保として医師の診断〔国際疼痛学会（International Association for the study of Pain；IASP）の基準〕のほかに，このような調査票の併用を検討するほうがいいでしょう[5]。

{ *Clinical Implications* }
臨床での意義

　この研究の臨床的意義です。

　メサドンは日本国内ではモルヒネやオキシコドン，フェンタニルを使用しても十分に改善しない疼痛に対して使用する「4段階目」の薬剤ということになっているので，この結果だけで，神経障害性疼痛の患者にメサドンを初回から使用しようというのは現実的ではないでしょう。しかし，どうも先行オピオイドで効果が悪い時には，早めにメサドンに置き換えるほうがいいのではないか？　という決断を少し後押しすると思います。特に，経皮フェンタニルで始めた場合には，（間にオキシコドンかモルヒネをはさむ臨床家が多いと思いますが），早めにメサドンの使用を考える決断を後押しすると思います。

　一方，NMDA受容体という点では，ケタミンそのものの難治性疼痛全体への効果は比較試験で否定はされましたが[6]，神経障害性疼痛の初回治療ではまだ検証されていませんから，ケタミンの投与の有効性が（少しは）サポートされたと考える臨床家もいるかもしれません。使用できる施設では，経口ケタミンを併用したり，頸静脈・皮下オピオイドを使用している患者ではケタミンの併用を考えるのも「あり」か，と筆者は考えます。

✔ 経皮フェンタニルで効果が乏しい時に早めにメサドンに変更する。
✔ オキシコドンやモルヒネで効果が乏しい時に早めにメサドンに変更する。

✔ メサドンを神経障害性疼痛の初回オピオイドとして使用する。

文献

1) Haumann J, Geurts JW, van Kuijk SM et al：Methadone is superior to fentanyl in treating neuropathic pain in patients with head-and-neck cancer. *Eur J Cancer* **65**：121-129, 2016. doi：10.1016/j.ejca.2016.06.025. ［Epud 2016 Aug 3］

2) Brunelli C, Bennett MI, Kaasa S, et al：Classification of neuropathic pain in cancer patients：A Delphi expert survey report and EAPC/IASP proposal of an algorithm for diagnostic criteria. *Pain* **155**（12）：2707-2713, 2014. doi：10.1016/j.pain.2014.09.038. ［Epub 2014 Oct 2］

3) Mulvey MR, Rolke R, Klepstad P, et al：Confirming neuropathic pain in cancer patients: applying the NeuPSIG grading system in clinical practice and clinical research. *Pain* **155**（5）：859-863, 2014. doi：10.1016/j.pain.2013.11.010. ［Epub 2013 Nov 23］

4) Mercadante S, Tirelli W, David F, et al：Morphine versus oxycodone in pancreatic cancer pain：a randomized controlled study. *Clin J Pain* **26**（9）：794-797, 2010

5) Hardy J, Quinn S, Fazekas B, et al：Can the LANSS scale be used to classify pain in chronic cancer pain trials? *Support Care Cancer* **21**（12）：3387-3391, 2013. doi：10.1007/s00520-013-1921-5. ［Epub 2013 Aug 10］

6) Hardy J, Quinn S, Fazekas B, et al：Randomized, double-blind, placebo-controlled study to assess the efficacy and toxicity of subcutaneous ketamine in the management of cancer pain. *J Clin Oncol* **30**（29）：3611-3617, 2012. doi：10.1200/JCO.2012.42.1081. ［Epub 2012 Sep 10］

痛み

1 ステロイドは呼吸困難に効くのか？

✓ 検証的な研究ではないですが，ある薬剤が有効か？ を調べたい時に，最初に何を調べたらいいのやら…の参考になる呼吸困難に対するステロイドの実施可能性試験をみてみます。「少しずつでも続けていること」の大事さが伝わるといいなと思います。

Key Article[1]

Hui D, Kilgore K, Frisbee-Hume S, et al: Dexamethasone for Dyspnea in Cancer Patients: A Pilot Double-Blind, Randomized, Controlled Trial. *J Pain Symptom Manage* 52(1):8-16. el, 2016. doi:10.1016/j.jpainsymman.2015.10.023. [Epub 2016 Jun 18]

緩和医学の検証試験を理解するうえでいろいろな教訓を伝えてくれる「ランダム化試験だけれど実施可能性試験」をみてみます[1]。題材は，呼吸困難に対するステロイドです。呼吸困難に対するステロイドは国内外でよく使われていますが，質の高い研究は，実は「皆無」です。

▶対象と方法

この試験は，今回で結論を出すぜ，という検証試験ではなく，検証試験を今後組むための予備的な知見を得るための実施可能性試験です。実施可能性試験の目的は，「こういう試験を組んだら患者は研究に参加できるか，アウトカムは取得できるか」を知ることを目的にします。緩和ケアではどういうアウトカムをいつとったらいいかもさっぱり分からないことも多いので，いろいろな時期にいろいろ

な指標を取得してみて，次に行う検証試験でデザインとして最も妥当なものの見通しを立てることが大きな目的です。

試験は，世界の緩和ケアの「若手」では最も売り出し中のDavid Huiが責任者です。まだ若者世代で，世界の緩和ケア研究をリードしている1人で，日本とのつながりだと森雅紀先生（聖隷三方原病院）とMD Anderson Cancer Center時代の同期になります。試験デザインは，呼吸困難のある患者を対象とした7日間のプラセボとステロイドのランダム化比較試験で盲検化されています（図1）。7日間の盲検期間終了後は，さらに7日間オープンで観察を続けています。

図1 試験デザイン

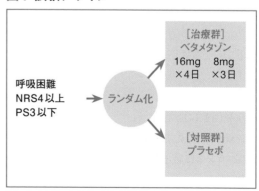

▶対象患者

呼吸困難にもいろいろな原因があるので,肺転移がある・がん性リンパ管症がある患者に限定しています。そして,平均の呼吸困難がNRS4以上の患者,Karnofsky performance statusが40以上の患者,酸素飽和度が90%以上の患者,貧血がない（ヘモグロビンが7以上）を対象としています。どうやって診断するのかな？は,ややファジーですが,慢性閉塞性肺疾患(chronic obstructive palmonary disease；COPD)や心不全の急性増悪の患者も除外しました。ランダム化試験ですから,緩和ケア病棟では呼吸困難の患者を登録するのは相当実施不可能であることを見越して,MD Anderson Cancer Centerの呼吸器科と緩和治療科の外来で通院できるくらいの患者を対象としています。

▶介　入

ステロイドの投与量もこれという決まりがないので,さて,いざ研究計画を立てようとするとなかなか難しいのですが,8mg×2回／日（合計16mg）4日間のあと,半分の4mg×2回／日（合計8mg）を3日間投与し,7日間で終了しています。1錠4mgのステロイド製剤が用いられています。対照群はプラセボを内服します。

▶評価項目・統計解析

実施可能性試験なので「7日間試験が遂行できた患者の割合」が主要評価項目です。50%の患者で試験ができれば「実施可能性はある」と結論することにしました。これは緩和治療のセッティングでは50%が試験を完遂できないことと,ベースラインに呼吸困難があるとさらに完遂率が下がることが分かっているので,低めに見積もったということです。

呼吸困難は開始前,4日目（±2日,と書いてあるところも外来の患者での評価の実施可能性と厳密さのバランスに苦心しているところを感じます）,7日目（±2日）,14日目（±2日）に測定しました。

評価バッテリーは,今の研究で何を使ったらいいか？を知るためにあれこれ取得しています。この研究チームがもう30年にわたってずっと開発から研究して使用しているESAS (Edmonton Symptom Assessment System)が主の評価項目です。「なんでMD AndersonなのにEdmontonなんだろう?」というのは,チームを率いるBrueraがアルゼンチンからカナダのEdmontonに行った時にこの尺度を開発して,その後臨床でも研究でも使用し,MD Anderson Cancer Centerに移籍したことを知っていると「謎」が解けます（どうでもいいことかもしれませんが,こういう歴史的経緯を知っていることは,それなりに大局観につながるので大事でもあるかな）。

オリジナルのESASは,すべての症状評価をその日1日の平均(average)で聞きますが,呼吸困難の研究領域では朝夕の呼吸困難の今(now, current)を聞いたほうがいいという意見もあるので,呼吸困難については「今」も追加で聞きました。「今」をいつのタイミングで取得したのかは,詳しく記載されていません。

このほかに,次に行う検証試験でのアウトカムの候補として,EORTC (European Organisation for Research and Treatment of Cancer) QLQ-C30の呼吸困難アイテム（1週間の呼吸困難の頻度を4段階で聞いたあとに0〜100に変換します）,日本で田中桂子先生が開発したCancer Dyspnea Scale,非がんの呼吸困難でよく使われるDyspnea Borg Scaleを取得しています。自覚症状を目的とする試験ではよく用いられる「よくなったか」(global symptom evaluation)も併せて聞いているようです（結果に記載がありませんが）。呼吸機能検査も行っており,FEV_1やFVCも測定しています。

サイズ計算ですが,探索試験なので大ざっぱな見積もりですが,1群内での前後の効果量0.66（中程度以上で割と大きな変化が出ないと有意差はつかないくらいの大きさ）を検出するために,1群20名,合計40名と計算されています。

呼吸器

図2 アウトカムの変化── 平均と今のNRS

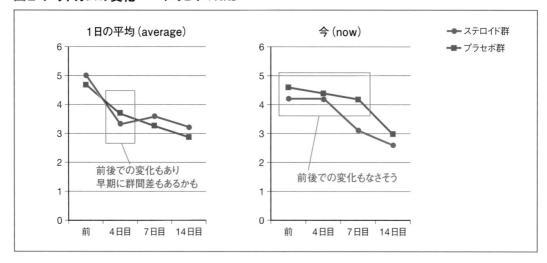

▶結　果

　大規模がんセンターにおいても2年かかってようやく41名がランダム化されました。うち35名が研究を終了できたので、85%の実施可能性でごく一部の集団ですが、この集団では研究が実施可能であることが分かりました。

　さて、取得してみた指標ですが、まず、EORTC QLQ-C30の呼吸困難は前後での変化があまりみられず、Cancer Dyspnea ScaleとDyspnea Borg Scaleでも変化は検出されませんでした。

　ESASでは、24時間の平均と今を聞いた場合では似たような変化ではあるものの、変化の検出という点では相当な違いがありそうでした（図2）。「今」の呼吸困難では、両群とも前後での変化があまりみられなさそうです。前後での効果量0.66でサイズ計算が行われた有意差でいえば、前後で有意な変化がみられたのは、ステロイド群・プラセボ群とも14日目だけで、盲検期間中には有意差がみられませんでした。想像するに、何か質問に答える時は「まあまあそれほど苦しくない時」に答えるからでは？ と素朴に思いますが。

　一方、平均を聞いたほうでは、プラセボの4日目「以外の」すべてのポイントで前後で改善が検出されました。つまりは、4日目にプラセボvs.ステロイドで治療効果の差を検出できそうであるということ

になります（今回は、群間差をみるようにデザインされていないので、群間差はありませんが、サイズ計算をし直すと各群33名あれば、今回みられた4日目のプラセボvs.ステロイドの差は有意になりそうだとのことです）。

　おまけにですが、1週間試験のできた患者に自分がプラセボに割り当てられたかステロイドに割り当てられたかを聞いたところ、半数くらいの患者はどちらかが分からなかったと回答していますが、40%くらいの患者は自分がどちらの群に割り当てられたかを分かっていたようです（図3）。プラセボ試験では、患者は自分の使用した薬が何かをたいてい分かっているという指摘もあり、このあたり、症状をエンドポイントとする緩和ケアの研究での今後のプラセボのあり方に工夫が必要なのでしょう。

▶背景までよく分かる解説

国内の緩和薬物療法の臨床試験の経緯 ──歴史から振り返る

　最近、国内でも比較試験が計画されるようになってきていますが、わが国の緩和薬物研究はなかなか完遂しません。歴史をたどれば、1990年代に当時、四国がんセンターの江口研二先生、兵頭一之介先生が食思不振に対するステロイドの効果を

図3 プラセボ/薬だと分かるか?

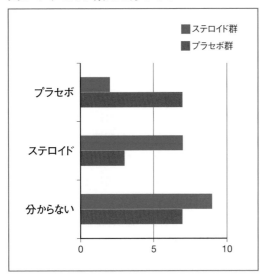

みるプラセボ比較試験を計画したのが,わが国での初めての本格的な緩和薬物療法の試験であったと思います。確か100例ほどの症例蓄積が求められましたが,半数程度で集積不能になったと記憶しています。その後,当時,国立がん研究センターの田中桂子先生がモルヒネの吸入の比較試験を,同じく小原弘之先生がフロセミドの吸入の比較試験を実施し,これらは小規模であったが完遂しました。結局,その後,国際的にほかの研究チームからいずれも無効とする比較試験やメタ分析の結果が出されたため,出版はされていません。

その後,少し時間があいて,呼吸困難に対するフロセミドの吸入の比較試験,呼吸困難に対するオキシコドンとモルヒネの比較試験,消化管閉塞の嘔気に対するオランザピンとメトクロプラミドの比較試験などが相次いで立案,実施されていますが,患者の集積に苦労しています。前2者は中止になっています。筆者の知るかぎり,プレガバリンが無効な神経障害性疼痛に対するデュロキセチンの追加の効果をみるプラセボ比較試験,オキシコドンを開始する時のプロクロルペラジンの予防投与の効果をみるプラセボ比較試験など複数の試験が完遂されました。

▶世界の緩和臨床試験での工夫

緩和治療の臨床試験の完遂が難しいのは国際的にも同様であり,さまざまな工夫が行われてきました。その1つとして,よくいわれるようになったのが,「**ちゃんとした実施可能性試験を行え**」というものです。つまり,この研究のように,「いきなり本番」ではなく,同じようなデザインでの実施可能性試験を行って,患者が本当に集まるのか,評価可能なのかをみるという発想があります。特に,緩和ケアでは,評価項目としていつ何を取得すれば今回の集団に最もよいかが分からないことが少なくありません。

今回のランダム化試験では,呼吸困難をエンドポイントにする場合,今の呼吸困難, Cancer Dyspnea Scale, Dyspnea Borg Scale, QOL調査票の呼吸困難スケールでは十分な検出力がなく,平均の呼吸困難が最もよいのではないかという示唆が得られました。もちろん,これは何度も繰り返されなければ,再現性があるかどうか分かりませんが,**このような予備的なランダム化試験を行うことによってようやく実施可能性やアウトカムとして何を取得すればよいかが分かる**という最近のトレンドをよく反映している試験だと思います。

試験デザインについても工夫されています。比較的全身状態の良い患者の多い外来で実施したこと,特に緩和ケアではなく呼吸器科の外来で患者をリクルートしたこと,試験期間をとにかく短く短くしたこと,毎日電話をして患者の相談に乗って,何か具合が悪くなればその対応をしたことが成功の原因だったと著者は述べています。結果的には,50%完遂できれば成功だと考えていましたが,85%の試験完遂を達成することができました。日本の場合,緩和ケア病棟で観察や調査をする研究枠組みはできあがっていますが,このような状態の良い患者が比較的多い診療科で患者登録をするという枠組みがないので,そろそろ構築していきたいところです。

呼吸器

▶対象となる苦痛の原因を統一する

呼吸困難の原因にも配慮があるのも最近の流れです。痛みの研究でも「がん疼痛」と一括すれば難治性の疼痛の患者が増えれば増えるほど治療生成期が悪くなったり、本来的にケタミンの効果のない疼痛機序の患者が試験の対象となったりします。ですから、**臨床試験ではなるべく病態が均一な患者を対象とする必要**があります。これまでの呼吸困難の研究では「苦しい」患者全員を対象にしてきた傾向がありますが、病態の異なる患者、たとえば、上大静脈の患者、腹水の患者、胸水の患者、がん性リンパ管症の患者ではステロイドの有効性も異なるでしょう。今回、肺転移のある患者とがん性リンパ管症の患者に限って試験を行ったのはこのような流れを反映していて、大変よいことだと思います。

▶次の試験は?

プラセボ試験は必要か? この質問は長く緩和ケアにありました。しかし、この研究もそうですが、本当に薬効があるかを知りたい臨床疑問があるな

らば、現在のところ、プラセボ比較試験以外に研究方法をすぐに求めるのは難しいといえます。多くのプラセボ比較試験がこの数年で行われるようになって、「経験的に効果があると思っていた薬剤の治療効果が検出されない」ことが増えてきました。ケタミンしかり、ソマトスタチンしかり、抗精神病薬しかり、です。その実態は、この研究でも分かるように、「無治療」の**対照群でも多くの患者の症状はよくなっていく**ことが普遍的に観察されているからです。これは「本当に無治療」ということではなく、ほかに行われたいろいろな治療の結果、症状がよくなっていく患者が多いということを意味します。したがって、プラセボ群を用いた研究を行わなければ、その薬剤に本当に効果があるかは判断できないと国際的に強調されるようになりました。

さて、次の研究ですが、本研究の結果を受けて、もし、呼吸困難にステロイドが有効かをみるためには、デカドロン16mg×4日間でプラセボ比較試験として、呼吸困難の24時間平均値、臨床的に意味のある差は1としてデザインすればいいのではないか、と考えられます。

Clinical Implications
臨床での意義

この研究の臨床的意義です。

これは検証試験のための予備試験なので、この研究だけから臨床にいえることはあまり多くはありません。あえていえば、「ランダム化試験だからといって、エビデンスが高いとはいえない」ということでしょうか。このような予備的なランダム化試験が行われるようになっており、ひと頃のように、「ランダム化試験? きっとエビデンスが高いに違いない」とはいえないことを臨床家は知っておく必要があります。ランダム化試験でも質の高いものから低いものまでいろいろあります。ステロイドについても、検証的な臨床試験はほとんどありませんので、呼吸困難に対するステロイドがどんな患者にどう有効かは、本当のところは分かっていないというのが、まずは正しい臨床家の理解でしょう。

本研究の臨床的な意義という点では、ステロイドの投与量と、効果出現期間でしょうか。「デカドロンの使用量、16mg??」と、(倦怠感の試験でもそうですが、投与量に)いつもびっくりす

るのですが，少なくともこの研究チームは臨床でも相当量のステロイドを使用するようです。これに比べると，日本の臨床家はやや使用量が少ないのかもしれません。もし効果がない時に，せん妄やほかの合併症の可能性を許容できるなら，投与量を（短期間）増やしてみる，のは正しいあり方といえると思います。ただし，効果出現は4日後でも変化がありそうなので，投与量を増やした場合はしっかりと短期間に評価することが大事で，効果がはっきりしないのにだらだらとステロイドを使い続けるのはよくないといえます。

- ✔ 実は効果があるかないかのはっきりしたエビデンスはないことを知って，きちんと効果判定をする。
- ✔ 4日間で効果がなければ「効果がない」と判断する。
- ✔ 効果がない場合には「少し多め」の投与量にチャレンジしてもいいのかもしれない。

- ✔ 不十分な投与量で効果判定をせずにだらだらと投与する。

呼吸器

文献
1) Hui D, Kilgore K, Frisbee-Hume S, et al：Dexamethasone for Dyspnea in Cancer Patients：A Pilot Double-Blind, Randomized, Controlled Trial. *J Pain Symptom Manage* **52**（1）：8-16. el, 2016. doi：10.1016/j.jpainsymman.2015.10.023.［Epub 2016 Jun 18］

2 風を送ると呼吸困難は和らぐか？

✔ 国際的に話題となっている「風を送ると呼吸困難が和らぐ」の国内で行われた研究です。クロスオーバー試験とパラレル試験の違いを理解してください。

Key Article[1]

Kako J, Morita T, Yamaguchi T, et al : Fan Therapy Is Effective in Relieving Dyspnea in Patients With Terminally Ill Cancer : A Parallel-Arm, Randomized Controlled Trial. *J Pain Symptom Manage* 56（4）：493-500, 2018. doi : 10. 1016/j.jpainsymman. 2018.07.001. [Epub 2018 Aug 6]

国内で行われた「送風で呼吸困難が和らぐか」のランダム化試験をもとに，看護ケアが苦痛緩和に有効かを調べる臨床試験を行うことを考えてみます[1]。

▶対象と方法

国立がんセンター東病院の緩和ケア病棟に入院している患者を対象としたランダム化試験です。呼吸困難のある患者全体に送風が有効なことはおおむね分かっているので，「特に全身状態が悪い人」を対象として，全身状態が悪くても送風は有効か，をみることに焦点を当てました。したがって，患者の適格基準が，進行がんで抗がん治療が行われていない緩和ケア病棟に入院している患者のうち，さらに，performance status（PS）が3か4の患者に限定しました。呼吸不全の患者を除くために酸素飽和度は90％以上，貧血の影響を除くためにヘモグロビンを6g/dL以上としました。呼吸困難の程度については，あまり高くしすぎると患者がいなくなる可能性も考えて，安静時の呼吸困難が3以上の患者としています。

介入・主要評価項目

扇風機を5分間，顔に向けて風を送る介入群と，足に向けて送る対照群を比較しました。

風を送る前後で呼吸困難のnumerical rating scale（NRS）を取得し，これを主要評価項目としました。主たる解析は平均値で1の集団差がつけば治療に効果があったと結論するようにサイズ計算が行われました。標準偏差を1で計算しているので必要患者数が40人程度と計算しています。標準偏差がもっと大きくなれば（つまり，ばらつきの大きいデータになると考えれば），必要な症例数はもっと必要になります。意見の分かれるところですが，有効率の比較は探索的に行うこととして，有効の定義として，1下がる，2下がる，10％下がる，25％下がるのそれぞれの％を比較することとしました。呼吸困難領域では1の低下を「臨床的に意味のある差」(minimal clinically important difference；MCID)とみなすことが一般的です。

このほかに，不安などの他の症状や，皮膚の表

呼吸器

表1 送風の治療効果

Dyspnea Score	介入群	対照群	P値
NRSの変化（95％信頼区間）	−1.35（−1.86〜−0.84）	−0.10（−0.53〜0.33）	＜0.001
1以上改善した患者（％）	16（80.0）	5（25.0）	0.001
2以上改善した患者（％）	7（35.0）	1（5.0）	0.043
10％以上改善した患者（％）	16（80.0）	5（25.0）	0.001
25％以上改善した患者（％）	8（40.0）	2（10.0）	0.065

図1 クロスオーバー試験

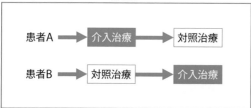

面温度をみたりしています。

▶結　果

　期間中の429名の入院患者を母数として40人が登録されました。肺がんの患者，呼吸困難の原因が肺にある患者（肺転移，胸水，肺炎，リンパ管症など）が比較的多かったようですが，全身衰弱（45％ vs. 40％）や腹水（35％ vs. 50％）が呼吸困難の原因になっていると考えられた患者も多く含まれました。70％がオピオイドを使用しており，50％が酸素の投与を受けていました。呼吸困難の介入前の程度は5.2（SD 1.4）程度でした。

　主要な結果では，介入群ではNRSが平均1.3低下しましたが，足に当てる対照群ではほとんど変化しませんでした（平均0.1：**表1**）。1低下した患者の割合，2低下した患者の割合，10％低下した患者の割合でも，いずれも介入群のほうが多い結果となりました。

▶背景までよく分かる解説

クロスオーバー試験でいくか？
パラレル試験か？

　この研究から学ぶべきことの1つに，本研究が組まれる前に，「クロスオーバー試験でいけるか？」を検討していることがあります。クロスオーバー試験とは，**図1**に示すように，すべての患者について，介入治療と対照治療を受けるのですが，その順番を入れ替えるようにします。つまり，「ある患者では先に介入治療を受け，次に対照治療を受ける。別の患者では，先に対照治療を受け，次に介入治療を受ける」のようにします。この試験デザインのメリットは，患者間の変数のばらつきが少なくなりますから，必要症例数を少なくすることができることです。

　一方，どんな治療でもクロスオーバーデザインを用いることができるかというと，使用するには条件があります。それは，「治療の効果を持ち越さない」ということです（**図2**）。今回の場合でいうと，顔に送風を受けた患者は送風が終わったら同じくらいの呼吸困難に「戻っている」ことが必要になります。送風の効果をクロスオーバー試験でみている先行研究もあるのですが，実際，効果が持ち越される可能性が指摘されてきました。そこで，本研究の研究者は，まず，クロスオーバーデザインが成り立つかどうかをみるために予備試験を行っていて，送風をしたあとに患者の呼吸困難は「もとに戻る」のかを確認しています[2]。

　結果，送風後も呼吸困難の程度は緩和したままの患者が多かったため，クロスオーバー試験は適切ではないと考えて，群間比較（パラレル）試験としています。この辺，研究するぞ，さあすぐいくぞ，となりがちなところですが，本試験のデザインを決める前に準備をしているところは参考になると思います。

呼吸器

図2 介入の持ち越し効果

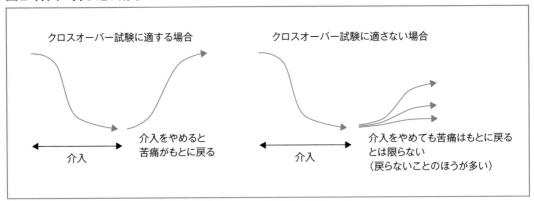

呼吸器

表2 集団差と有効率のメリットデメリット

	集団差	有効率
臨床的な解釈	分かりにくい	分かりやすい（NNTが計算できて直感的に把握できる）
サンプルサイズ	SD（データの分散）が未知か幅がある場合に計算しにくい	計算しやすい
情報量	すべての情報量を処理できる	有効率のカットオフ前後で有効になったり無効になる
定義	定義の問題はない	有効率のカットオフも明確でない

NNT：number needed to treat（治療必要数）
SD：standard deviation（標準偏差）

アウトカム問題：集団差か有効率か？

もう1点，どの苦痛についても見解がまだ定まっていない問題を共有しておきましょう。苦痛が緩和したことを示す時に，「集団の平均値の差でみるか，有効率でみるか」の問題です。今回の例でいえば，ベースラインからのNRSの変化として「介入群−1.35 vs. 対照群−0.10だから効果がある」と示すか，「（1ポイント以上改善した患者を有効例として）80% vs. 25%だから効果がある」と示すか，を決めなくてはいけません。

まず，しばしば間違えられるのですが，MCIDというのは，後者の有効率の定義であって，集団差として求める数字ではありません。呼吸困難では1の低下，疼痛では2の低下をMCIDとする場合が多いわけですが，集団差はそれよりも通常小さ

く設定します。

最終的な結果を集団差で示すか有効率で示すかにはどちらもメリットとデメリットがあり，どちらがよいと決められているわけではありません（表2）。有効率のメリットは，まず，解釈が分かりやすいことが挙げられます。「送風すると平均して1下がる」といわれるよりも，「有効な患者は80%。対照群だと（たまたまそうなった患者が）25%だから，その差55%分が治療による有効率。つまり，治療必要数（number needed to treat：NNT）が1/0.55＝1.8なので，2人に行えば1人は本当に効果がある（プラセボ分や自然経過も入れれば80%で効果がある）」と直感的に理解しやすいです。

もう1つのメリットは，サンプルサイズ計算が比較的容易（失敗しない）ことがあります。集団差でサイズ計算を行う時は母集団の標準偏差（SD）を想

定しておく必要があり，SDを小さめに（データにばらつきがない）と仮定すると少なめの必要数となりますが，実際にデータをとってみると「予想以上に」SDが大きくなってしまった時は，もっと症例数がないと平均値の比較で検出力が足りないという事態に陥ります（最初から大きめの差が出ることを前提としていて，確かに大きい結果が出た時は問題にはなりませんが，思っていたよりは効かなかったけれど少し効いているような時に，微妙な結果になります）。

一方，有効率のデメリットは，ちょっと考えれば分かるのですが，たとえば，疼痛が30％以上低下した人を有効として定義したとして，28％低下した人は無効で，32％低下した人は有効という判断をすることになってしまいます。また，言ってしまうと元も子もない気がしますが，有効率の定義そのものもまだ明確ではないので，「1下がる」，「30％下がる」で本当に絶対にいいのか…？ と突き詰めるとみんながいいと言っているわけではありません。

今のところ，苦痛緩和の研究では，研究の内容によって重視することを決めて，集団差か有効率のいずれかを主要な解析として，残りを付加的に解析して結果を示していくという方法がとられています。有効率の解析を付加的に行う場合には，responder analysisと表現します。

緩和ケアの看護介入の臨床試験を組むうえで学んだこと　（執筆：角甲　純）

この研究を企画・実施した当時，筆者（角甲）は病棟で勤務する看護師でした。実際に研究を進めていくうえで，スクリーニングと，試験の実施で苦労した経験がありました。この経験の共有を通して，これから看護介入の臨床試験に取り組も

う！ とされる方の参考になれば嬉しいです（研究補助者を雇う余裕があれば，解決することも多いです）。

①意外とつらい患者スクリーニング

緩和ケア病棟に入院される患者全員について，適格基準と除外基準を確認していきます。交替制勤務の場合，平日に休みがあり，土日勤務があり，夜勤があります。そのため，入院後の迅速なスクリーニングを実現するためには，スクリーニング体制を整える必要があります。筆者は，同じ病棟に勤務する看護師に共同研究者になってもらえるようお願いし，2人体制でスクリーニングを行いましたが，それでも，2人の休みが重なる場合もあり，休み明けに急いでスクリーニングをするということもありました。

②タイミングを逃しやすい試験実施

臨床では，基本的に研究時間は勤務時間外になります。そのため，基準を満たす患者に「研究の説明とお願いをしにいこう！」と思っても，食事中であったり（食事優先！），ご家族との面会中であったり（大切な時間！），すでに消灯されていたり（意外と早い！），ケア中であったりと，タイミングを逸する場面はたくさんあります。筆者は，部屋の前で待機しタイミングを計っていましたが，1時間近く待機していたこともありました。

以上2点については，一緒に頑張ってくれる仲間が多ければ多いほど，苦労することも少なくなりそうです。また，研究の進捗で喜びを仲間と共有（エントリーがあるとすごく嬉しい！）できることもすばらしいことです。ぜひ，これから取り組もうとされている方がいましたら，「仲間集め」を!!

（角甲　純）

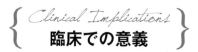

{ *Clinical Implications* }
臨床での意義

本研究の臨床的意義は明確です。呼吸困難のある患者には，送風を試みましょう。特に，夏

呼吸器

場，空気の流れもない個室でハアハアいって苦しそうな患者をみると気の毒になります。低めの室温で，通気ができること，風がさあっと流れて，苦しい時は顔に風を当てられることは，それ自体が緩和ケアになると思います。ハンディファンも普通に販売されているようなので，場合によっては使ってもいいでしょう。

　一方，今のところ，「送風だけで呼吸困難がすべて緩和する」というわけではないので，効果のある薬物療法は適宜併用するようにします。

 ✔ 呼吸困難に対して顔に送風を行う。

 ✔ 送風のみで薬物療法を行わない。

文献
1) Kako J, Morita T, Yamaguchi T, et al：Fan Therapy Is Effective in Relieving Dyspnea in Patients With Terminally Ill Cancer：A Parallel-Arm, Randomized Controlled Trial. *J Pain Symptom Manage* **56**(4)：493-500, 2018. doi: 10. 1016 / j.jpainsymman. 2018.07.001.［Epub 2018 Aug 6］
2) Kako J, Morita T, Yamaguchi T, et al：Evaluation of the Appropriate Washout Period Following Fan Therapy for Dyspnea in Patients With Advanced Cancer：A Pilot Study. *Am J Hosp Palliat Care* **35**(2)：293-296，2018．doi: 10. 1177/1049909117707905.［Epub 2017 May 3］

※本稿は角甲　純（広島大学大学院 医歯薬保険学研究科 老年・がん看護開発学）との共著です。

3 今ある死前喘鳴に抗コリン薬は無効なのか？

✔ 死前喘鳴への薬物療法について考えたいと思います。プラセボ試験で「効果がない」とされた時の解釈について思いを巡らせてみてください。

Key Article[1]

Heisler M, Hamilton G, Abbott A, et al: Randomized double-blind trial of sublingual atropine vs. placebo for the management of death rattle. *J Pain Symptom Manage* 45(1):14-22, 2013. doi: 10.1016/j.jpainsymman.2012.01.006. [Epub 2012 Jul 13]

　死前喘鳴についての今のところ唯一のプラセボ比較試験をみます[1]。この研究自体からも学ぶところが多いのですが，プラセボ比較試験で「効果がない」と示唆された治療について，緩和ケア臨床の現場でどのように対応するのかに思いを巡らせてみましょう。

▶ 対象と方法

　米国のHospice of the Valley Organizationの経営するinpatient palliative care unitsで行われました。日本では緩和ケア病棟が医療機関に属していますので，ホスピス病棟というと病院の一部という印象ですが，国際的にはinpatient hospiceはより施設に近く，日本でホスピス・緩和ケア病棟というものはpalliative care unitになります。2008〜11年の3年間をかけて行われた，アトロピン舌下 vs. 生食舌下のランダム化二重盲検プラセボ比較試験となります。

▶ 対象患者

　対象は，入院した患者でBackのスコアで1以上の死前喘鳴を生じた患者が対象とされました。米国のホスピスケアプログラムでは，がんは全体の50%くらいになるので，この集団でもがん患者の占める割合は40%前後になっています。

　同意については，患者自身からどれくらい取得されたのか明記されていないのですが，なるべく患者自身から同意取得できるようにして，意識障害で患者への説明が難しい場合には法定代理人から同意を得たとされています（米国なので代理人が法的に指定されています）。オーストラリアの終末期患者を対象とした臨床試験では，あらかじめ患者から同意を得て，該当する状態になった時に比較試験を実施するという手順を行っているようです。この研究でも，404人から同意が得られて，結果的に経過中に喘鳴を生じた177名がランダム化の対象となりました。「先々，死前喘鳴が起こるかもしれないので，その時に臨床試験がありまして…」「先々，せん妄になるかもしれないので，その時に…」という同意が成り立つことを，患者との信頼関係ができていると説明しています。日本だと，どうでしょうか。

▶介　入

　患者はランダムにアトロピンの舌下投与と生食の舌下投与に割り当てられました。アトロピン舌下は濃度が1％で作製されていて，これは日本ではちょうど点眼用に作製されているアトロピンの市販薬と同じになります（なので，在宅セッティングでは点眼用のアトロピンを死前喘鳴に使用するプラクティスがあります）。

　どうして，より一般的に死前喘鳴に使用される，スコポラミン臭化水素酸塩水和物（ハイスコ®）を使わなかったのだろうかという疑問が生じますが，この論文は全体的にrationaleを丁寧に記載してくれています。「限界」に，ハイスコ®の皮下投与を比較するという選択もあったが，侵襲性が高くなる（注射をする）ので舌下よりも実施可能性が下がると考えてアトロピン舌下投与を評価することにしたと記載しています。科学的妥当性と実施可能性のバランスを取りながら進めることが必要な緩和ケア研究の特徴があるなぁと思います。

▶評価項目・統計解析

　評価期間は2時間後と4時間後の単回投与後一発勝負です。「限界」にも記載されているように，本当なら，長期効果をみたいところですが，観察期間が長くなればなるほど実施可能性が下がるので，単回投与の効果をみることにしたとのことです（なので，持続投与の効果は，この研究では分からないということになります）。

　アウトカムは，死前喘鳴では用いられる評価尺度はだいたい決まっており，Backの評価尺度というのを用います。0～3までで，0＝音がしない，1＝近くでかろうじて分かる，2＝足もとで分かる，3＝部屋の入り口で分かる，という単純なものです。「考察」にも書かれていますが，これは，苦痛緩和の指標という点では代理指標で，患者や家族の苦痛を評価しているわけではなく，喘鳴の音の大きさを評価しているだけということになります。喘鳴の音をみるべきか，家族の苦痛をみるべきか。臨床的に重要なアウトカムは家族の苦痛でしょうが，

抗コリン薬の治療効果ということであれば前者で妥当だと筆者は考えます。「考察」で，他のコホート研究で，薬物療法は喘鳴の音を小さくすることには50％しか効果がなかったが，（説明やケアの結果）90％の家族の苦痛は和らいだという報告が引用してあります。「何が臨床的に重要なアウトカムか」と，「何が薬物療法の臨床試験で最適のアウトカムか」は，分けて考える必要がある場合があります。

　もちろん，どれだけ下がったら有効とみなすかの幅（minimal clinically important difference；MCID）が決まっているような領域ではないので，1ポイントの低下を有効と定義しました。20％の効果の差を検出するために必要なサンプルサイズは200人（各群100人）とされました。

　ちょっと目を引くのは解析方法です。この研究は，全体の3分の1，3分の2が集積した段階での中間解析を行う計画としてあります。あとに述べるように，結果的には，3分の2の集積が終了した時点での中間解析で，これ以上患者登録を行っても結論が変わらない（それまでのデータで効果がないという結果で，この先の患者を登録しても結論が変わるほどのパワーはない）という結果が得られたので，打ち切りになっています。患者登録が終了しなくて中止になったというわけではないことに注意してください。

▶結　果

　404名の同意が得られ，そのうち喘鳴の発生した177名をランダム化しました。2回目の中間解析を，目標症例数の70％が集積された時点で行いましたが，それ以上集積しても結果が変わらないので，それ以上の集積を行うことは不要である（futility）と判断して，打ち切りとなっています。さらに登録を続けてもおそらく結論の変わらない試験を無駄に継続しないように，という配慮がとられています。

　患者背景で目を引くのは，がん患者が少なくて40％くらいであることと，輸液を受けている患者が1名しかいないことでしょうか。ベースラインの喘鳴

呼吸器

表1 死前喘鳴に対するアトロピン舌下投与の効果

		アトロピン舌下	プラセボ	*P*
主要評価項目	2時間後にBackの尺度が1低下した患者	38%	41%	0.73
副次評価項目	4時間後にBackの尺度が1低下した患者	40%	52%	0.21
	2時間後のBackの尺度得点	差なし		0.24
	4時間後のBackの尺度得点	差なし		0.21

の程度は，1が26名，2が79名，3が32名なので，軽度な人ばかりということでもなく，比較的バランスよく集積されたようです。年齢が77歳と，非がん患者の影響があるのか非常に高齢な対象となっています。

主要評価項目は2時間後の効果ですが，両群とも40%程度で症状の改善がみられており，群間差はありませんでした（**表1**）。このほか，設定した評価項目について両群で差がなく，むしろ，アトロピン舌下群でやや改善が悪い傾向でした。安全性には大きな差はなさそうでした。

▶ 背景までよく分かる解説

死前喘鳴は診断するのが実は難しい

死前喘鳴は，最近では気道分泌亢進（increased bronchial secretions）と呼ばれます。死前喘鳴（death rattle）は俗語で，rattleは猫のゴロゴロいう声や音を指します。病態としては，死亡が近くなって意識が低下すると唾液を嚥下できなくなるために，唾液が気道内を呼吸に合わせて前後する際に生じる「音」を指します。

「音」なので，それ自体の診断は容易ですが，死前喘鳴の薬物療法を理解するうえでは，生理学的機序をある程度押さえておく必要があります。死前喘鳴は，成り立ちの機序からtype1とtype2に分けられています[2]。Type1は意識が低下して，嚥下ができなくなった時に，分泌された「唾液」が咽頭に貯留して音を生じるものです。これは，死亡前数時間に現れることが多いといわれていて，狭義の死前喘鳴とは，これを指します。抗コリン薬で抑えることができる理由は，唾液を減らすことが作用機序だからです。一方，type2は，全身状態の悪化や衰弱のために，肺炎や肺水腫により増加した気道分泌物を有効に喀出できなくなり，貯留して音を生じるものです。これは意識が残されている時期から生じることが多く，薬剤への反応は乏しいといわれています。

本当は，type1だけを臨床試験の対象としたいわけですが，実際上type1とtype2を臨床的に見分ける方法がないので，死亡直前にゴロゴロという状態になった患者全員が試験の対象になります。

この比較試験からアトロピン舌下は死前喘鳴に効果がないと言い切れるか？

この比較試験はよくデザインされているようにみえ，今回設定したアウトカムで定義すれば，効果がないことも確かそうです。でも，あえて試験に「ケチをつける」（学術的にはlimitationをしっかりと把握する，ともいいます）としたら，どのようなことがいえるでしょうか。この論文の著者も認識している試験の限界をまとめます（**表2**）。

まず，「投与量はこれで十分なのか」が挙げられるでしょう。新薬開発では，異なる薬物量で試験を行い，「最も効果があり，副作用が許容できる」投与量を決定します（投与量決定試験，dose-finding study）。しかし，緩和ケア領域の臨床試験では，通常臨床で使用している投与量がすでにあることが多いので，これまでの経験から投与量を設定しています。それでも，最近の臨床試験をみると，「効果がなかった時に『投与量が少なかったからでしょ？』とはいわれたくない」せいか，許容できる最大量を使用している試験が多くなっています。たとえば，倦怠感に対するステロイドの試験ではデキサメタゾン8mgですし，消化管閉塞ではソマトスタチン600μgですし，難治性疼痛で

呼吸器

表2 死前喘鳴に対する臨床試験の解釈の限界

アトロピン舌下がプラセボに比較して効果がないとまで，まだ言い切れない理由

- アトロピンの投与量が足りないかもしれない
- 投与する時期によって効果が違ったかもしれない（早期に投与したら効果があったかもしれない）
- 単施設研究で，薬物以外のケアが異なる多施設では違う結果になるかもしれない
- type1よりtype2の死前喘鳴が多く対象になったかもしれない
- 複数回投与したら効果があったかもしれない
- がん患者は少ない。しかも，特定のがん種だけでは，さらに少ない不均一な集団である

ハイスコ®やブスコパン®がプラセボに比較して効果がないとも言い切れない理由

- 投与薬物が違う
- 投与経路（吸収）が違う

はケタミン500mgです。それに比べると，アトロピンは使用経験もそう多くないですし，投与量が不足していた可能性もなきにしもあらずといえるでしょう。

もう1つの視点として，よくいわれるのは，抗コリン薬は「今ある分泌物を減らす薬ではない」ので，喘鳴の初期や予防的に使用したら効果があるかもしれないが，今もうはっきりと顕著になった喘鳴にはそもそも効かないのでは？という論点です。これを突き詰めると，治療開始時点での喘鳴の大きさごとに試験を組まなければ効果の判定はできない，ということになります。

このほか，単施設研究であることや，（確認するすべはありませんが）type1よりtype2の死前喘鳴が多く対象になった可能性もあります。このように，1つの比較試験で結果が得られたとしても，それだけで確実に「ある薬剤の効果がある（ない）」とみなすには，なかなか不確定な要素が多い場合が，緩和ケアの試験では多くあります。

この比較試験からハイスコ®・ブスコパン®も死前喘鳴に効果がないと言い切れるか？

さらに拡大して，この試験を受けて，「ハイスコ®・ブスコパン®（ブチルスコポラミン）も死前喘鳴に効果がない」という解釈は成り立つでしょうか。この研究の著者も書いているように，これは筆者にはover conclusion（いいすぎ）と思われます。

そもそも薬物として違いますし，投与経路が違えば吸収も異なるので，「そこまではいえないよ」というのが，まあ穏当な結論でしょう。

この研究の著者は以下のようにコメントしています。「抗コリン薬の経静脈・皮下投与の大規模なプラセボ比較試験が実施できれば，この問題を解決することにつながるだろうが，倫理委員会の承認や対象患者の集積はさらに難しくなるだろう」。この研究が開始された2008年から現在まで，もう10年以上たちました。筆者が把握しているかぎりで，抗コリン薬の予防に絞った試験や出現してからの効果をみる試験が実施，計画されています。

Negative試験がある時，その薬物療法は実際に行ってはならないか？行わないほうがいいか？行ってもいいか？

この研究が教えてくれる論点を挙げます。それは，最近の緩和医学の悩みの1つには，これまで効果があったとされている薬物療法で「効果がある，は嘘だった（効果がなかった）」という研究知見が増えてきた時の対応です。しかも，難しいのは，その「比較試験」は「完全な検証試験」ではなく，診断の段階（どういう患者を対象にしているか＝患者の均一性は高いか），治療の段階（どういう治療を比較対象としているか＝実際に今行おうとしている治療と同じか），結果の段階（差がなかったのは本当に臨床的に重要なエンドポイントで差

がなかったといえるのか）という点で，あいまいなものが多くあります。抗がん治療の検証試験と違って，標準治療を対照として新しい治療を行って，こっちが上回った・上回らなかった，という明快とは違う場面が実に多いです。

今回の場合でいうと，アトロピン舌下を1回だけ投与しても，喘鳴の音は変わらなそうというのは分かった。でも，何回か投与したらどうか分からないし，投与する時期によっては違うかもしれないし，そもそも死前喘鳴のなかには唾液ではなくて，肺から上がってきた気道分泌物でゴロゴロいっている人も含まれているかもしれない，ましてや，ハイスコ®やブスコパン®の皮下静脈投与の試験ではない…。という「エビデンス」を踏まえて，臨床家は目の前でゴロゴロいっている患者に何をしたらいいのでしょう。

筆者の基本的な考えを2つ示します。1つは，「検証的な試験が2つ以上」ないかぎりは「エビデンスがある！」と言い切らないほうがいいだろうということ。もう1つは，実際に薬物療法をするかどうかはエビデンスだけではなくて「メリットとデメリットのバランスをみることが大事」というものです。

死前喘鳴で考えてみましょう。アトロピン舌下より一般的に使用されるハイスコ®・ブスコパン®について考えてみます。ハイスコ®・ブスコパン®を投与することの利益（使うように推す理由）は，①喘鳴自体を軽減する可能性があること（否定する検証試験がないから），②家族が何かしてもらえたと思えること（たとえそれが自然経過であったとしても），③抗コリン薬は薬理学的作用から考えてすでにある分泌物は減らさないので早めに使うことで分泌物の悪化をあらかじめ防ぐことができるかもしれないこと（もちろんエビデンスはないが），④小規模な臨床試験で効果がなしとするものがあっても有効な死前喘鳴を抽出できていないだけかもしれない（肺から上がってくる喀痰ではない唾液の垂れ込みだけの死前喘鳴に絞ったら有効かもしれない），くらいが思いつきます。不利益（しないことを推す理由）は，抗コリン作用による副作用ですが，本当の死前喘鳴に使用するのであれば，死前喘鳴が出現する時期は死亡前の数時間，長くても1〜2日前であり，患者の意識も低下しているため，利益を大きく上回る不利益は考えにくい場合が多いともいえます。もちろん，死前喘鳴ではない気道分泌の亢進，意識がある人の喀痰核出困難にハイスコ®を使用すれば，せん妄や尿閉のリスクがあるため，それは利益と不利益のバランスは割と近くなります。

そういうわけで，特に研究知見が固まってくるまでの間で，「1つのnegative試験がある」場合，臨床判断をどうするかは，患者ごとにメリットとデメリットを比較推量する姿勢が必要かと思います。

呼吸器

{ *Clinical Implications* }
臨床での意義

この研究の臨床的意義です。

まず，アトロピン舌下投与ですが，これは効果がなさそうなので，他の投与方法があるなら積極的に行う根拠は，やはりないでしょう。しかし，在宅など注射薬がすぐに使用できない状況で，「何か手を尽くしてほしい」という家族の切なる希望がある時に，（1つの比較試験の）「エビデンスがあるから」といって，「効果がないからやりません」というのは，「いきすぎ」のように筆者は感じます。エビデンスは覆るかもしれないレベルだし，そもそも，本来的に，喘鳴の音を減らすことが目的ではなくて，家族のつらさを和らげることが目的なのですから，有害事象がないことを確

認しながら使用することは許されると筆者は考えます。

　ハイスコ®・ブスコパン®については，現状では，アトロピン舌下の結果が当てはめられるとは薬学的に思えないので，使用を継続するのでも妥当だと思います。しかし，誰にも彼にも投与するのではなくて，「効果がないかもしれない（＝自然経過をみているだけかもしれない）」から，有害事象は起きないようにみよう，という慎重な態度が必要でしょう。

　いずれにしろ，死前喘鳴の緩和ケアの目的は，（患者や）家族の苦痛を和らげることであって，喘鳴の音をなくすこととイコールではありません。喘鳴があってもつらくないと感じる家族もいますし，少しでもつらさを感じる家族もいます。音の減少そのものではなく，説明や保証によって家族のつらさを和らげることを最大限行うことが必須です。

- ✔ 薬物療法による音の改善そのものではなく，説明や保証によって家族のつらさを和らげることを最大限行う。
- ✔ ほかに投与方法がないなら（有害作用がないことをみながら）アトロピン舌下を投与する。
- ✔ （有害作用がないことをみながら）ハイスコ®・ブスコパン®を投与する。

- ✔ 家族への説明や保証，有害事象のモニタリングをせずに抗コリン薬をただ投与する。

文献
1) Heisler M, Hamilton G, Abbott A, et al：Randomized double-blind trial of sublingual atropine vs. placebo for the management of death rattle. *J Pain Symptom Manage* **45**(1)：14-22, 2013. doi: 10.1016/j.jpainsymman.2012.01.006.［Epub 2012 Jul 13］
2) 森田達也, 白土明美：死亡直前と看取りのエビデンス. 医学書院, pp146-156, 2015

呼吸器

4 抗コリン薬は死前喘鳴の「予防」には有効か？

✓ 死前喘鳴の薬物療法は，効果があることを示した比較試験がないことから，実践で行うべきかどうかの議論になっていますが，「予防」には効果があるらしいという試験を紹介します。今の症状の緩和と予防とでは，結果が違うかもしれない視点を考えます。

呼吸器

Key Article[1]

Mercadante S, Marinangeli F, Masedu F, et al: Hyoscine Butylbromide for the Management of Death Rattle: Sooner Rather Than Later. *J Pain Symptom Manag* 56(6): 902-907, 2018. doi: 10.1016/j.jpainsymman.2018.08.018. [Epub 2018 Aug 31]

今回は，死前喘鳴に対する薬物療法に関する比較試験を扱います[1]。国内のガイドラインでは，アトロピンの舌下投与とプラセボとの比較試験で効果がなかったことから，死前喘鳴に抗コリン薬は勧めないとしていますが，Liverpool care Pathwayなどでも慣習的に使用されており，位置づけが話題になっています。

▶ 方法と解析

イタリアのMercadanteらの研究です。Mercadanteは，2018年に緩和医療学会で講演するために来日しましたが，イタリアといっても，本土ではなくシチリア島で臨床・教育・臨床研究を行っています。シチリア島はイタリアの長靴の先っぽにある大きめの島で，マフィアで有名ですが，近年はリゾート地というイメージでしょうか。比較的

「ゆるい」体制で，臨床家の興味を引きそうな身近な疑問を研究課題とすることを得意にしています。

2つのホスピスで死亡が差し迫っている終末期がん患者を対象とした，盲検化されていない（治療者は患者がどの群に割り当てられているかが分かる）ランダム化比較試験です。

対象患者

「本当の死前喘鳴」，つまり死亡直前に意識が低下するために唾液が嚥下できずに生じるゴロゴロを対象とするために，対象患者の定義でいくつかの工夫をしています。

1つは，患者の意識が低下していることを適格基準としていることで，死亡が数日以内に生じると考えられる患者のなかでも，さらに，RASS（Richmond agitation-sedation scale；鎮静評価スケール）が−3以下の患者（おおむね意識が「ない」患者）を対象としました。次に，ややあいまいなところですが，心不全や肺炎などで喀痰が増えることによるゴロゴロ（pseudo death rattle）を臨床診断で除外しました。おそらく，もともと心不全とか肺炎で喀痰が多かった人を除外した，という意味だと思います。

介 入

　もともとは，介入群で抗コリン薬を使用し，対照群では一切使用しないというデザインを考えたようですが，死亡が差し迫っている患者で完全なプラセボ試験を行うことの倫理性と実施可能性が確信できなかったので，やや分かりにくい試験治療の設定を行っています（著者が「考察」で純粋なランダム化比較試験ではないが，といっていることがここに相当すると思われます）。

　患者をランダムに2群に分け，試験群では，ブチルスコポラミン（ブスコパン®）を20mg投与したあと，60mg/日で持続投与します。死前喘鳴が出ているか出ていないかは問いません。予防投与の考え方になります。

　対照群では，同じ治療方法を「死前喘鳴が出現してから」開始します。治療を始める対象となる死前喘鳴の程度はBackのスコア（4段階評価［0＝音が聞こえない，1＝患者に近づくと聞こえる，2＝静かな部屋でベッドサイドに立つ状態で聞こえる，3＝静かな部屋で患者から20フィート〈およそ部屋のドアのあたり〉の距離で聞こえる］）の1点ですから，「かろうじて喉もとで聞こえる程度」で治療を開始します。対照群のなかには，死前喘鳴を生じない人もいますから，生じない人はそもそも治療を受けません。この辺，あとで少し議論になりますが，本当に抗コリン薬の効果をみるのなら「死前喘鳴が生じた人だけで，プラセボ vs. ブチルスコポラミンにするべきだ」「予防投与の効果をみるにしても両群に死前喘鳴を生じない人がいるだろうから，対照群のうち死前喘鳴を生じた人だけを解析母数にするべきだ」という考え方はあるのかもしれません。

評価項目・統計解析

　評価項目は，Backのスコアを経時的（30分後，1時間後，6時間後，12時間後，18時間後，24時間後…）に取得していて，その推移の群間比較〔共分散分析（analysis of covariance；ANCOVA）〕をしています。欠損をどう処理したかは記載していません。

　もう少し直感的に分かりやすいエンドポイントとして，死亡までに死前喘鳴を発症した人の割合を比較しています。このほか，死前喘鳴のなかった期間を時間変数として算出しています（抗がん剤だとprogression-free survivalとか，緩和治療領域だと腹水を抜かなかった期間のようなものです）。

　サイズ計算は，Cohenの効果量の小さい幅を検出できるようにしたということなので，効果量0.2を想定したということかと思います。1:1サンプリングではなく，対照群と介入群の患者数が違いますが，対照群の65%が薬物療法を受ける（死前喘鳴が全員に生じるとは限らない）ために対照群から多めにサンプリングしたということのようです。この辺，ちょっと記述があいまいというか，おおらかなのでいまひとつ分からないところがあります。

▶ 結 果

　132名が登録され，対照群に81名，介入群に51名が割り当てられました。

　死前喘鳴（Backのスコア1点以上）の群間の差をざっとみるための図を作成しました（オリジナルの図と多少異なっています；**図1**）。対照群では60%に喘鳴が出現し，介入群では5.8%にしか出現しませんでした。対照群ではその喘鳴が出現した患者全員に同じ治療が実施されましたが，結果的に死前喘鳴に効果のあった患者は20%にすぎなかったので，多数の患者では抗コリン薬を喘鳴の発症後に投与しても喘鳴がなくなりはしませんでした。この頻度を計算すると，対照群の48%（n=39）になります（と思います）。

　時系列で死前喘鳴の出現をみると，全体として，介入群で有意に少なくなっていました。オリジナルの論文は表なのですが，分かりにくいので作成した図を示します（**図2**）。このほか，喘鳴のなかった生存期間も介入群のほうが長くなっていました（それはそうだろうと思います）。

図1 出現した喘鳴の頻度

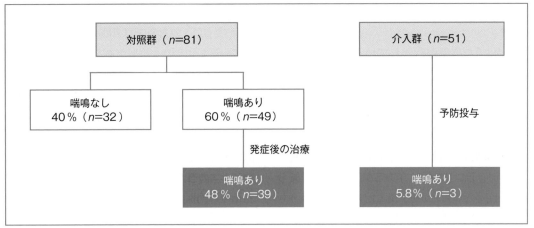

（文献1より）

図2 死前喘鳴の強さの時系列での変化

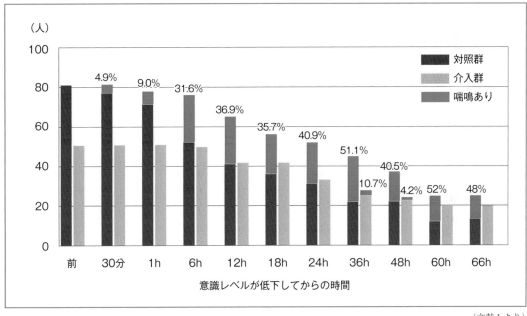

（文献1より）

呼吸器

▶ 背景までよく分かる解説

「死前喘鳴に抗コリン薬」は合っているのか？間違っているのか？

　終末期の治療にどこまで「エビデンス」を求めるのだろう…と筆者でも思う今日この頃ですが，伝統的に行われてきた死前喘鳴に対する抗コリン薬の投与も，比較試験やメタ分析が行われるように

なりました[2]。今のところ，死前喘鳴が出現してから抗コリン薬を投与して効果があったという比較試験はなく，効果があることは示されていません。とはいえ，試されているものは，アトロピンの舌下投与など通常臨床で使用する抗コリン薬とは異なっています。そんな状況で，「有効性が示されるまで使用するべきではない」という立場に立つか，「そうはいってもほかに方法がなくて，効果がない／有害だというエビデンスがあるわけではないのだ

から，事情をみて使うのはいいんじゃないの？」という立場に立つかは，臨床家それぞれだという気がします。

このような議論が行われているなか，そもそも死前喘鳴は嚥下できなかった唾液が気道を行ったり来たりするのが発生機序なのだから，「（死前喘鳴が）起きてから打っても，効くわけない」という考えを前面に押し出しているのが，この研究です。この研究を出す数年前にMercadanteは総説のなかで，「抗コリン薬は今ある気道分泌物を減らすわけじゃないんだから，出る前に打つか，もうある場合には取り除いてから使わないと効くわけがない」との論を展開していました[3]。Mercadanteは（Brueraもそうだと思うのですが），臨床で感じている実感を1つひとつ臨床研究で示そうとする姿勢がすごいなぁと思います。そんな背景で，この研究は「死前喘鳴に対して薬を使うなら，予防じゃないの？」という視点から組まれた試験だといえます。

予防なのか対症なのか？

ある症状に対する治療が予防として有効なのか，対症（発生してからの治療として）有効なのかは，比較的重要な視点ですが，しばしば混同されることがあります。

化学療法で生じる悪心・嘔吐（chemotherapy induced nausea and vomiting；CINV）を予防することにオランザピンが有効だとして，生じてしまった悪心・嘔吐にも有効なのでしょうか？ オピオイドによって生じた悪心・嘔吐にプロクロルペラジン（ノバミン®）は有効かもしれませんが，投与初期に生じる悪心・嘔吐（opioid induced nausea and vomiting；OINV）にも有効なのでしょうか？ これはそれぞれ別々の臨床疑問であり，別々に臨床試験を行って結論づける必要があります。

死前喘鳴の予防は医学的観点から是非を問うことなのか？

この臨床研究の試験を，少し離れているかもしれませんが，死亡直前の苦痛の予防という観点から眺めてみようと思います。臨床家が死亡前数日と判断して，意識がほとんどなくなっているという場合（さらにこの対象では70%ほどで鎮静が行われているようです），効果があるかどうかは本当は分からないんだけれど，「（有効だという）エビデンスが確立するまで待つ」よりは，「苦痛を最大限緩和する可能性のある方法ならとったらいいんじゃないか」という論点があります。

Billingsは，あまり日本では知られていませんが，緩和ケアの普及に尽くしたMGH（ハーバード）の緩和治療専門医で，数年前に亡くなりました。彼が亡くなる数年前に書いた論説に，「終末期に人工呼吸器を止める時の人間らしさ—予防的な鎮痛と鎮静の役割（Humane terminal extubation reconsidered: the role for preemptive analgesia and sedation）」というものがあります[4]。これは，人工呼吸器を中止する時に（つまり死が必ずもたらされる時に），「苦しくなってから対応する」のではなくて，「苦しくなる前に対応する」のが必要ではないかという視点を提供しています。苦しさに合わせて鎮痛薬・鎮静薬を使用するのではなく，「絶対に苦しくならない」と言い切れるくらいの量の鎮痛薬・鎮静薬を最初から投与するべきだ，と。死前喘鳴についても触れていて，生じる可能性があって患者が苦痛を体験するかもしれないなら，十分な量の鎮痛薬・鎮静薬・抗コリン薬を「あらかじめ」投与するべきで，「さあ苦しそうになったから，調節して使おう」では足りないのではないか，と述べています。

医学的な議論というよりも価値の問題ですから，賛否があると思います。筆者は「死亡直前期の苦痛の予防」という考えに賛成です。死亡前の「深い鎮静」を目的とした場合は（患者が希望して，苦痛は最大限取ってほしいと，かねてより願っていた場合は，特に），ミダゾラムに加えてハイスコ®の併用を行っていました[5, 6]。これは標準的な治療ではないと思いますが，背景となっている考えとしては，深い鎮静を（鎮静を行わなかったとしても）死亡前数日である患者に実施する時に，ミダゾラムで鎮静して「やっと苦しいのから解放された」と思ったら，今度は気道分泌が増加してきてゼコゼ

コなることで覚醒レベルが上がる（＝意識が上がって苦しくなる）のは，たとえ一時的であっても治療全体の目的とは一致しないよなぁと思っているためです。

Clinical Implications
臨床での意義

　この研究の臨床的意義です。臨床試験としてみると，盲検化されていないことや，ランダム化がどう行われたのか，サイズ設定がどのように行われたのかがあいまいなので，研究の質が高いとはいいにくい試験ですが，いくらかの示唆を得ることができるでしょう。

　まず，抗コリン薬の予防投与は有効な可能性がある。したがって，「絶対に苦しくなりたくない」という価値観の患者には用いられてもいいのではないか，とは考えてもいいと思います。ただ，すべての患者に予防投与をするべきかというと，そもそも，死前喘鳴が苦痛になっているという根拠もなく（通常は意識が低下しているので苦しくないとされている），試験の結果もまだ確立していないので，絶対に行わないといけないということでもないでしょう。

　死前喘鳴が生じてからの薬物治療については，予防とは別の問題ですから，この試験からはなんともいえません。

✔ 苦痛になりうることを最大限避けておきたいという希望のあった患者では，抗コリン薬の予防投与を検討する。

- -

✔ 全員にルーチンに抗コリン薬を予防投与する。
✔ 死前喘鳴が生じたあとの治療として効果があるエビデンスになったと解釈して，本試験の治療（ブチルスコポラミン）を行う。

文献
1) Mercadante S, Marinangeli F, Masedu F, et al: Hyoscine Butylbromide for the Management of Death Rattle: Sooner Rather Than Later. *J Pain Symptom Manage* **56**（6）: 902-907, 2018. doi: 10.1016/j.jpainsymman.2018.08.018.［Epub 2018 Aug 31］
2) 日本緩和医療学会緩和医療ガイドライン委員会 編: がん患者の呼吸器症状の緩和に関するガイドライン（2016年版）. 金原出版, pp100-103, 2016
3) Mercadamte S: Death rattle: critical review and research agenda. *Support Care Cancer* **22**（2）: 571-575, 2014. doi: 10.1007/s00520-013-2047-5.［Epub 2013 Nov 20］
4) Billings JA: Humane terminal extubation reconsidered: the role for preemptive analgesia and sedation. *Crit Care Med* **40**（2）: 625-630, 2012. doi: 10.1097/CCM.0b013e318228235d.
5) 聖隷三方原病院: 聖隷三方原病院症状緩和ガイド. Ⅵ. 死亡直前. B. 死前喘鳴（たんがごろごろするとき）. http://www.seirei.or.jp/mikatahara/doc_kanwa/contents6/33.html［2019年2月12日アクセス］
6) 森田達也, 白土明美: 緩和治療薬の考え方, 使い方. 中外医学社, pp146-156, 2014

※本稿は内藤明美（宮崎市郡医師会病院 緩和ケア科）との共著です。

1 ガイドラインに従って制吐剤を選択するのは意味がない？

✔ ガイドラインに従った制吐剤 vs. ガイドラインに関係なくみんなハロペリドール，の比較試験を取り上げます。結果の解釈の微妙な雰囲気を感じましょう。

Key Article[1]

Hardy J, Skerman H, Glare P, et al：A randomized open-label study of guideline-driven antiemetic therapy versus single agent antiemetic therapy in patients with advanced cancer and nausea not related to anticancer treatment. *BMC Cancer* **18**(1)：510, 2018. doi：10.1186/s12885-018-4404-8.

今回は，ガイドラインに従って悪心の原因を想定して制吐剤を選択する方法と，原因に関係なく一括してハロペリドールを使う方法の比較試験を扱います[1]。

▶対象と方法

オーストラリアの臨床試験グループであるPaCCSが行った初期の研究で，2010年から2014年までに11施設で行われました。ランダム化比較試験ですが，盲検化はされていません。非盲検化（オープンラベルの）ランダム化比較試験となります。

対象患者

悪心の平均（average nausea）が3以上（0〜10）のがん患者が対象とされました。最近（いつかは明示されていません）抗がん治療を受けた患者，特定の治療が行われる患者（頭蓋内圧亢進，放射線治療）は除外されています。ステロイドの投与量変更や制吐剤の変更をした患者も除かれています。Poor performance status〔いくつにしたか記載がないので分かりませんが，結果的に登録された患者のKPS（Karnofsky performance status）は50以上でしたので，状態が良い患者を対象とした想定を立てたようです〕も除外されています。

治療

ガイドラインに従って原因を想定して制吐剤を選択する治療（guideline-directed etiology-based approach：ガイドライン治療群）と，原因にかかわらずハロペリドールを投与する治療（empirical single-agent approach：ハロペリドール群）を比較しました。

ガイドライン治療群では，まずinvestigators（医師なのか患者の担当医なのかいまひとつ分かりません）は，悪心の原因の特定方法に関する訓練を受け，すべての可能性のある原因（all potential causes）と，最も主の原因（a dominant mechanism）を記録しました。どうやってそれを判断したのかは，論文からだけでは詳細は分かりません。

治療としては，進行がん患者における制吐薬の

表1 ガイドライン群で使用された薬剤と投与法

最も主の原因	Step I	Step II	Step III
中枢性・化学受容体の刺激	プロクロルペラジン 5mg 1日3回内服 または25mg経直腸後 5mg 1日3回内服 または12.5mg 1日2回 筋注/静注	ハロペリドール 1.5mg/日 内服/皮下注	ハロペリドール 3mg/日 内服/皮下注
中枢神経系の疾患	デキサメタゾン 8mg/日 内服/皮下注/静注	デキサメタゾン 12mg/日 内服/皮下注/静注	デキサメタゾン 16mg/日 内服/皮下注/静注
前庭神経由来	プロクロルペラジン 5mg 1日3回内服 または25mg経直腸後 5mg 1日3回内服 または12.5mg 1日2回 筋注/静注	プロクロルペラジン 10mg 1日3回内服 または25mg経直腸後 10mg 1日3回内服 または12.5mg 1日3回 筋注/静注	プロマジン 25mg 1日3回 内服 または12.5mg皮下注後 10mg 1日3回内服
胃での停滞	メトクロプラミド 10mg 1日4回内服/皮下注/静注	メトクロプラミド 10mg 4時間ごと内服/皮下注/静注	メトクロプラミド 10mg 4時間ごと内服/皮下注/静注 デキサメタゾン 8mg/日 内服/皮下注/静注
腸閉塞	メトクロプラミド 10mg 1日4回内服/皮下注/静注	メトクロプラミド 10mg 4時間ごと内服/皮下注/静注	メトクロプラミド 10mg 4時間ごと内服/皮下注/静注 デキサメタゾン 8mg/日 内服/皮下注/静注
機械的閉塞	ハロペリドール 1.5mg/日 内服/皮下注 デキサメタゾン 8mg/日 内服/皮下注/静注	ハロペリドール 3mg/日 内服/皮下注 デキサメタゾン 8mg/日 内服/皮下注/静注	ハロペリドール 3mg/日 内服/皮下注 デキサメタゾン 8mg/日 内服/皮下注/静注 ブスコパン 80mg/日 皮下注 またはラニチジン 200mg/日 皮下注
胃炎	メトクロプラミド 10mg 1日4回内服/皮下注/静注 PPI 最少量	メトクロプラミド 10mg 1日4回内服/皮下注/静注 PPI 最大量	メトクロプラミド 10mg 4時間ごと内服/皮下注/静注 PPI 最大量
原因が特定できない/または多要因	メトクロプラミド 10mg 1日4回内服/皮下注/静注	メトクロプラミド 10mg 1日4回内服/皮下注/静注 ハロペリドール 1.5mg/日 内服/皮下注	メトクロプラミド 10mg 4時間ごと内服/皮下注/静注 ハロペリドール 3mg/日 内服/皮下注

PPI：proton pump inhibitor（プロトンポンプ阻害薬）

有効性の系統的レビューから作成された病態に沿った診療ガイドラインに基づいた制吐薬治療を受けました。使用する薬剤や投与量は，現場で用いられているものに「まあまあのコンセンサスで」変更したようです（おおらかです）。実際に使用された薬剤を**表1**に示します。24時間ごとに悪心が軽減しなければ，段階的に増量しています。複数の原因をもつ悪心に対しては，主要な要因に基づいて治療を行いました。原因が特定されない場合は，表に示すように，メトクロプラミド（プリンペラン®）とハロペリドールが入るようになっています。

ハロペリドール群に割り付けられた患者は，ハロペリドール1mg/日を経口・皮下・静脈で投与されました。同じように，悪心がコントロールされない場合，24時間ごとに2mg，3mgまで増量しました。悪心時としてメトクロプラミド10mgがレスキュー制吐薬として指示されました（あれ？ この時点で，両群の治療がひょっとして同じでは？ という気持ちになる人もいると思います。そのとおりです）。

評価項目と解析

主要評価項目は，平均の悪心をNRS（numerical rating scale) を用いて評価しました。有効の定義として，72時間後に，4時間の悪心の平均NRSが2ポイント以上低下し，かつ絶対値でも3未満になったものと定義しました（悪心がどうなったら有効とみなすかは定説がないので，この研究では，コンセンサスでそうみなそうということです。おおらかです）。このほかに悪心の最大値（worst），平均値（average），最小値（least），嘔吐回数，効果があったかどうかの総合的な判断（「良くなった」の割合）など複数のエンドポイントをとって，総合的に評価しようとしています。

サイズ計算は（これまた先行研究で％が分かっているわけでもないのですが），有効率をガイドライン群75％，ハロペリドール群50％と推定して，25％の差を検出するために150人を必要と見積もりました。

▶結　果

211名が適格基準に当てはまり，2010年10月〜2014年4月（3年半）に181名が割り付けられました（95名 vs. 86名）。主要評価項目の評価時間である72時間に評価可能であったのが，72名 vs. 74名でした。

患者の背景として目を引くのは，KPSの中央値が60（50〜70）で，悪心の続いている期間が2週間以上の患者が60％程度，2カ月以上続いている患者も20％いることから，比較的状態の良い患者

の慢性悪心が標的症状となっているのかなと想像できます（腸閉塞でゲーゲーしているという感じの人はあまりいなさそう）。

悪心の強さはworstで7.5くらい，averageで5.0くらい，嘔吐のある人が30％くらいです。

悪心の原因がいまひとつ分からないのですが，「複数の原因」の患者が75％と大多数で，一番関連していた原因（dominant cause）が「分からなかった」患者が50％くらいでした。原因がはっきりしていたものは，頭部20〜30％，胃の運動低下（gastric stasis）が10％くらいでした。

さて，効果です。主要評価項目に関しては，72時間後の有効率が65％ vs. 62％（ガイドライン群 vs. ハロペリドール群）と同じでした（図1）。24時間後では少しガイドライン群のほうが有効率が高い結果でした（49％ vs. 32％）。

悪心のNRSの経時推移を図にしてみると，平均，最良，最悪のすべてにおいて時間経過とともに改善し，平均だけが群間で差を認めたようです（図2）。

最終的に受けた治療は，48時間後に半数がstep II，72時間後に3分の1がstep IIIに上がっていました（図3）。レスキュー投与がされた患者は，24時間後（42％ vs. 33％），48時間後（43％ vs. 22％），72時間後（35％ vs. 27％）で，だいたい3分の1から半数の患者ではレスキュー薬としてメトクロプラミドを投与されました。

図1 ガイドライン群とハロペリドール群との治療効果の比較

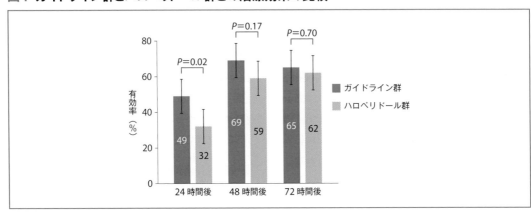

消化器

図2 悪心に対する有効率

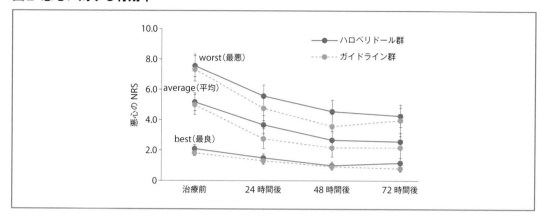

図3 実際に受けた治療ライン

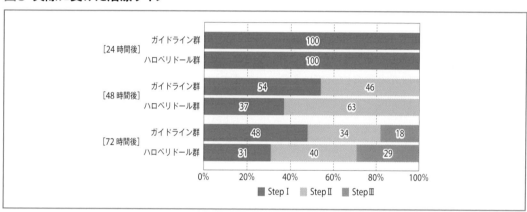

改善の包括的印象は，ガイドライン群で70〜82%，ハロペリドール群で64〜86%で「良くなった」と評価しました。群間差はありませんでした。

▶ 背景までよく分かる解説

教科書が正しいとは限らない

「教科書に載っていることがすべて正しいとは限らない」…。この書き出しをするのは2回目です。前はWHOの鎮痛ラダーに関する臨床研究でこの解説をつけました（第1章「2. WHOラダーの2段階目はいらないのではないか？」を参照）。緩和ケア研究のトレンドとして，これまでの経験知が臨床試験では再現されなかったというものが多くみられます。今回も，教科書に書いてある制吐剤の選択

方法が正しいかをみる目的で行われました。

進行がん患者の悪心・嘔吐に対して，特にイギリス系の緩和治療医は，「原因を想定して制吐剤を選択する」というプラクティスを強調します。オピオイドによる悪心はchemical trigger zone（CTZ）を刺激するから，CTZを支配しているドパミン拮抗薬〔プロクロルペラジン（ノバミン®）やハロペリドール（セレネース®）〕を用いると効くはずだ，めまいを伴うような前庭神経を経由するような悪心はヒスタミン受容体を経由するから抗ヒスタミン剤を用いるほうが効くはずだ，といった主張です。これは，現在の国内外のガイドラインでも採用されている考え方です[2]。鎮痛補助薬についても，痛みの機序から考えて選択しよう，抗うつ薬についても有意な徴候から考えて選択しようという考えがあり，

同じ源があります。このような薬剤の選択方法を一般的には，etiology-based approach（病態に応じた治療）といいます。

このとおりに効いてくれれば理論どおりでいいのですが，悲しいかな，人間の身体はそう単純ではないようで，抗うつ薬でも鎮痛補助薬でも，理論上効果のあるはずの薬剤も他の薬剤を著しく上回るというわけでもないことが臨床試験を行うと分かります（今のところ）。そこで，米国圏においては比較的「制吐剤ならなんでもいいのではないか」（メトクロプラミドかハロペリドールを念頭に置くことが多い）という意見があり，これをsingle-agent empiric approach（エンピリックな単剤治療）といいます。

etiology-based approachとsingle-agent empiric approachを比較した研究というのがこれまでなかったことが，本研究の動機となっています。

割とおおらかに組まれている

試験全体をみると，なんだか，おおらかに組まれていることに気づきます。

ガイドライン治療群で用いる薬剤選択の理由と投与量はいまひとつ現場に合わなかったので，コンセンサスで適宜修正した。ハロペリドール群で使用する投与量1mg，2mg，3mgにした。悪心が良くなったことを定義する絶対的な基準はないので，コンセンサスで絶対値3未満でかつ2下がることと決めた。原因は臨床的に判断した（けれど基準が明確にされているわけではない）…。ええ，それでいいの？　と国内で臨床試験を組もうとすると声が上がりそうです。

最も大きい限界は，著者も認識しているように，同じような病態が多く，同じような薬を使うと，結局は似たような対象に似たような薬を使って同じ結果になった，という研究になってしまうことです。著者らは，「限界」のなかでtesting like with likeと表現しています。ガイドライン治療群の40％が原因が分からなかった事例で，その場合の推奨される薬剤はstep Iでメトクロプラミド，step II〜IIIはメトクロプラミドとハロペリドールの併用です。ハロペリドール群では定期の制吐剤はハロペリドールですが，レスキュー薬としてメトクロプラミドが30％くらいの患者に使われています。とすると，実質的には両群とも，ハロペリドールとメトクロプラミドで治療された患者が結果的には多かったのではないのかなと思います。

もう1つの大きな限界は，そもそも制吐剤は「プラセボより効いているのか？」は分からずじまいです。24時間後で30％の効果といわれると，ちょうど疼痛のプラセボ試験を組んだ時のプラセボ群（プラセボ群といっても緩和の試験の場合は，レスキュー薬は入りますから，レスキュー薬の効果といえます）の有効率と変わりない感じです。似た観点ですが，ハロペリドールがよいのか，他の薬剤でもよいのか，メトクロプラミドでもよいのか，といったことは分かりません。ハロペリドールが一番よいということではないことに注意が必要です。

臨床試験を組む時に，実施可能性と科学的厳密さをどう両立させるかは悩ましいところです。たとえば，本来なら「CNSが原因の悪心の患者だけに，ヒスタミン拮抗薬とハロペリドールのどちらが効くか」，「原因が特定できない悪心の患者だけに，ハロペリドールとプラセボのどちらが効くか」をみるという考えもあると思います。しかしながら，この臨床疑問を扱った試験の結果が分かったことで，少なくとも盲目的にガイドラインに書いてあるようにすれば確実にいいというものでもないらしい，ハロペリドール単剤でもまあまあいけるらしい，悪心の原因を同定するというプロセスはなかなか難しそうだ，といったことが分かりました。この積み重ねで，また次のグループが悪心・嘔吐の緩和治療の研究を進めることができるでしょう。

{ *Clinical Implications* }
臨床での意義

この研究の臨床的意義はやや微妙です。

　まず，このランダム化試験ですぐに，「原因をみて治療しなくても，みんなハロペリドールだけでいいじゃん」となるわけではありません。原因はそれぞれで，たとえば，胃の運動低下（gastric stasis）だけでメトクロプラミドとハロペリドールが同じだった，前庭神経を経由した悪心だけで抗ヒスタミン薬とハロペリドールが同じだったと結論されているわけではないからです。これらの病態は頻度が少なすぎて，もし，ガイドラインに記載された方法が有効だったとしても，全体への効果の影響は微々たるものでしょう。

　この研究の妥当な解釈としては，悪心・嘔吐の初期治療においては，「絶対に原因別に制吐剤を選択しなければならない，というわけでもない」，といったあたりでしょう。初期治療として，原因を区別することも実際としては難しく，アウトカムも大きくいえば変わらないなら，原因が何かを想定することに時間を費やすよりも，まずはハロペリドール（でなくても実はどの制吐剤でもいいのかもしれませんが）を少量投与することで患者の状況をみればいい，とはいえそうです。

　もう1点，気づきにくいのですが，毎日観察して効果がなければ投与量を増量しているという点も重要かと思います。毎日の単位で投与量を調節することで有効率が上がっていますから，毎日投与量を調節することの重要性が示されているといえます。

　原因が想定される/想定できない（多要因の）悪心に対してどの制吐剤が一番よいのか，初期治療としてハロペリドールより他の薬剤がよいのかは，今後の研究を待つことになります。

消化器

　✔ 初期治療として，原因を想定する前にハロペリドールを使用する。

　✔ 効果がない場合は，1日で評価して投与量を変更する。

- -

　✔ 悪心に対しては，絶対に原因を想定してからでないと制吐剤を選択してはいけない，と考える。

　✔ どのような原因であったとしてもハロペリドールだけでいい，と考える。

　✔ ハロペリドール以外の制吐剤を初期治療として使ってはいけない，と考える。

文献
1) Hardy J, Skerman H, Glare P, et al：A randomized open-label study of guideline-driven antiemetic therapy versus single agent antiemetic therapy in patients with advanced cancer and nausea not related to anticancer treatment. *BMC Cancer* **18**（1）：510, 2018. doi：10.1186/s12885-018-4404-8.
2) 日本緩和医療学会 ガイドライン統括委員会 編：がん患者の消化器症状の緩和に関するガイドライン（2017年版）．金原出版，pp71-73, 2017

　　※本稿は内藤明美（宮崎市郡医師会病院 緩和ケア科），今井堅吾（聖隷三方原病院 ホスピス科）との共著です。

2 消化管閉塞に オクトレオチドは効いているのか？

✔ 小規模研究で有効とされたあとに，大規模試験で効果がいまひとつはっきりしないとの比較試験が出されるようになっているオクトレオチドの比較試験を読みます。「食がないから吐かない」のか薬が効いているのか──。

Key Article [1]

Currow DC, Quinn S, Agar M, et al：Double-blind, place bo-controlled, randomized trial of octreotide in malignant bowel obstruction. *J Pain Symptom Manage* 49 (5)：814-821, 2015. doi：10.1016/j.jpainsymman. 2014. 09. 013. [Epub 2014 Nov 14]

これは，MD Anderson Cancer Centerと並んで，複数の大規模比較試験を実施中のオーストラリアのPaCCSと呼ばれる研究チームの初期の研究です[1]。これに関連する研究として，日本でよく引用される小規模のブチルスコポラミン臭化物（以下，ブスコパン®）との比較試験と[2~4]，あまり日本では紹介されない持続性ソマトスタチンの比較試験があります[5, 6]。もし余裕のある方は，これらをまとめて読んでみてください。

▶対象と方法

この研究では，**悪性の消化管閉塞で嘔吐のある患者が対象**とされました。二重盲検化プラセボ対照ランダム化比較試験になります。盲検化というのは非常に大事なことで，治療をしている医師や看護師が，その患者がオクトレオチドの投与を受けているのか，プラセボの投与を受けているのか分からないようにすることです。

オーストラリアの12の緩和ケアサービスで，ほぼ4年間にわたって患者登録が続けられました（4年間ですよ!）。手術・抗がん治療の対象となる患者は最初から除外されていて，緩和治療を受ける患者のみを対象としています。減圧目的で胃瘻のある患者は最初から除外されましたが，胃管（nasogastric；NG）は入っていても，嘔吐があれば対象とされました。

あとで微妙な問題となることですが，介入群，対照群ともに，デキサメタゾン 8mg/日とラニチジン（ザンタック®）200mg/日が投与されています。補液も10~20 mL/kg/日で行われました。デキサメタゾンとラニチジンを標準治療とした根拠は，コクランレビュー・メタ分析で，それぞれ，ステロイドで悪性消化管閉塞の再開通が，（推定値に幅が広いのですが）有効とされていることと，ラニチジンで胃液分泌が減少するから，としています。

ステロイドと胃液分泌抑制薬を消化管閉塞の第一選択としてまず行って，効果のない時にオクトレオチドを使うというのは，外国ではよくみられる方法です。フランス・オランダ・ベルギーで行われた比較試験でも，（H_2ブロッカーではなくプロトンポン

プ阻害薬が用いられていますが）やはり，この順番で投与されています。

しかし，日本では，イレウスの患者をみて「まずはステロイドとラニチジン」と思う人は多くないので，少し奇異な感じがするかもしれません。ステロイドを使うことに保守的，という理由もあるからでしょうか。

介入群では，オクトレオチド600μg/日の持続皮下注射が用いられました。これも「量が多いのでは？」と思う読者が日本では多いと思いますが，これまでの比較試験が300〜800μg/日で行われていることと，量が少ない時に“効果なし”の結論で終わった場合に「投与量が少なかっただけ」なのか「本当に薬に効果がない」のかが分からないという理由があります。

臨床研究の原則からすると「投与量を決定する試験を行うべき」という意見もあると思いますが，PaCCSの研究の流れからみて，先行研究のレビューでそこそこ妥当な投与量で，かつ，「少ないとはいわれない量」を，介入群に設定するという方針が多いように思います。「無」からつくっていく緩和ケア領域の臨床試験の難しさと，厳密さと実施可能性のバランスの必要性を痛感するところです。

治療薬がオクトレオチドですので，痛くなったり吐き気が出たりした時の頓用治療はすべて許容されており，痛みに対するオピオイド，疝痛（せんつう）（腸蠕動痛）に対するブスコパン®，嘔気に対するハロペリドール（以下，セレネース®）は，併用が可能となっています。

▶評価項目

主要評価項目も議論の的です。主要評価項目は，「3日間で嘔吐しなかった日数」になっています。0，1，2，3しかありませんので，それを群間で比較しますから，0〜3の平均値を比較することになります。「嘔吐は比較的耐えやすい症状だが，持続する悪心のほうが患者は耐え難い」と（教科書や経験上）習ってきた筆者からすると，「嘔吐なあ…」と思うところはあります。確かに，初期の比

較試験では悪心が主要評価項目でしたが，最近は嘔吐回数やNGの抜去のような分かりやすく（測定しやすく），より客観的なアウトカムが用いられる傾向にあります[5,6]。

副次的評価項目は，（嘔吐回数だけでは総合的な解釈が難しいので），悪心も評価しています。CTCAE（common terminology criteria for adverse events）を用いたと書いてありますが，NRS（numerical rating scale）も測定したようです。さらに，「**患者からみて，治療前より良くなったか悪くなったか**」を「すごく悪くなった：−3」から「すごく良くなった：3」で聞いています。

これは，「global impression（全般改善度）」といわれる評価方法で，前後での評価ができないので，主要評価項目ではあまり用いられませんが，治験でもしばしば用いられますね。この代わりに，well-beingというアウトカムをとることがあります。日本語では訳しにくいのですが，Edmonton Symptom Assessment System（ESAS）では，「全般的な調子」とかに訳が定まったと思います。

さて，**サイズ計算**のところを少し。

主要評価項目である「3日間で嘔吐しなかった日数」について，群間で17%の差の検出を保証しています（α：0.05，β：0.80）。ということは，「2日嘔吐がなかった」と「1.66日嘔吐がなかった」，「2日嘔吐がなかった」と「2.34日嘔吐がなかった」に臨床的に意味があるということです。

比較試験をみる時に，サイズ計算は必ずみるようにしてください（くれぐれもP値だけみて判断しないように）。ここに，「どういう状況になったら臨床的に意味のある改善としたか」が記載してあります。検証試験では，患者登録ができた場合に限り，仮説（帰無仮説：null hypothesis）を検証することができます。

▶結果

87名が解析対象になりました。これは，サンプルサイズを計算した仮説を検証することのできる患者数でした（繰り返しますが，国を挙げて4年間です…）。

図1 嘔吐のなかった日数

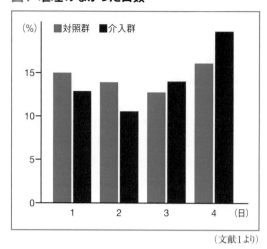

(文献1より)

図2 嘔吐回数の推移

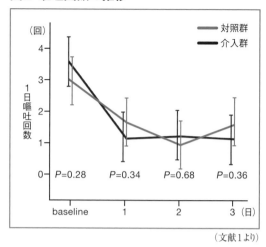

(文献1より)

結果ですが，結論からいえば，ほぼすべての
エンドポイントで効果が認められませんでした。

主要評価項目です（**図1**）[1]。嘔吐なしだった日
数は，対照群で1.69（±1.15）日，ソマトスタチン群
で1.87（1.10）日でした（$P=0.41$）。分かるような
分からないような感じですが，はっきりとした差はな
さそうです。「3日間嘔吐なしだった患者の割合」
でみると，対照群で33%，介入群で38%でほとん
ど差がありません。

信頼区間を計算すると，母数が45例くらいです
が，前者が21〜49%，後者が25〜53%になります。
幅が広いので，ひょっとしたら対象患者数を増やす
と，いくらか差はついてくるかもしれないです。そ
の場合はさらに多数の患者登録が必要で，オース
トラリア以外の国でも試験を組むか（おそらく将来
はそうなっていくでしょう），試験期間を長くする必
要があります。

嘔吐回数の継時的推移がグラフで示されてい
ます（**図2**）[1]。この図を見てもらうと，緩和ケア領
域の臨床試験ではよく起こる現象が分かります。
「オクトレオチドの効果がなかった」というのは，
「（対照群で）アウトカムが改善しなかった＝患者が
苦しいままだった」のではなく，「**両群ともアウトカ
ムが改善している＝患者の苦痛が良くなってい
る**」つまり，嘔吐回数が減少していることが分か
ります。

すべてのポイントで両群間に統計学的な差は認

められませんでしたが，「3日間の総嘔吐回数」を目
的変数とする多変量解析を行うと，介入群で有意に
少なくなりました。したがって，もし，3日間の総嘔吐
回数が主要評価項目として設定されていたら，オクト
レオチドは有効だったと結論されたかもしれません。

しかし，3日目に「良くなった」と感じた患者の割
合は，対照群84%，介入群74%で，これも両群と
も同じように「大ざっぱにいって良くなっている」こ
とが分かります。数値が記載されていないので，
詳細が分かりませんが，悪心の有無，悪心の程度
も差がなかったとのことです。悪心は介入前で
NRSの中央値が2ということなので，「吐き気が
ずっと続いて苦しんでいる患者」というのはもとも
とそういなかったことが推定できます。なので，「下
がる余地」もなかったのでしょうね。

この論文でやや強調されているのは，疼痛は
前後であまり変化がなかったのですが，**介入群で
ブスコパン®使用が2倍多くなったことです**。試
験終了時のブスコパン®使用回数は，患者あたり
平均で，対照群で0.17回でしたが，介入群では
0.51回でした。プロトコール上，蠕動痛があるとブ
スコパン®を使用することになっており，もちろん治
療者は，どの群に何が使用されているのか分かり
ませんから，この試験の患者では，オクトレオチド
を使用した群で蠕動痛が多かったとしています。

▶ 背景までよく分かる解説

見直されるソマトスタチン製剤の有効性

オクトレオチドはとても高額で，有効性を評価することが重要な薬です。薬価で考えて300μgを毎日投与すると，薬剤だけで1万円超で，緩和ケア病棟入院費の3，4分の1が飛んでしまいます（その後，薬価が引き下げられました）。消化管閉塞に保険が適応となる前には，国内で使用する時は「セロトニン症候群」とか，無理やり病名をつけていました。

20年ほど前でしょうか。ありがちなことですが，聖隷三方原病院から使用すると，ほとんど保険が切られて戻ってきましたが，近隣のがんセンターではまったく切られずに，不公平感を感じたものです。

さて，オクトレオチドですが，日本のガイドラインでは効果を示すエビデンスは高いと判断されていますが，そのおおもとの3つの比較試験は，ブスコパン®を対照群としており（プラセボ比較試験ではなく），2つは盲検化もされていません[2~4]。ブスコパン®より効果があったとされていますが，アウトカムは，排液量だったり嘔吐回数だったり悪心・嘔吐だったり，いろいろです。掲載されている雑誌も，どちらかといえばいまひとつなsubspecialty journalです。しっかりと各研究のデザインの批判的吟味をしたわけではありませんが，比較試験としてはいま一歩な感じが漂います。

その折，フランスでオクトレオチドの持続製剤（ソマチュリン®）を用いたプラセボ対照盲検化ランダム化試験が行われました[5,6]。出版されているうちの片方は，2相試験で，ランダム化が行われていますが，群間の差を検出するためにデザインされた研究ではありません[5]。2005～2008年にフランスの18施設で実施されましたが，患者登録が進みませんでした。102名の患者が必要だったのですが，64名で中断になっています。

もう1つの*Journal of Clinical Oncology*に出ているものは，検証型試験で2003～2008年にかけて（5年間！），フランス，オランダ，ベルギーの22施設で患者登録が行われました[6]。こちらは，なんとか予定していた患者数80名に到達しています。ただ，サイズ計算をみると，対照群で20％の効果，介入群で55％の効果を検出することを前提としていますから，「倍以上」効果がないと統計的に有意にならないことになります。

ちょっと，「そんなに効かないだろう」というツッコミが来そうですが，これくらいの効果の幅を設定しないと，必要患者数が実施可能な数にならなかったのでしょう。この研究では，7日目に嘔吐が1回以下（か，NGを抜去した患者は嘔吐がその後なかった）を「治療が効いた」と定義していて，介入群で42％の有効率，対照群で30％の有効率でした。

統計的には有意ではありませんが，やや有効な傾向にあり，このほかのアウトカムのいくつかで改善が示されています。効果があったと設定したハードルが高かったため，**この研究では全体に，持続性オクトレオチドは効果があるという立場で記載されています**。

このように，各国でオクトレオチド製剤を見直す検証試験が行われるなか，本研究は，2008～2012年にかけて行われています。

「効果がなかった」理由①：対照群でも改善

本研究[1]では，アウトカムが全体的にnegativeでしたが，「効果がなかったという結果が得られた時に何を考えるか？」をこの研究はよく教えてくれます。**重要なのは，「対照群で症状が緩和されていない」ということではなく，「対照群でも良くなっている」ということです**。つまり，「研究対象とした医学介入以外の治療でも効果があった」と考えるのが第1でしょう。食事量が減ったり，包括的な緩和ケアサービスを受けていること自体が症状を緩和した可能性もありますが，まずは，両群に同じように入った治療，すなわち，ステロイドとH_2ブロッカーの効果を考える人が多いでしょう。

現在，PaCCSでは，「ステロイドあり／なし」vs.「ラニチジンあり／なし」の比較試験を計画しているとのことなので，これによって，今回オクトレオチド群でプラセボを上回る効果がなかった理由が，

消化器

「すでに行われていた治療が効果があったので，上乗せ効果がなかった」のか，「本当に効果がなかったのか」の目安がつけられるでしょう。どのような研究課題も一度にはすべてが解決しない，特に「何も分かっていない」緩和ケア領域において，本当に少しずつですが「エビデンス」を積み重ねていくことのダイナミズムを感じることができます。

「効果がなかった」理由②：エンドポイントの設定？

効果のなかった理由を次に考えるとしたら，何が挙げられるでしょうか。消化管閉塞の研究では，エンドポイントの設定を考える人は少なくないのではないでしょうか。本研究では，「3日間で嘔吐がなかった日数」をとっていますが，数値の変動の幅が少なく，「差」のつきにくいアウトカムともいえます。「3日間の合計の嘔吐回数」なら，確かに統計学的な有意差は出ていますので，変動幅のあるエンドポイント設定をすれば，統計学的な差はあったでしょう。

また，本研究では，患者のglobal impressionをみていて，「良くなった」と言った患者の比率に差がないので，たとえエンドポイントを統計学的に感度の高い（差が出やすい）ものをとっていても，**「臨床的実感」は，やはり両群とも良くなっている**ということでしょう。

エンドポイントの設定は，緩和ケア領域の臨床研究で最も難しいところです。**統計学的有意差と臨床的に意味のある差は本質的に異なります。**消化管閉塞のある患者で，「臨床的に意味のある症状の改善」とは何なのでしょう。読者の皆さんは，何がどうなったら「良くなった」としたらいいと思いますか。「嘔吐回数が何回以下になる？」「悪心が何割減る？」「悪心・嘔吐が患者の希望する程度以下になる？（personalized goalという考えですが，人それぞれなものは臨床的にはよいですが，薬効を調べる試験では不向きかもしれませんね）」それとも「また食べられるようになること？」…難しいですね。

今のところ，消化管閉塞の緩和治療でエンドポイントとするべき「臨床的に意味のある症状の改善」について，世界中で認められたゴールド・スタンダードはありません。エンドポイント設定で，なんとな〜くもやっとした感じが残ります。「どうなったら（平均的な）患者は良しと思うのか」についての，地道な研究が必要です。

「効果がなかった」理由③：患者背景の違い？

「患者群が一定ではない」ということを挙げる人もいるでしょう。臨床的・病態的には，小腸レベル以下の閉塞で，消化管の拡張のある病態に，オクトレオチドが有効な「はず」なので，この患者群だけを対象とするべきだという考えです。

たとえば，今回の研究では，オクトレオチド群に上部閉塞の患者が多かった（17% vs. 9.6%）ことは，プラセボ群に比較してオクトレオチド群で効果がなくなる方向に作用したと考えられます。**ランダム化は行われていても，「偶然に」エンドポイントに影響を与える要因が一方に多く入ることは起こりえます。**

（比較的効果がある方向に出ている）フランスの研究と比べると，原疾患も違うのかもしれません。フランスの研究では，（臨床的に効果を感じやすそうな）卵巣がんが，全患者の40%弱を占めています。このように，対象集団がいろいろ混じってしまうことを，「内的妥当性に問題がある試験」といいます。これも実施可能性の問題で，では腸閉塞の部位を絞って，さらにCTで確認できる人とすると，内的妥当性は上がりますが対象患者はより少なくなりますから，実施可能性が下がります。このバランスを蓄積したエビデンスからまとめていくことが大事です。このほか，オクトレオチドと持続性製剤そのものの薬剤の差である可能性もありますね…。作用する特性が違うようです。

今回の研究は，オクトレオチドによる消化管閉塞の緩和治療を明らかにする一歩にすぎません。本研究で得られたデータの集積をもとに，さらに質の高いデザインを計画することができるようになり，1つひとつエビデンスが積み重ねられていきます。患者にとって本当に有効な方法，有効ではない方法が区別されていくことでしょう。

消化器

臨床での意義

今回の研究結果を臨床に適用するには，何を押さえるべきでしょうか。

まず，目的のところをきちんと読む必要がありますが，この研究は，ステロイドとラニチジンが投与された患者にオクトレオチドを上乗せしたことの効果をみている（effects of adding octreotide to standardized therapies）のだと認識することが重要です。Clinical implication（臨床的意義）のところでも，ソマトスタチンの価値として，「ステロイドとラニチジンの投与を受けている患者に」ルーチンに追加することは勧めない（does not support the routine use of octreotide in addition to ranitidine and dexamethasone）と書いてありますね。

一方，フランスの比較試験では，主要評価項目では差があまりなかったのですが，もともと大きな差を求めるサイズ設計になっていたことと，副次評価項目で効果があったものが複数あったことから，持続性ソマトスタチンは，ステロイドが無効な場合のセカンドラインの治療として位置づけられる（feasible second-line treatment option after corticosteroids）と肯定的に結論しています。

この，お互いに矛盾する結論は，それぞれの結果から考えれば相応な結論でしょう。このように，比較試験の結果から得られる結論が異なっているという時代を，緩和ケア領域も迎えていくと思われます。個々の論文の中身を批判的に読む力が求められます。

2つの研究で対象が違うことを考えると，おそらく，上部消化管閉塞の患者では，追加の投与は行っても効果は得られにくく，卵巣がんの患者では効果が得られやすいという点があるのかもしれません。現時点では，ほかの治療方法がないこと，副作用は非常に少ないことから考えて，一律に使わない，ルーチンに使うという立場ではなく，「使用してみて効果をきちんと評価して継続か中止かを判断する」というあたりが妥当と（筆者は）考えます。

日本の緩和ケア医にとっては，「ステロイドのあとに追加してオクトレオチドを使うとどうか？」ということよりも，「初期治療としてオクトレオチドはどうか？」あるいは，「ステロイドとラニチジンを（オクトレオチドより前に）投与するべきなのか？」が，むしろ関心事項でしょうか。

国際的な趨勢からみて，ステロイドとH_2ブロッカーを第一選択とすることも考えるべきでしょう。特に，費用対効果の面からも，「むやみやたらとオクトレオチドをルーチンで使うことは控える方向に，少し傾ける時期」と考えるのが，今は妥当と思います。

オクトレオチド投与中の患者で，蠕動痛が悪化したということから，その場合にオクトレオチドの投与を中止することも（細かいことですが）検討する価値があります。

✔ ステロイドとH_2ブロッカーを投与して効果がない消化管閉塞の患者にオクトレオチドを投与する。
数日後にしっかりと再評価して継続か中止かを判断する。

✔ ステロイドとH_2ブロッカーをなんらかの理由で使用することができない消化管閉塞の患者に，オクトレオチドを投与する。
数日後にしっかりと再評価して継続か中止かを判断する。

✔ オクトレオチド投与中の患者で蠕動痛が悪化した場合にオクトレオチドを中止する（ことも検討する）。

✔ ステロイドとH_2ブロッカーの投与されている消化管閉塞の患者にオクトレオチドをルーチンに投与する。

✔ 消化管閉塞の患者に，オクトレオチドをルーチンに投与する。

消化器

文献

1) Currow DC, Quinn S, Agar M, et al：Double-blind, placebo-controlled, randomized trial of octreotide in malignant bowel obstruction. *J Pain Symptom Manage* **49**(5)：814-821, 2015 doi: 10.1016/j.jpainsymman. 2014.09.013［Epub 2014 Nov 14］

2) Ripamonti C, Mercadante S, Groff L, et al：Role of octreotide, scopolamine butylbromide, and hydration in symptom control of patients with inoperable bowel obstruction and nasogastric tubes；a prospective randomized trial. *J Pain Symptom Manage* **19**(1)：23-34, 2000

3) Mercadante S, Ripamonti C, Casuccio A, et al：Comparison of octreotide and hyoscine butylbromide in controlling gastrointestinal symptoms due to malignant inoperable bowel obstruction. *Support Care Cancer* **8**(3)：188-191, 2000

4) Mystakidou K, Tsilika E, Kalaidopoulou O, et al：Comparison of octreotide administration vs conservative treatment in the management of inoperable bowel obstruction in patients with far advanced cancer；a randomized, double-blind, controlled clinical trial. *Anticancer Res* **22**(2B)：1187-1192, 2002

5) Laval G, Rousselot H, Toussaint-Martel S, et al：SALTO；a randomized, multicenter study assessing octreotide LAR in inoperable bowel obstruction. *Bull Cancer* **99**(2)：E1-9, 2012. doi: 10.1684/bdc. 2011.1535.

6) Mariani P, Blumberg J, Landau AJ, et al：Symptomatic treatment with lanreotide microparticles in inoperable bowel obstruction resulting from peritoneal carcinomatosis；a randomized, double-blind, placebo-controlled phase III study. *J Clin Oncol* **30**(35)：4337-4343, 2012. doi: 10. 1200/JCO. 2011. 40. 5712.［Epub 2012 Oct 29］

※本稿は前田一石（大阪大学大学院 医学系研究科 緩和医療学寄附講座）との共著です。

消化器

3 終末期に輸液をするとよいことがあるのか？

> ✔ 長きにわたって「する・しない」論争が行われてきた，死亡直前の輸液に関する執念の比較試験を扱います。結末もですが，1つのことを突き詰めるには本当に何年もかかるなぁと感じてもらえればと思います。

Key Article[1]

Bruera E, Hui D, Dalal S, et al：Parenteral hydration in patients with advanced cancer；a multicenter, double-blind, placebo-controlled randomized trial. *J Clin Oncol* 31(1)：111-118, 2013. doi：10.1200/JCO.2012.44.6518. [Epub 2012 Nov 19]

日本では特に有名な，Bruera[1]がずっと手がけてきた，終末期の輸液に関する比較試験です。*Journal of Clinical Oncology*に掲載されました。

▶ 対象と方法

対象患者

今回の研究では，米国の5つの在宅ホスピスの患者129名が対象とされました。サンプルサイズの計算では150名で計画されましたが，研究資金が途中で打ち切られたため，129名で終了したとのことです。新しく開発された薬剤と違って，利益に結びつかない，輸液のような臨床試験を継続することは，本当に大変なことがうかがえます…。

対象となったのは，ホスピスサービスを受けている患者で（という時点で，米国の場合は余命が数週～1カ月以内であることを意味します），中程度の脱水があり，意識は清明な患者です。研究の「限界」にもありますが，無作為化比較試験を行うためには，研究の主旨に同意することが必要ですから，脱水の強い患者や意識障害がある患者は対象から除外されています。

しかし，輸液の効果が最も期待されるのは，逆に脱水があったり，意識障害・せん妄のある患者です。「本当はもっと効果がある（と考えられる）集団」を対象として比較試験をすると，輸液の効果がさらにはっきり分かるのですが，その集団を研究対象とすることが非倫理的であるという考えもあります（そもそも，はっきり効果があるかは分かっていないのですが）。このことから，緩和ケア領域の比較試験の計画の難しさが分かります。

やや余談ですが，緩和ケアチームの効果を検証した，Hanks[2]が行った有名な「imPaCT study」でも，苦痛が非常に強い患者は対象から除外されています。（院内に緩和ケアチームがすでにあるにもかかわらず，）緩和ケアチームの診療を受けない群に割り当てられることが，（患者が同意していたとしても）非倫理的であると勧告されたからです。

脱水は，程度を定義することも非常に難しい領

消化器

域です。老年医学や急性期の研究では，皮膚の
ツルゴールなど，理学所見で脱水をある程度診断
できますが，がん終末期では，「脱水の所見」と「悪
液質の所見」が，重複することが分かっています。
なので，この研究では，日本の輸液の研究[3]で作
成された指標を用いて，「口の乾燥・腋窩の発汗・
目のくぼみの程度」から脱水の程度を評価してい
ます（どこかで行われた研究が世界の誰かに引き
継がれて発展していくのは，本当に意義深いこと
です）[3]。

また，高度の脱水として，「血圧の低下・意識
障害・12時間無尿・クレアチニン値が正常値の
1.5倍以上」を基準としています。これらに完全な
コンセンサスがあるわけではありませんが，完全な
コンセンサスを待っていては研究が一歩も進まな
いため，現在考えられるそこそこ妥当なところで
定義して，先に進めていこうという意志を感じます。

介　入

介入としては，1,000mLの皮下輸液と100mL
の皮下輸液を比較しました。100mLの輸液という
のは，「1,000mLの輸液」と「まったく輸液をしな
い患者」とで比較すると，患者自身に自分は輸液
を受けているか受けていないかが分かってしまう
ので，評価にバイアスが入らないようにするためで
す。患者にも評価者にも，点滴量としてどれくらい
が入っているか分からないように，「袋をかぶっ
た」点滴を使用しました。

緩和ケア領域では，想像されていたよりも非常
に大きいプラセボ効果があることが分かってきまし
たので，「本当にその介入の効果か」を知りたい
場合には，「ブラインドが重要」といわれています。

評価項目

主要評価項目は，「だるさ・眠気・幻覚・ミオク
ローヌスの合計点」です。ミオクローヌスは，身体
がぴくぴくなることです。このエンドポイントの設定
をみて，「なんだこれ？」と思われる方もいるかもし
れませんが，輸液の効果があった場合の機序とし
て，「オピオイドの代謝産物の蓄積を防ぐ」ことが

想定されていて，これまでに，眠気やミオクローヌ
スが減ることが示されていたためです。これらを
「脱水関連症状」と呼ぶことがあります。

だるさと眠気は，この研究チームが臨床で使用
しだして，多くの症状研究で用いられている
Edmonton Symptom Assessment System（E
SAS）が使用されました。おもな症状が列記され
て，それぞれに0〜10の11段階で，NRS（numerical
rating scale）を記入するものです。日本語版もよう
やく使用可能になりました。

幻覚とミオクローヌスは，ESASには入っていま
せんので，別に11段階で記載することとしました。
この方法は，信頼性・妥当性が確認されていない
ので，「保険」（妥当性の担保）として，幻覚について
はせん妄の尺度（memorial delirium assessment
scale；MDAS, nursing delirium screening
scale；NuDESC），ミオクローヌスについてはunified
myoclonus rating scaleが用いられています。

副次評価項目としては，「患者が症状を総合的
に良くなったと思うか」（良くなった・変わらない・悪
くなった，から選択），QOL，生命予後，理学所見，
血液検査，などが調べられました。

▶ 結　果

実際に対象となった患者の背景を，最初に押さ
えておきましょう。患者の平均余命は17日で，これは
米国のホスピスケアを受ける患者とほぼ同じ数値
です。患者の全身状態を知るには，performance
statusをみますが，2が11％，3が52％，4が37％
でした。原疾患は多岐にわたっており，36％が消
化管ですが，19％は肺，15％は泌尿器であり，必
ずしも腹部の腫瘍ばかりではありません。

経口的に水分がどれくらい摂れたのかが気にな
るところですが，研究の「限界」に記載されていま
すが，経口摂取量を調査していないので，**経口摂
取がどの程度できたのかは不明**です。

ベースラインの血液検査では，BUN（尿素窒素）
が中央値18mg/dL（12〜27），クレアチニンが中
央値0.8mg/dL（0.6〜1.1）で，血液検査上も著し
い脱水の患者はいなさそうです。症状では，（そ

表1　死亡直前期の輸液の効果

	4日後			7日後		
	輸液あり	輸液なし	P	輸液あり	輸液なし	P
主要評価項目						
だるさ	-0.6	-0.6	0.91	-1.1	-0.6	0.49
眠気	-0.3	-0.4	0.86	-1.2	-0.6	0.47
幻覚	-1.2*	-0.9	0.55	-1.1	-1.1	0.94
ミオクローヌス	-1.1*	-1.0*	0.79	-1.5*	-1.6*	0.85
合計	-3.3*	-2.8*	0.77	-4.9	-3.8	0.54
副次評価項目						
患者の総合評価			0.79			0.45
良くなった	56%	54%		50%	57%	
変わりない	39%	44%		50%	33%	
せん妄（MDAS）	+1*	+3.5*	0.08	+2*	+2.5*	0.44
せん妄（NuDESC）	0 (-1〜0)*	0 (-1〜2)*	0.03	0	0	0.79
呼吸困難	-0.3	-0.6	0.62	-0.9	-1.4	0.45
血液検査						
BUN（尿素窒素）				-2	2	0.02
浸透圧				2.7	5.7	0.52

*介入後に有意に改善（$P<0.05$）。P値は輸液をした群としなかった群との群間差を示す。 （文献1より）

れぞれ11段階中）倦怠感が7，眠気が5，幻覚が5，ミオクローヌスが3でした。

さて，結果です（**表1**）[1]。

当然かもしれませんが，輸液をしている群では，血液検査での脱水は，していない群よりも悪化が少なくなりました。輸液なしだとBUNが2上昇しましたが，輸液をすると2低下しました。つまり，輸液は，血液検査上の脱水の進行を予防したといえます。

しかし，当初考えていた**脱水関連症状**の，「だるさ・眠気・幻覚・ミオクローヌス」については，個々にも，合計点でも，**群間差がみられませんでした**。注意すべきなのは，介入前後で悪化したのではなく，「**両群とも改善していた**」ということです。両群とも通常のホスピスケアを受けていますから，輸液以外の看護ケアを含む症状マネジメントが行われていることに注意してください。

「考察」でも触れられていますが，特に米国では，研究の対象となると，研究者である看護師が頻回に患者の評価に行きますので，**看護介入の効果が大きかった可能性**があります。

副次評価項目としては，患者の総合的評価も両群で変わらず，良くなった患者が50%，変わらない患者が40%程度でした。せん妄については，MDASで評価してもNuDESCで評価しても，統計学的な有意差はありませんでしたが，輸液をしていないほうの患者で，より悪化している傾向がありました。

「輸液をすることによる悪影響」のほうの指標としてしばしばいわれる呼吸困難ですが，呼吸困難の悪化は，両群ともにみられませんでした。生命予後についても両群間に差を認めませんでした（**図1**）[1]。

▶ 背景までよく分かる解説

何が分かっていたのか？

少し，経緯からさかのぼって説明します。

もともと終末期の輸液については，「輸液を行わない」という伝統的な英国を中心としたホスピス

図1 死亡直前期の輸液の効果─生命予後

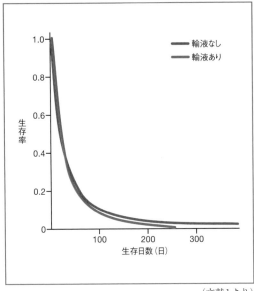

（文献1より）

の考え方と,「死亡直前期であってもある程度の量の輸液を行うことで, オピオイドの蓄積を防いで終末期の不快な症状, 特に過活動型せん妄（終末期の興奮）やミオクローヌスを防ぐことができる」という**Bruera を中心としたカナダのエドモントンのチームの考え方**がありました。米国の在宅ホスピスも前者にならいますので, 米国の在宅ホスピスでは, 通常（ルーチンには）輸液は行われません。

Bruera[4] は, 1990 年代から 2000 年代前半にかけて, 死亡直前期でも 1,000mL／日程度の輸液を（ルーチンに）することにより, 強い過活動型せん妄を生じにくくなるとの観察的研究を発表し, 臨床でもそのとおり実践してきました。たとえば, 輸液・認知機能スクリーニング・オピオイドの変更を定期的に行うことによって, 過活動型せん妄の発症率を 26％から 10％に低下させることができたとしています。この理論的な基盤は, 腎機能の低下している患者では, モルヒネ代謝産物が蓄積し, 中枢神経症状を生じるという, 薬学的知見にあります。

日本でも, この考え方に準じて,「輸液とオピオイドの変更でせん妄が減少するか」が検証され, ある程度の効果がありました[5]。しかし, これらは, 観察研究レベルのものであり, 昨今の科学的議論のレベルからすると, エビデンスというにはやはり不十分なものです。

まず, 探索的な無作為化比較試験を実施

そこで Bruera は, 比較試験を計画します。彼はまず, 2005 年に予備的な無作為化比較試験を行い, 輸液がごく限られた効果しかない "らしい" ことを示しました[6]。この研究では, 今回と同じようなセッティングで比較試験を行ったわけですが, タイトルに「**予備的研究**」とあるように, **主要評価項目のサンプルサイズなどを計算すること**が目的でした。これらの研究によって, 予備的な知見を蓄積できたため, 本格的な無作為化比較試験に取り組みました。

日本の緩和ケア臨床家のなかには,「無作為化比較試験」というと, 一律にエビデンスレベルが高いと思う向きもありますが, 比較試験を計画するためには, **目的とする評価項目の平均値と分散（標準偏差）が分かっていないと, 適切な症例数を計算することができません**。

輸液の研究では, これらの平均値や分散などの数値がなかったので, 予備的な比較試験をまず行い, 次に, 検証型の比較試験を行ったということになります。予備的な比較試験の場合, 結論は,「これとこれで差があった」ではなく,「検証型の比較試験を行うことが promising である（期待される）」と記載されます。

この試験の結果が適用できる患者群

さて, 今回の研究の結果について検討を加えましょう。本研究の結果は, 簡単にいえば,「**週の単位の余命と考えられる患者全体に対して, 輸液を行うことで, 血液検査上の脱水は改善するものの, 自覚症状や生命予後には差がみられなかった**」ということになります（せん妄は若干改善する傾向がありました）。

この結果は, これまで行われてきた「死亡直前期に患者に輸液をすることに, どれくらいの（医学的な）意味があるのか」に, ある程度の回答を与えるものです。すなわち,「**余命が週の単位の患者を対象とした場合, 輸液を行うことと行わない**

消化器

ことでの患者の自覚できる症状や生命予後に大きな差はない」といえそうです。

これを受けて本論文[1]では，この研究の結果は「ルーチンに補液をするわけではないという現在の（米国の）在宅ホスピスの実践を支持する」（supports current hospice practice of no administrating hydration routinely）」と結論しました。感心するのは，この結果を受けて，Bruera の診療チームでは，それまで（自分たちが積極的に主張して）ルーチンに行っていた輸液をやめて，限定した患者のみに輸液を行うようにしたとのことです。

日々実践していることが正しいのかをしっかりと研究し，研究結果が自らの「長年積み上げてきた考え」に反していたとしても，自分の考えではなく実証研究の結果に従って実践を変えるという態度が貫かれているあたりに，本当に感心します。

次は「脱水のある人」（今回の研究で対象外とされた，本来より効果があると想定される患者群）での比較試験を計画しているとのことです。感嘆します。

{ *Clinical Implications* }
臨床での意義

この研究結果を臨床に適用するには，何を押さえるべきでしょうか。まず，「対象から重度の脱水の患者が除かれていること」に注意が必要です。また，対象となった患者の経口摂取の水分量が特定されなかったことは，大きな限界でした。日本でよくみる，進行胃がんのように，上部消化管に問題のある患者が何人いたのか分かりません。また，せん妄のある患者が除かれていることにも注意が必要です。比較試験の同意を得るという点から，この除外基準は妥当ですが，今回の研究でも，輸液は，せん妄の悪化の予防に多少効果がありそうなことが示されています。したがって，もともとせん妄のある患者では，輸液の効果が高い可能性を否定できません。

この2つからみて，本研究の結果から，一律に「輸液をしないことが正しかった」と結論するのは間違いです。重度の脱水やせん妄のある患者では，輸液の効果はあるかもしれないからです。「ルーチンに輸液をしないこと」は妥当だと思われますが，脱水の強い患者・せん妄のある患者には，輸液が有効な可能性があります。逆に言えば，「ルーチンに」輸液をすることも，しないことも間違いであり，対象を吟味することが重要であるともいえます。輸液の適応として考えられるのは，今回の比較試験で除外されて，これまでの観察研究で効果が示唆されている高度な脱水やせん妄になるでしょう。

ケアの視点ですが，副次的なエンドポイントとはいえ，生命予後に大きな差がなかったことは，「輸液をしなかったから寿命を縮めてしまった」と後悔を感じている家族に対して，「（少なくとも集団として）この時期の輸液が（明らかに）生命予後を短縮しない」ことを伝えると，良いケアになるといえます。

輸液量については，「効果がなかったのは輸液量が少なすぎたからではないか」という反論があ

りえますが，本研究で血液検査上のパラメーターで脱水が改善していたことから，おおむね1,000mL の輸液量は妥当だと考えられます。しかし，経口摂取からの水分量が計測されていないので，それを含めた量はまだ不明確です。そのため，1,000mLは目安といえます。

　一方，興味深いこととして，呼吸困難の悪化がみられなかったこともあります。あくまで集団として（平均として）ですが，死亡直前期に1,000mL程度の輸液をしたからといって，呼吸困難が（全員に，平均して）増えるわけではないことが示唆されました。呼吸困難の可能性の低い（肺病変のない・体液過剰徴候のない）患者では，患者（というよりもこの時期では家族のほうが多いでしょう）の希望に応えて，少量の輸液をすることは妥当，あるいは，「してはいけないとまではいえない」でしょう。

- ✓ 適応を考えて輸液を行う
  （e.g.：重度の脱水，せん妄のある患者に輸液を行う）。

- ✓ （集団として）死亡直前期の輸液は
  生命予後を短縮しない可能性（が高いこと）を家族に説明する。

- ✓ 死亡直前期の輸液量は1,000mL程度を目安とする。

- ✓ 死亡直前期に，「ルーチンに」輸液をする。

- ✓ 死亡直前期に，「ルーチンに」輸液をしない。

- ✓ 重度の脱水やせん妄のある患者にも
  「比較試験で効果がなかった」ことを理由に輸液を行わない。

- ✓ 「呼吸困難が増えるから」という理由で，輸液を行わない。

消化器

文献
1）Bruera E, Hui D, Dalal S, et al：Parenteral hydration in patients with advanced cancer；a multicenter, double-blind, placebo-controlled randomized trial. *J Clin Oncol* **31**（1）：111-118, 2013. doi: 10. 1200/JCO. 2012.44.6518.［Epub 2012 Nov 19］
2）Hanks GW, Robbins M, Sharp D, et al：The imPaCT study；a randomised controlled trial to evaluate a hospital palliative care team. *Br J Cancer* **87**（7）：733-739, 2002
3）Morita T, Hyodo I, Yoshimi T, et al：Association between hydration volume and symptoms in terminally ill cancer patients with abdominal malignancies. *Ann Oncol* **16**（4）：640-647, 2005.［Epub 2005 Jan 31］
4）Bruera E, Franco JJ, Maltoni M, et al：Changing pattern of agitated impaired mental status in patients with advanced cancer；association with cognitive monitoring, hydration, and opioid rotation. *J Pain Symptom Manage* **10**（4）：287-291, 1995
5）Morita T, Tei Y, Inoue S：Agitated terminal delirium and association with partial opioid substitution and hydration. *J Palliat Med* **6**（4）：557-563, 2003
6）Bruera E, Sala R, Rico MA, et al：Effects of parenteral hydration in terminally ill cancer patients；a preliminary study. *J Clin Oncol* **23**（10）：2366-2371, 2005

1 終末期せん妄に 抗精神病薬は本当は効いていない？

✔ 終末期がん患者のせん妄に対する薬物療法については，これまで大きな比較試験がなかったのですが，初めて実施されたプラセボ比較試験をとりあげます。「効果がなかった」時の解釈に注意してください。

Key Article[1]

Agar MR, Lawlor PG, Quinn S, et al：Efficacy of Oral Risperidone, Haloperidol, or Placebo for Symptoms of Delirium Among Patients in Palliative Care：A Randomized Clinical Trial. *JAMA Intern Med* 177(1)：34-42, 2017. doi：10.1001/jamainternmed.2016.7491.

オーストラリアのCurrow率いる臨床試験グループで8年かけて実施された終末期せん妄の薬物療法に関するプラセボ比較試験を紹介します[1]。一読すると，「抗精神病薬はプラセボよりもせん妄症状を悪化させ，生命予後も悪くする傾向にあった」という結論ですが，内容を詳細に検討して理解を深めましょう。

▶ 対象と方法

オーストラリアの11の入院緩和ケア施設（日本でいうところの施設に近いものはinpatient hospice，急性期病院に付属している場合はpalliative care unitといわれます）で実施された二重盲検化ランダム比較試験です。

▶ 対象患者

専門緩和ケアサービスに入院中の抗がん治療が行われていないがん患者を中心とした終末期患者が対象になりました。「せん妄と診断された時」が介入開始時です。死亡直前期のせん妄を除外するために「7日以内の死亡が予測される患者」は除外されていますので，呼吸不全や重症な肝不全といった「本当の終末期せん妄」は除かれていると考えていいでしょう。内服薬での臨床試験のため「水分が経口摂取できない」患者も除外されているので，この意味でも，死亡が迫っている患者は除外されるデザインです。

せん妄の診断は，通常，DSM（diagnostic and statistical manual of mental disorders）で行われるので，本試験でもDSM-Ⅳが用いられていますが，さらに，MDAS（memorial delirium assessment scale）が7点以上であることで保険をかけています。終末期せん妄の診断はDSMだけだと医師の主観が入りやすく，「日内変動がある」など判断しにくい項目があります。そのため，より得点で示すことのできるMDASを用いています。患者の認知機能の評価としてMDASをルーチンに用いているところも多いので，臨床で使い慣れているという

精神

表1 本試験で用いられたせん妄の評価尺度

MDAS：各項目0〜3点，全10項目

意識障害	[0：なし] 〜 [3：周囲の状況がまったく分からない]
見当識障害	[0：なし] 〜 [3：年・月・日・曜日・季節・何階・施設名・地方・都道府県・市町村で正解が4項目以下]
短期記憶障害	[0：「りんご・テーブル・明日」の即時再生と5分後の再生ができる] 〜 [3：即時再生できない]
数字の復唱・逆唱	[0：5数字の順唱と4数字の逆唱ができる] 〜 [3：3数字の順唱しかできない]
注意障害	[0：なし] 〜 [3：注意を維持できないので面接が継続できない]
思考障害	[0：なし，理路整然としている] 〜 [3：思考がまったく整理できない]
知覚障害	[0：錯覚・幻覚はない] 〜 [3：激しい幻覚がある]
妄想	[0：妄想はない] 〜 [3：激しい妄想がある]
抑制・興奮	[0：正常] 〜 [3：反応のない抑制（低活動性せん妄）か絶えず動くような興奮（過活動型せん妄）]
睡眠障害	[0：なし] 〜 [3：夜は眠れず日中寝てしまう]
合計点	0〜30点（10項目）

NuDESCのうち緩和ケアでアウトカムとして適切とみなした3項目（各項目0〜2点）

不穏	[0：なし] 〜 [2：はっきりとある（点滴を引っ張る，ベッドから出てしまう）]
コミュニケーション	[0：正常] 〜 [2：つじつまが合わずコミュニケーションが成り立たない]
幻覚妄想	[0：なし] 〜 [2：はっきりした幻覚や妄想がある]
合計点	0〜6点（3項目）

こともあります。表1にMDAS日本語版の要点をまとめました。10点前後をせん妄のカットオフとするので，イメージとしては，10項目のすべてで1点以上あるか，数項目で2点以上あって5項目くらいで症状がある患者を拾うような基準となっています。

もう1つ，適格基準として，NuDESC（nursing delirium screening scale）の3項目のうち1つ以上が陽性，という基準を置きました。これは緩和ケアのせん妄研究として初めて試みられたことです。通常のせん妄の重症度評価尺度に入っているような，「計算ができる」とか「見当識が正常」を重症度の指標にすることは終末期では難しい場合が多くあります。むしろ，不穏にならない，睡眠できる，コミュニケーションできる，患者にとって不快な幻覚がない，といったあたりを臨床上の治療ゴールにすることが多いのは万国共通です。この研究では，専門家の合意として，NuDESCから不穏（inappropriate behavior），コミュニケーショ

ン，幻覚妄想の3つの項目だけ選択してエンドポイントに設定して，そのうち1つ以上があることを適格基準としました。不穏と幻覚妄想がなく，コミュニケーションできれば治療成功とみなすということで，臨床に即したエンドポイントとしてユニークです。

このほかの除外基準は必要最低限のものになっており，悪性症候群の既往，抗精神病薬をすでに定期的に内服していた患者，QT延長，痙攣などです。なるべく臨床で出会うせん妄患者を幅広く登録するという戦略がとられています（そのため対象患者がヘテロになりやすいのですが）。

せん妄の研究では同意をどうするのかという問題が生じますが，同意は法律上の代理決定者から得られており，せん妄から回復した場合には患者自身からさらに同意を得ることとしました。

▶介　入

患者はランダムにプラセボ，ハロペリドール，リス

精神

ペリドンに割り当てられました。すべて経口で投与されます。

投与量は比較的低用量に設定されており，初期に1回分をローディングしたあと，65歳以下で0.5mg×2回／日（1mg／日）で開始して，翌日のNuDESC得点が1以上であれば0.25〜0.5mgずつ増量して最大4mg／日までとする投与アルゴリズムが作成されました。患者の多くを占める65歳より高齢の患者では投与量を半分にしましたので，0.5mg／日からの開始としました。結果的には，試験終了時の投与量は，若年者で1.5mg／日，高齢者では1mg程度で結果的にも低用量になっています。投与量設定の詳細を知りたい読者は，元の論文のsupplementについているプロトコールに薬物量の設定アルゴリズムが載っているのでチラ見してください。

レスキュー薬としてはミダゾラムが使用され，ミダゾラム2.5mgを2時間間隔の投与が設定されました。

▶評価項目・統計解析

論文の著者も（一生懸命に）書いていますが，「終末期せん妄の臨床試験に最適のアウトカム尺度」というのは世界中にありませんし，ましてや，どれだけ変化したら有効とみなすか（minimal clinically important difference；MCID）も決まったものはありません。そこで，この研究では，不穏＋コミュニケーション＋幻覚妄想のNuDESCの3項目の合計点（0〜6）を主要評価項目として，「1点下がれば臨床上の意味はある（だろう）」としました。この辺，未知の領域ではこのようなエンドポイントの設定は筆者には受け入れやすいもので，現状のコンセンサスのまあまあ得られるところでエンドポイントを（仮に）設定して，どんどん研究を進めれば，進めていくうちにだんだんと真実に近くなると，個人的に考えています。しかし，人によってはエンドポイントも確立していないのに介入試験するべきではないという意見もあるので，なかなか難しいところだなぁと思います。

ともあれ，この試験では，NuDESCの3項目の

合計点を主要評価項目として，介入前2回の平均値と，介入72時間後の最後の2回の平均値の差をみることとしました。1点の差を意味があると考えて必要なサンプルサイズは各群80人，合計240人となりました。

終末期の研究だと欠損値が必ず生じますが，死亡や状態の悪化に伴う欠損値については，ランダムな欠損として処理するのではなく，他の取得できた変数から欠損になった変数を予測して置き換えるmultiple imputationが用いられています。欠損値の処理は生物統計家の腕の見せ所であり，今後，緩和ケア研究において欠損値をどう処理するかも大きなデザイン上のチャレンジになります。

副次評価項目としては，MDAS，NuDESC得点の最低の値（一番良くなった時の値という意図ですね），ミダゾラムの使用量，錐体外路症状，簡便な不穏鎮静スケール（Richmond agitation sedation scale），生命予後です。

▶結　果

2008〜14年の8年間をかけて（!!!），249例（各群約80人）が登録されました。母数は1,819例で，そのうち306例が適格基準の検討対象になったということですが，ちょっとこの辺，何人のせん妄の患者がいて何人が除外されたのかのところが分かりにくい表現となっています。

患者背景では，ハロペリドールの群でやや高齢者が多く，モルヒネの使用量が多い傾向があるようでした（ランダム化しても各群で完全に背景がそろうわけではないので，やや重症な患者がもともと多かったのかもしれません）。登録された時のNuDESC得点は2.5点なので，不穏，コミュニケーション，幻覚妄想のすべてが軽度ある（1+1+1点）か，どれか1つがはっきりある（2+1+0点）患者が多いようで，不穏がずっと継続しているような重症なせん妄の患者（2+1+1点）は対象にはあまり含まれていなさそうです。

さて，結果です。

論文に記載されている数値はオッズ比になっており，直感的に分かりにくい読者が多いと思うの

精神

図1 NuDESCの推移

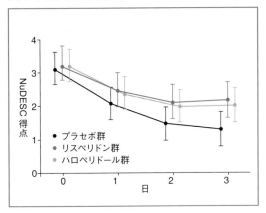

図2 MDASの推移

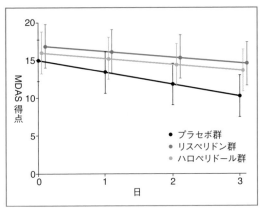

表2 アウトカムのまとめ

	プラセボ群	ハロペリドール群	リスペリドン群
72時間後のNuDESC得点（0〜6） 介入前：2.5	0.7	1.2	1.6
72時間後のMDAS得点（0〜30） 介入前：17	11	16	16
72時間後にRichmond agitation sedation scaleで0（鎮静・興奮なし）の%	63%	54%	54%
試験期間中の死亡% [95%信頼区間]	10% [4〜17]	11% [4〜18]	20% [11〜28]
フォローアップ後の生命予後	26日	16日	17日
ミダゾラムの使用%　1日目	17%	35%	
ミダゾラムの使用%　3日目	14%	30%	

で，尺度得点の推移をグラフで示してくれているものをみましょう。NuDESCの変化では，介入前で3点くらいだったものが，72時間後にはプラセボで1.5点程度に改善している一方，抗精神病薬を投与した2群ではいずれも改善が悪く2点程度で下げ止まっています（図1）。とはいっても，両群とも改善しているには違いがないので，この0.5点程度の差にどれくらいの意味があるかはなかなか微妙な気がします。同じように，MDASの推移がグラフになっているものをみてみると，介入前に16点くらいですが，プラセボでは10点前後に低下する一方，抗精神病薬を使用すると15点くらいで下げ止まっています（図2）。MDAS15点というのは，10項目のすべてで1〜2がつくくらいなので，もともとそれほど数値が大きいわけでもないといえます。

グラフではかえって分かりにくいというアナログ派の読者のために，他のアウトカムも含めて数値でもまとめましたので表2をご覧ください。

　生命予後ですが，3日間の試験期間中に死亡した患者では，プラセボ9名，ハロペリドール9名，リスペリドン16名と，リスペリドンに多い傾向のようですが，数が少ないので，もちろん有意差はつきません。表2に95%信頼区間を計算してつけました。一方，試験終了後，患者を6カ月間追った生命予後をみてみると，プラセボを使用した患者群では中央値26日でしたが，ハロペリドール，リスペリドンを使用した患者では，それぞれ，16日，17日と短くなる傾向でした（図3）。ハロペリドールとプラセボの間では（探索的ですが）有意差がついています。もっとも，これは投与期間中の死亡率を示している

精神

図3 試験期間終了後の生命予後

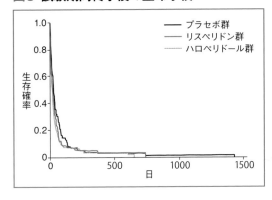

わけではありません。せん妄が長引いた患者群で生命予後が短めだったということを表現しているわけで, 解釈に注意が必要です。

このほかの副次評価項目としては, NuDESC得点の最低値と, Richmond agitation sedation scaleには差がなかった, 錐体外路症状は抗精神病薬使用患者で多かった, ミダゾラムの投与はプラセボで少なかった, という結果でした(**表2**)。

総合的にみてみれば, あまり重篤でなかったせん妄の集団に対して, プラセボを使用したほうが, 抗精神病薬を使用するよりも, せん妄からの悪化が少なく(改善が早く), 錐体外路症状が少なかった。生命予後については, 薬物のせいなのかせん妄が長引いたせいかの判断はできないが, 初期に抗精神病薬を併用したほうが悪い傾向にあったということになります。

▶ 背景までよく分かる解説

プラセボ試験を行わなければ薬効があるかは分からない

「教科書に載っていることがすべて正しいとは限らない」。昨今の緩和ケア研究でよく見かける結論を, この論文も示しています。せん妄には抗精神病薬を投与するというのが, 現在の精神医学のスタンダードではありますが, それは, 十分に実証されたものではありません。特に, プラセボ比較試験は数えるほどしかなく, 質も不十分であることをこの研究のイントロダクションや考察で繰り返し

て強調しています[1]。

昨今の疼痛, 呼吸困難といった自覚症状をアウトカムとした試験の傾向をみていると, プラセボを使用する患者での有効率がかなり高い(=実薬の効果がそれほどでもない)現象が多くみられるようになっています。緩和ケア業界では, ケタミン, ソマトスタチンなどが思い出されます[2,3]。抗うつ薬も鎮痛薬も, プラセボ比較試験を厳密に組めば組むほど効果の幅が小さくなることから, FDAでは主観症状を保険適応とした薬剤の承認を得るためには, プラセボとの比較試験を行うことを積極的に勧めていることも, このような背景と同じといえます。

緩和ケアの目的が患者の苦痛を減らすことであって, 主観的なアウトカムを評価するためには(それを行う価値があるかどうかの議論を別として), プラセボ比較試験が必要であるという認識がコンセンサスを得つつあるといえます。

「せん妄に抗精神病薬を投与すると生命予後が短くなる」といえるのか?

対象集団の定義も介入もエンドポイントの定義もまだ定まっていない緩和ケア領域の研究では, 研究の結果からイメージされることをきちんと解釈することがますます大事になってきました。この研究で, 抗精神病薬で治療した患者で(試験期間中の, ではなく, その後フォローした期間の)生命予後が短い傾向にあったことは臨床家の注意を引きやすい結果でしょう。これをもってして, 「終末期がん患者のせん妄に抗精神病薬を使うと, 予後が短くなるから使用は控える」は, 正しい解釈なのでしょうか。

まず, そもそもこの試験の対象となった患者のせん妄の重症度がそれほど高くないことに注目することが重要です。せん妄や抑うつの重症度尺度は, 実際に取り寄せて点数をつけてみると分かります。著者らが論文中に何度も表現しているように, 今回のせん妄の程度はmild to moderateであって, 「さあ, 興奮をしずめなきゃ」と思うような重度なせん妄の患者はあまり含まれていません。

精
神

なので，著者も「限界」に，「ほとんどの患者はせん妄の重症度は低かったので，重度なせん妄の患者に当てはめられない」(most participants had mild to moderate delirium severity, limiting the generalizability of our findings to people with severe delirium)と記載しています。

もう1つ，ここでいう生命予後というのは，治療期間中の生命予後ではありません。平均の余命が3〜4週間程度の集団ですが，その「最初の」3日間，せん妄に対してプラセボが使用されたか抗精神病薬が使用されたかで群分けされているので，3日間の試験期間が終了後，どういう治療を受けたかはこの論文の発表時点では解析されていません。せん妄が長引くことが生命予後が悪いことに関連することはいろいろなセッティングでよく知られているところです。薬剤の使用で生命予後が短くなったのか，何の理由かは分からないけれどもせん妄が長引いたために生命予後が悪くなった（せん妄を長引かせる要因があったから生命予後が悪くなった）のかは分かりません。

このことを著者は，生命予後の差があったと考えられる機序として，せん妄自体が長引いたためか，試験が終わったあとも（せん妄が続いたから）抗精神病薬を長期にわたって投与したためか，の両方の可能性がありうると記載しています。試験期間中に他の要因を制御して異なる2つの介入を受けていたなら，介入のために生命予後に差があったと解釈することが可能ですが，今回の場合は，生存期間の取得期間と，介入期間とが一致していないことに注意してください。

せん妄に対して抗精神病薬を投与すると生命予後が悪化するかどうかは，さらに研究しないと分からないというところが妥当な結論でしょう。

どうして抗精神病薬の効果がなかったのだろう？

どうしてこの研究では，抗精神病薬の効果を示せなかったのでしょうか。いくつかの理由が考えられます。

1つは，そもそもの対象集団でせん妄の程度が軽く，臨床的な感覚でいえば，「せん妄っぽいなぁ（という表現自体が本当は正しくないですが）。でも今日は，薬は使わないで経過をみるか（＝カレンダーを置くとか，他の症状緩和をするとか，家族に付き添いをお願いするとか，非薬物療法で対応してみよう）」というくらいのせん妄の患者が多そうだということです。

最近，鎮痛薬で用いられる研究方法で，臨床試験に入る前に，プラセボを数日投与して効果がなかった患者だけを実際の比較試験にもっていくという方法がしばしばとられます。これは「非薬物療法，時間経過の影響を除きたい（自然経過でよくなりそうな集団を除きたい）！」という意図から行われます。もしこの研究でも，もちろんそんなことをすると8年かかった研究がさらに10年やっても終わらなかったでしょうが，2日間の観察期間をおいて「なかなか回復しないせん妄」だけを対象とするとか，重症度の高いせん妄だけを対象とすれば，より実臨床で抗精神病薬の使用を考える集団に近く，効果も検出しやすかったと考えられます。

もう1つは，薬物の投与量が少量であったことを著者らは述べており，薬剤投与量が少なかったこともあるかもしれません。実際，重症度の高いせん妄を対象とした抗精神病薬の効果を評価する比較試験がMD Anderson Cancer Centerで行われているので，そちらの結果も待たれます。

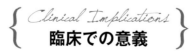

臨床での意義

この研究の臨床の意義を考えてみましょう。

この研究を拡大解釈して，「終末期せん妄に抗精神病薬を使用すると効果がないばかりか寿命も縮まるからやめたほうがいい」が明らかなミスリードであることは，ここまで読んで考えた読者には分かると思います。本研究は，軽度～中程度の初期のせん妄に対して，抗精神病薬を併用しても，薬剤を使用しないで環境調整を行うこととあまり変わりなさそうだ（かえって悪化させる）ということです。なので，中程度までのせん妄の初期にルーチンで「さあ，せん妄だ。薬を出そう」は間違いだといえるでしょう。

　一方，重症のせん妄の場合，あるいは，非薬物療法で回復傾向のない中程度までのせん妄が続いている場合は，今回の研究の結果が抗精神病薬の投与を勧めないとまでの根拠となるとはいえません。これまでの臨床経験から抗精神病薬を使用する実践は行われてよいでしょう。本研究のサブ解析（重症患者だけの）や，新たな重症患者だけの比較試験の結果が出れば，再び考える根拠となります。

　ところで，本当の終末期せん妄，つまり臓器障害を伴うような死亡前数日のせん妄については，そもそも研究対象から除外されています。本当の終末期せん妄については，どの薬剤にどのような利益があるのかのはっきりした根拠は皆無ですので，臨床家の経験に基づいて，抗精神病薬の使用も1つの選択肢として"あり"でしょう。

✔ 非薬物療法で回復傾向のない中程度までのせん妄に投与する。
✔ 重度なせん妄に投与する。
✔ 死亡直前期のせん妄の治療の一環として考慮する。

- -

✔ 中程度までのせん妄の初期にルーチンで投与する。

精神

文献
1) Agar MR, Lawlor PG, Quinn S, et al：Efficacy of Oral Risperidone, Haloperidol, or Placebo for Symptoms of Delirium Among Patients in Palliative Care：A Randomized Clinical Trial. *JAMA Intern Med* **177**（1）：34-42, 2017. doi：10.1001/jamainternmed.2016.7491.
2) 森田達也：ケタミンに関する最大規模の比較試験. 緩和ケア　**25**（1）：54-57, 2015
3) 森田達也, 前田一石：消化管閉塞に対するオクトレオチドの検証試験—有効性を示せず. 緩和ケア　**25**（2）：152-158, 2015

※文献2）は本書第Ⅰ部第1章に「5. 難治性疼痛にケタミンは本当に効いているのか？」として，文献3）は第Ⅰ部第3章に「2. 消化管閉塞にオクトレオチドは効いているのか？」として収載。

2 「スピリチュアルペイン」に標準化した精神療法は有効か？

✓ 研究方法を学ぶうえでも文化差を学ぶうえでも示唆に富む，「スピリチュアルペイン」に対する
ランダム化比較試験をみてみます。

Key Article[1]

Chochinov HM, Kristjanson LJ, Breitbart W, et al：Effect of dignity therapy on distress and end-of-life experience in terminally ill patients：a randomised controlled trial. *Lancet Oncol* 12（8）：753-762, 2011. doi：10.1016/S1470-2045（11）70153-X.［Epub 2011 Jul 6］

「スピリチュアルケア」のランダム化比較試験を取り上げます。研究しにくい領域についてもエビデンスを積み重ねていく努力というか，悩みを共有しましょう。2011年に*Lancet Oncol*に掲載されたカナダのChochinovの論文です[1]。

▶対象・方法

英語圏3カ国で行われた多施設のランダム化比較試験です。2002年にdignityの概念を整理する論文を*JAMA*に発表してから，10年越しの成果といえます[2]。ちょうど同じ頃，国内でもスピリチュアリティの概念についての議論があり，今も議論が続いているわけですが，この間，確実に患者を対象とした臨床試験までもっていったところにすごさを感じます。

▶対象患者

カナダ，米国，オーストラリアで入院・入所・在宅で緩和ケアを受けているがん患者で，医師により余命が6カ月以下とされた患者が対象になりました。薬物療法の臨床試験では安全のため「余命が〇カ月以上とみなされる」といった基準がつくことが多いですが，この研究は逆に終末期患者を想定して介入を開発しましたので，「6カ月以下」という基準を設けているところが目を引きます。

実際に参加した施設は，カナダ・マニトバのがんセンターの緩和ケアの研究を行う病棟（palliative care research unit），オーストラリア・パースのCurtin大学，米国のSloan Ketteringがんセンターです。Curtin大学はFAMCARE尺度で有名なKristjanson（看護師です）が責任者で，Sloan Ketteringは似た介入である意味志向性精神療法を行っているBreitbartが協力しました。

▶介　入

3群が準備されました。

介入群，dignity therapy群では，30分ほどのイントロダクションのセッションのあと，数日後に60分のセッションが行われます。そこでは，患者が（自分が死んだとしても）みんなに覚えておいてほしい

表1 dignity psychotherapyの構造化質問

1. あなたの人生について少し話してもらいたいのですが，特に，あなたが一番憶えていることとか，最も大切だと考えていることは，どんなことでしょう？　あなたが一番生き生きしていたと思うのは，いつ頃ですか？
2. あなた自身について家族に知っておいてほしいこととか，家族に憶えておいてほしいことが，何か特別にありますか？
3. （家族としての役割，職業上の役割，そして地域での役割などで）あなたが人生において果たした役割のうち最も大切なものは，何でしょう？　なぜそれはあなたにとって重要なのでしょう？　その役割において，あなたは何を成し遂げたのだと思いますか？
4. あなたにとって最も重要な達成は，何でしょう？　何に一番誇りを感じていますか？
5. あなたが愛する人たちに言っておかなければならないと未だに感じていることとか，もう一度言っておきたいことが，ありますか？
6. 愛する人たちに対するあなたの希望や夢は，どんなことでしょう？
7. あなたが人生から学んだことで，ほかの人たちに伝えておきたいことは，どんなことですか？
8. （息子，娘，夫／妻，両親などに）残しておきたいアドバイスないし導きの言葉は，どんなものでしょう？
9. 将来，家族の役に立つように，残しておきたい言葉ないし指示などはありますか？
10. この永久記録を作るにあたって，含めておきたいものがほかにありますか？

小森康永（愛知県がんセンター中央病院 精神腫瘍科）訳

こと，人生で価値があると感じたこと，人生で学んで伝えておきたいこと，などをセラピストの質問をもとに振り返ります。質問はある程度構造化され，状況に即して臨機応変に使用されます（**表1**）。

そして，ここが「目に見える」ところですが，会話を録音したあと4日以内に「generativity document」（日本語は難しいですね，直訳すると世代継承性文書，ということですが，知っておいてほしいことや自分が大事だと思っていることが，その後も残っていくと信じられるように作成された文書のことです）を作成します。患者にもみてもらって，修正を加えたり削除したりして，患者自身と家族に渡します。

患者自身から見ると，「振り返ればこんなことをいろいろしてきたな」と思えたり，「自分が大事にしてきたことが形になって，ちゃんと残って家族に伝わる」という気持ちになることを目的としています。家族からすれば，「こんなことを体験して，考えてきてくれたんだ」と，（今の病気の父，病気の母ではなく）これまでの価値や役割を改めて見直す機会と捉えられます。介入方法について詳しく知りたい方は，（少し違うかもしれませんが）『人生のリ・

メンバリング』[3]という書籍や小森康永先生の著作をご覧ください[4]。

介入は心理士・精神科医・訓練を受けた看護師が実施しました。この手の介入の難しいところで，「本当にちゃんと介入できているか」を担保する工夫がされています。すべての介入者は3日間の（！）ワークショップを受けますが，それだけではなく，カナダはChochinov，オーストラリアはKristjanson，米国はBreitbartが実際の介入者に対するスーパービジョンを研究期間を通して行いました。加えて，Chochinovが6人のうち1人の記録をランダムに取り出して読んで，個別にフィードバックを行うことで，介入が行われている担保としました（書くと数行ですが，実際は大変です…）。

対照群は2つ用意されました。1つは通常の精神療法群（client-centered careと記載しています）で，（日本でいうところのリエゾン看護師のような）心理療法の訓練を受けた看護師が個別精神療法を行いました。Dignity therapyとの区別をつけるため，心理的ケアの焦点は，「その日，そこで」患者が心配していることに絞られて，特に，レガシーに関する話題（覚えておいてほしいこと，自

精神

分が価値を感じること）は治療者からは意図して話題にしませんでした。もし患者からレガシーに対する話題が出されても，通常の疾患や病状に関する心配の対応に戻すように対応がとられました。

もう1群は，通常の緩和ケアで，すべての患者は専門緩和ケアを受けているので，これは+αのない群ということになります。専門緩和ケアサービスの構成メンバーとして，心理士，精神科医，宗教家，ソーシャルワーカーが含まれますから，「必要があれば」専門家が参加するというスタイルでの診療が行われたと解釈するのが妥当でしょう。

なぜ3群を設定したか——通常の緩和ケアだけを対照群とすると，「誰か心理専門家が話を聞いてくれる」だけで+αの効果があるのではないかという点から，dignity therapy の効果なのか，非特異的な精神的ケアの効果かが分からなくなるためだと考えられます（理論上，対照群を増やすのは合理的ですが，症例数が単純にその分増えますので，研究の遂行上とても大変です）。

▶評価項目

スピリチュアルケアの効果の指標としては，FACIT-Sp（Fanctional Assessment of Chronic Illness Therapy-Special）と呼ばれる尺度が用いられることが通例になってきました。この尺度は，気持ちが穏やかだ，生きていることに意味がある，などの質問から成っていて，不安とか抑うつとは異なって，spiritual well-being（意味がある，価値がある，穏やかだ）を定量できます。各項目1～4点の12項目（12～48点）で計算します。日本人でも使用可能なように信頼性，妥当性の確認はすんでいます[5]。国内では，短期回想法のランダム化試験で使用され，介入の違いを評価する感度があることが確かめられています[6]。ちょっとびっくりしたのは，Zimmermann の早期緩和ケアの主要評価項目になっていました（診断時から緩和ケアチームが入ると spiritual well-being が改善する?!）[7]。国内でこの評価項目をエンドポイントにといってプロトコール審査を依頼すると，「介入と結

果の因果関係が分からない（ので妥当ではない）」とかいわれそうです。

このほか，不安・抑うつ，希望のなさ，負担感，希死念慮，身体症状（Edmonton Symptom Assessment System）などなど多くの指標をとっています。この辺は抗がん剤や鎮痛薬の効果と違って，アウトカムがこれ1つ！　というよりは，複数のアウトカムを同時に測定してもよいというこの領域の研究の特徴といえます。不安・抑うつは HADS（Hospital Anxiety and Depression Scale）で測定されており，各項目0～3点の14項目（0～42点）で計算します。おおむね14点までは正常，20点までがボーダーラインとされます。これ以外の変数は0（ない）～10（とてもある）の11段階評価です。

このほか，この研究でちょっと特徴的なのですが，3群の患者に，「受けた治療によって○○に役立った」という質問を付加的にしています。これはアウトカムというよりは，dignity therapy がどのような効果をもたらすのかのメカニズムを知ろうとするための質問です。

Minimal clinically important difference（MCID：どれくらい変化すれば患者に意味があったかの幅）が分かっているといいのですが，spiritual well-being を定量する FACIT-Sp に MCID は決まったものがありません。で，古典的ですが，効果量（effect size）が0.15を検出できるように症例数が計算されて，1群120人＝合計360人の研究ということになりました。Effect size を小さくすればするほど必要症例数が大きくなる（言い方が逆かもしれません。小さい差を検出するための症例数は多く必要である）ので，臨床研究のリクルートメントに自信のない研究チームだと effect size を0.4くらいに設定して症例数を減らすことを考えるかもしれません。かなり小さい差でも拾おうとした研究デザインといえます。

▶結　果

2005～2008年の3年間で1,513名の患者が母集団となり，437名は状態が悪すぎる，442名は研究に参加したいとの意思がないことから，結局，

図1 dignity therapyの効果── 主要評価項目

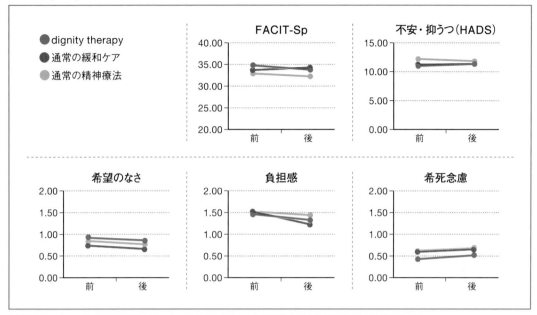

FACIT-Sp：12～48点（高いほどspiritual well-beingがよい＝心が穏やかで人生に意味があると感じている）
不安・抑うつ：0～42点（高いほど不安・抑うつがひどい）
その他：0（ない）～10（とてもある）

441名（165/140/136名）が研究の対象とされました。介入期間中に辞退や死亡があったため，最終的に解析対象となったのは326名（108/111/107名）です。国をまたいで3施設でやると登録にも差があったのかなとか思いますが，なんと，カナダ119名，オーストラリア99名，米国108名でだいたい同じくらいのリクルート状態でした。

対象患者の背景は，年齢が65歳前後で日本の患者よりは少し若い患者です。在宅から60%，緩和ケア病棟（日本でいうと急性期緩和ケア病棟のイメージに近い）が20%，ホスピス（日本でいうと施設のイメージに近い）が10%程度でした。患者の全身状態はPalliative Performance Scaleが44ですから，終日寝ている少し手前くらいの患者ということになります。生存期間の中央値が110日でした。

さて，介入効果ですが，残念ながら，ほとんどすべての評価尺度で介入群に有意な効果を認めませんでした（図1）。これはなかなか難しいところなのですが，患者の適格基準に「精神的に苦しい人」を入れなかったので，結果的に研究対象と

なったのは精神的に落ち着いている人だったということがあり，「それ以上点数が良くなりようがなかった」と考察されています。もう少し学術的に書くと，「floor効果のため」となります。たとえば，HADSでみてみると，ベースラインの合計得点が11～12点で正常範囲なので，「もうこれ以上良くならない」集団であるともいえます。疼痛の研究でも，最初の症状の強い人が多くなるほど治療効果が大きくなることは分かっているので，最初から，精神的につらい人を多くリクルートする方法もあったと思いますが，そうすると当然ながら集積期間がさらに長く難しくなります（難しいところですね）。

一方，受けた治療をどう思うか？の事後アンケートでは，対照群よりも「効果があった」とする指標が複数ありました（表2）。たとえば，「家族が私を見る目が変わった」，「自分にはまだするべきことがあると気がついた」と回答した患者が介入群では多い結果でした。これはdignity therapyの目的，つまり，患者の価値を再認識して家族にも共有するという，想定していたメカニズムに一致するものでした。

表2 dignity therapyの効果 —— 副次的評価項目

	dignity therapy (*n*=108)	通常の緩和ケア (*n*=111)	精神療法 (*n*=107)	*P* value
自分にはまだするべきことがあると気がついた	3.35 (1.01)	2.86 (1.60)	2.93 (1.16)	0.032
自分は「自分である」と気がついた	3.81 (0.85)	3.59 (0.92)	3.40 (0.98)	0.052
自分には大切なことをする力があると思い直した	3.62 (0.97)	3.48 (1.00)	3.02 (1.05)	0.011
人生に価値があったと思えた	3.55 (1.05)	3.19 (1.70)	3.31 (1.02)	0.035
家族にとってもよかったと思う	3.93 (0.80)	3.20 (1.00)	3.29 (0.99)	<0.001
家族が私を見る目が変わった	3.58 (1.01)	2.85 (1.00)	2.85 (1.04)	<0.001
自分の受けた精神的なケアに満足している	4.25 (0.77)	4.14 (0.65)	3.99 (0.89)	0.051

▶ 背景までよく分かる解説

dignity therapyはスピリチュアルケアそのものではなくて，レガシーを想定

　Dignity therapyはイコールスピリチュアルケアではありません。Chochinovはまず終末期の人がもつ精神的苦痛を系統的に概念化する作業を1990年代後半に行いました。その結果は*Social Science and Medicine*という社会医学系の雑誌と*JAMA*に掲載されていますので，スピリチュアルペインの概念に関心のある方は，ぜひ原著を読んでください[2]。

　終末期患者のもつ精神的苦悩のうちの1つとして，レガシー（世代継承性，generativityという場合もあります）に注目しました。レガシーとは，人が死を迎えても，そのあとそれで忘れ去られるのではなく，しっかりと自分の大切にしてきたこと，守ってきたこと，生み出したことがあとに残っていくと信じられることを指します。Dignity therapyはレガシーに働きかけて，患者の意味を向上させようというはっきりとした（比較的狭い，といってもいい）概念的枠組みをもっています。

世界に広がるが，日本では？

　Dignity therapyが発表された頃，日本を含めた世界で追試が行われました[8]。これまでにdignity therapyに関する系統的レビューがすでに出ており，英語圏のみならず，北欧，ポルトガルなど異なる文化圏でも効果を示す臨床試験が出されています。対象も終末期のがん患者のみならず，比較的早期のがん患者，神経疾患や認知症患者，高齢者，重症患者を介護する家族に拡大しています。

　しかし，日本での受け入れは，どうでしょうか。筆者は明智龍男先生（名古屋市立大学）とともにdignity therapyの実施可能性をみるために国内3施設の緩和ケア病棟で，実施可能性試験を行いました[9]。この研究では，当時，この治療方法は多くの患者が「進んで受ける」とされていたので，患者に「連続的に」声をかけて，この治療を受けるかを尋ねました。しかし，結果は「さんざん」でした。もちろん，一部の患者は歓迎してくれて，アウトカムも改善したのですが，多くの患者の反応は「そんな遺書みたいなものはいらない」「文章にしなくても，なんとなく伝わるからいいんだ」といったものでした。

この結果で私たちは, dignity therapyは（一部の患者ではいいかもしれないが）, 少なくとも大多数の日本の終末期がん患者に実施できるものではないという結論を下しました。ひょっとすると,「声のかけ方」に問題があったのかもしれません。一見同じようなライフレビュー介入では患者の拒否もなく実施できたことから[6], この治療に対する患者のイメージが影響したのかもしれません。

この時ちょっと思いついたのは, お墓です。英語圏のお墓では, お墓に「だれだれ, 何を成し遂げた人物, ここに眠る」とか書きますが, 日本人のお墓はただ「○○家の墓」と書いてあるだけです。少し時代が変わると違うのかもしれませんが, レガシーに対する考えや希望に文化差があることや, 大事なことは言葉で伝えないほうがいいという考えもあるかもしれないと思っています。

Dignity therapyは, その後, 国内で大きく研究されていないようですが, 今後, さらに検討される必要があります。

{ *Clinical Implications* }
臨床での意義

この研究の臨床的意義です。

まずは, 何かの研究の紹介で,「dignity therapy, 終末期の精神的な苦しみに効果」, という見出しをみつけても, イコール誰にでも効果のある（適応になる）ものではないことを, きちんと理解することが大事です。Dignity therapyの基本原則はレガシー（世代継承性）です。「自分が死んだら, 自分がしてきたことは無になってしまうのか, 誰かに自分の気持ちは引き渡せるのか」といった悩みや希望をもっている人を対象と考えるべきでしょう。実施する場合でも, 心理士や精神科医など, いわゆるメンタルヘルスの専門家のバックアップがほしいところです。

日本人の場合, ライフレビューのほうが無理なく対応できそうなことが示されているので, 多くの臨床環境ではライフレビューのほうが「無難」な場合が多いように思われます。

✔ レガシーが主題である患者に慎重に提案してみる。
✔ ライフレビューのほうが一般的には実施可能性が高い。

✔「スピリチュアルペインがある」からといってすべての患者に提案する。

文献

1) Chochinov HM, Kristjanson LJ, Breitbart W, et al：Effect of dignity therapy on distress and end-of-life experience in terminally ill patients：a randomised controlled trial. *Lancet Oncol* **12**(8)：753-762, 2011. doi：10.1016/S1470-2045(11)70153-X.［Epub 2011 Jul 6］

2) Chochinov HM：Dignity-conserving care：a new model for palliative care：helping the patient feel valued. *JAMA* **287**(17)：2253-2260, 2002

3) ロレイン・ヘツキ, ジョン・ウィンスレイド 著, 小森康永, 他 訳：人生のリ・メンバリング—死にゆく人と遺される人との会話. 金剛出版, 2005

4) 小森康永：余命半年, あなたは何をしますか?—ディグニティ・セラピーの実践. 腫瘍内科 **1**(4)：372-377, 2007

5) 野口　海, 大野達也, 森田智視, 他：がん患者に対するFunctional Assessment of Chronic Illness Therapy-Spiritual(FACIT-Sp)日本語版の信頼性・妥当性の検討(予備的調査). 癌と化学療法 **31**(3)：387-391, 2004

6) Ando M, Morita T, Akechi T, et al：Efficacy of short-term life-review interviews on the spiritual well-being of terminally ill cancer patients. *J Pain Symptom Manage* **39**(6)：993-1002, 2010. doi：10.1016/j.jpainsymman.2009.11.320.

7) Zimmermann C, Swami N, Krzyzanowska M, et al：Early palliative care for patients with advanced cancer：a cluster-randomised controlled trial. *Lancet* **383**(9930)：1721-1730, 2014. doi：10.1016/S0140-6736(13)62416-2.［Epub 2014 Feb 19］

8) Fitchett G, Emanuel L, Handzo G, et al：Care of the human spirit and the role of dignity therapy：a systematic review of dignity therapy research. *BMC Palliat Care* **14**：8, 2015. doi：10.1186/s12904-015-0007-1. eCollection 2015.

9) Akechi T, Akazawa T, Komori Y, et al：Dignity therapy：Preliminary cross-cultural findings regarding implementation among Japanese advanced cancer patients. *Palliat Med* **26**(5)：768-769, 2012 doi：10.1177/0269216312437214.

精神

3 | 激しい過活動型せん妄に ベンゾジアゼピンは有効か？

✔ 緩和ケア領域の最期の課題（last frontier）といわれる終末期せん妄の比較試験（の予備研究）を扱います。抗精神病薬を使え（ベンゾを使うな）vs. 使わないと眠れないかな——の背景に思いを馳せながらみてください。

Key Article[1]

Hui D, Frisbee-Hume S, Wilson A, et al: Effect of lorazepam with haloperidol vs haloperidol alone on agitated delirium in patients with advanced cancer receiving palliative care：a randomized clinical trial. *JAMA* 318(11)：1047-1056, 2017. doi: 10.1001/jama.2017.11468.

せん妄にはベンゾジアゼピンは使わないほうがいい、といわれつつも、そうはいっても患者が眠れないので併用はしてるよなあ…というところの悩みに手をつけた比較試験（の予備試験）をみてみます。

▶対象と方法

この研究は、MD Anderson Cancer Centerの急性期緩和ケア病棟で行われました。二重盲検プラセボ比較試験で、ハロペリドールでコントロールできないせん妄の患者に対して、ロラゼパムとプラセボの追加を比較しました。予備的な比較試験と位置づけられています。

対象患者

対象は、DSM-Ⅳでせん妄と診断された進行がん患者で、ハロペリドールを定期的に投与してもRichmond agitation-sedation scale（RASS）で2以上の患者です。治療介入が始まる前には2日間以上不穏が継続していることを条件としました。

RASS 2以上はagitated（興奮している、頻繁に動く）に該当し、その1つ手前の「+1」は「落ち着きがない（restless、攻撃的ではない）、2つ上の「+3」はvery agitated（とても興奮している、点滴やカテーテルを抜去する）になります（**表1**）。この基準はあまり該当患者がいなかったため、「+1」に下げられました。

RASSが2以上のせん妄が出現した場合には、ハロペリドールを定期投与（scheduled administration）する治療が開始されます。4時間ごとにハロペリドール2mgを定期的に投与して、症状が強い時にはさらに2時間あけて2mgの追加投与を開始します。それでもRASSが2以上（プロトコール改訂をしたあとは1以上）の患者をロラゼパムvs.プラセボの試験対象としています。

せん妄の原因に対する治療（オピオイドの変更、感染、高カルシウム血症の治療など）や、非薬物

精神

表1 Richmond agitation-sedation scale 日本語版

スコア	用語	記述
＋4	闘争的 （combative）	明らかに闘争的であるか,暴力的である。スタッフへの危険が差し迫っている。
＋3	強い不穏 （very agitation）	チューブまたはカテーテルを引っ張ったり抜いたりする。または,スタッフに対して攻撃的な行動がみられる。
＋2	不穏 （agitated）	頻繁に目的のない動きがみられる。または,人工呼吸器との同調が困難である。
＋1	落ち着きがない （restless）	不安,あるいは心配そうであるが,動きは攻撃的であったり,激しく動くわけではない。
0	意識が清明で穏やか （alert and calm）	
−1	傾眠 （drowsy）	完全に清明ではないが,声に対し持続的に開眼し,アイコンタクトがある（10秒を超える）。
−2	浅い鎮静 （light sedation）	声に対し短時間開眼し,アイコンタクトがある（10秒未満）。
−3	中程度鎮静 （moderate sedation）	声に対してなんらかの動きがある（しかし,アイコンタクトがない）。
−4	深い鎮静 （deep sedation）	声に対し動きはみられないが,身体刺激で動きがみられる。
−5	覚醒せず （unarousable）	声でも身体刺激でも反応はみられない。

（卯野木健,桜本秀明,沖村愛子,他：Richmond Agitation-Sedation Scale 日本語版の作成.日集中医誌 17：73-74, 2010 より）

精神

▶介　入

　患者は,ランダムにロラゼパム3mgを静脈投与するか,生理食塩水を静脈投与するかに割り当てられました。1.5分かけてゆっくり静注されました。ロラゼパムは国際的にベンゾジアゼピン系薬の標準薬として使用されているものです（ちなみに,国内でこの状況で使用されるフルニトラゼパムは,犯罪に用いられた経緯などから,ほとんどの国で使用が禁止されています。この点,せん妄に対するベンゾジアゼピン系薬の治療という点では日本はガラパゴス化してしまっています）。

　ロラゼパムを選んだ理由としては,速効性があ

ること,数時間の持続時間があること,半減期が12時間と短いこと,代謝が単純で蓄積の可能性が少ないことが挙げられています。

　単回投与でよしとした点については,生命予後が時間の単位から日の単位と短いこと（外国の急性期緩和ケア病棟の入院期間は数日のことが多いので,日本の感覚とはかなり違います）,単回投与以上の投与を行った場合の安全性が未知であることを根拠としています。

　投与量を3mgとした点については,8時間程度効果が持続することを挙げていますが,このもとになっている試験は終末期の患者を対象としたものではないので,厳密に考える場合には用量設定試験（本当に3mgでいいのか）を行わないといけないんじゃないの？　という意見をもつ人はいるかもしれません（で,その場合は,研究期間が長くなり研究費が確保できず,結局,研究自体が実施で

きなくなるリスクがあります）。

▶評価項目・統計解析

　8時間後のRASSを主要評価項目としました（すっきりしています）。RASSは投与後30分，1時間，1.5時間，2時間，3時間…と8時間まで1時間ごとに測定されました。評定者間信頼度を確認するために，研究者と病棟看護師の2人が独立に評価をしています。

　評価項目が決まっていない研究領域では，副次評価項目を多めにとって評価の妥当性を担保するという作戦を立てることが多いですが，この研究でも多くの副次評価項目をとっています。副次評価項目として，①せん妄の代表的な評価尺度であるmemorial delirium assessment scale（MDAS），②抗精神病薬のレスキュー回数やレスキュー量，③Edmonton Symptom Assessment System（ESAS）を家族が記入，④「穏やかにみえるか（comfort）」を5段階で家族と看護師が評価したもの，⑤せん妄症状（見当識，幻覚，妄想，興奮）の頻度を5段階で家族と看護師が評価したもの，⑥コミュニケーションのとれる程度を家族と看護師が評価したものです。このほかに，入院期間，生命予後，副作用などをとっています。

　必要症例数の計算は，当初effect size1.0（かなり大きめです）で計算して，各群16名，合計32名で研究を計画して，そのあとに研究費が取得できたのでeffect size0.8まで下げて各群26名，合計52名を目標としたとのことです。この辺の臨機応変な感じも萌芽期の研究という感じがします。

　終末期の臨床試験では患者の死亡による欠損が生じて扱いが難しいのですが，この研究では，欠損値の予測による置き換え（他のデータからデータを予測して置き換えます）と，worst-case分析（欠損になった症例は改善しなかったとして数値を置き換える）の両方をやって，結果が変わらないことを確認しました。このように解析の段階でカットオフ値や欠損値によって結果が変わらないかを確認することを感度分析（sensitivity analysis）と呼び，複数の感度分析の結果を提示して結果の確

からしさを担保することがよくあります。

▶結果

　144名の適格基準を満たす患者が研究期間中に同定され，ランダム化されたのは90例でした。除外された理由は，「研究に関心がない」「研究に参加したために副作用が生じるのが心配」「気持ちがつらい」などでした。ランダム化された患者90名のうち58名（各群29名）が試験治療を受けました。試験治療を受ける前に90名中16名が亡くなり，11名が退院になっています。

　平均年齢は65歳でやや若い患者が多く，Karnofsky performance status 30以下が90%以上です。MDASが28～30点とかなりの高得点で，重症のせん妄であることが分かります。ハロペリドールは5～7mg/日が投与されていました。RASSは1.6点で，+1～+2のあたりの患者が多いようです。

　治療効果をみてみます。探索的な研究なので，「ああ，そうなんだ」ということが分かるように，平均点の推移だけではなくて，症状の強さの分布の変化も描いてあるのが上手だ（分かっている，かゆいところに手が届く）なあと思います。**図1**は両群でのRASS得点の平均値の推移ですが，ロラゼパムでは使用後すぐにRASSが−2に低下して8時間持続しています。プラセボでは，0から−1のあたりにあります。ロラゼパムを使用すると不穏症状がすぐにおさまって就眠できることが分かります。

　平均点だと「どれくらいの人がどうなったのか」がいまひとつ分かりませんので，実数のグラフがついています。**図2**をみると8時間後で，ロラゼパム群vs.プラセボ群で，不穏がある患者（RASS 1以上）が1名vs.8名，不穏がまあまあおさまって意識もそこそこ維持されている患者（RASS 0～−2）が12名vs.16名，意識が低下している患者（RASS−3以下）が13名vs.2名と分かります。ロラゼパムを使うとRASS 1以上の患者数は減っていますが，RASS 0～−2の患者数は実はあまり違わず，RASS−3以下になった患者が多いということですね。

精神

図1 両群でのRASS得点の平均値の推移

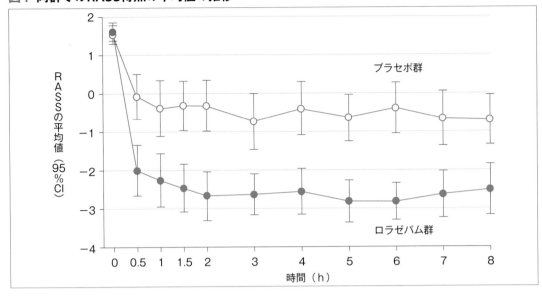

図2 投与後30分と8時間のRASS得点の実数

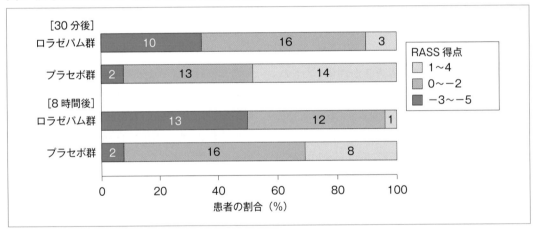

　副次評価項目でも前記の内容は裏づけられていて，ロラゼパム群ではESASで家族がつけた「眠気」が強くなっています。「穏やかにみえるか（comfort）」は80%vs.30%くらいで，ロラゼパムを使用したほうが穏やかそうにみえると評価した家族や看護師が多かったようです。コミュニケーションのとれた程度にも差がなかったとのことです。生存期間は68時間vs.73時間で差がありませんでした（いつまでフォローアップしたのかが明記されていませんが）。

▶ 背景までよく分かる解説

せん妄にベンゾジアゼピン系薬は使ってはいけないのか？

　せん妄の薬物療法は，臨床試験がとても少ない領域です。ICUでのせん妄はそこそこあるのですが，緩和ケア領域のせん妄，特に終末期のせん妄となると，研究そのものがほとんどありません。2017年より前の時点で最もよく参照されていた比較試験は，Breitbartの古典的な研究です[2]

（Breitbartはサイコオンコロジー領域の先駆者ですが，この研究でも共著者になっています）。その研究では，HIV脳症によるせん妄の患者を対象として，ハロペリドール，クロルプロマジン，ロラゼパムの3群を比較しました。ロラゼパムはせん妄症状が悪化したことから，ロラゼパム（ベンゾジアゼピン系薬）は治療では避けるようにといわれてきました。その後，オーストラリアの研究チームが中程度までのせん妄を対象とした試験で，ハロペリドール，リスペリドン，プラセボの比較試験を行いましたが，抗精神病薬の効果を示せませんでした[3]。

　一方，特に終末期のせん妄では，抗精神病薬（major tranquilizer, ハロペリドール）ではせん妄症状も改善しないし，患者も就眠できないということがしばしばあります。そこでもベンゾジアゼピン系薬は使わないほうがいいという人と，ハロペリドールに併用して用いるならベンゾジアゼピン系薬を併用するのはいいのではないか（併用したほうがいいのではないか）と考える人たちがいます。このような実証研究がまったくないところに，この研究が行われました。

抗精神病薬と併用するならベンゾジアゼピン系薬は不穏を抑えるには有効そう

　この研究の結果は，素直に読めば，「抗精神病薬と併用するならベンゾジアゼピン系薬は不穏を抑えるには有効そう」ということでしょう。

　ただ，著者も「考察」に書いているように「不穏だけがおさまればいいのか」というところが，緩和ケアでは難しいところです。ほとんどの家族が（おそらくは患者も）「不穏もおさまってほしいけど，話

もできるくらいまでの意識がいい（なんらかのコミュニケーションはとれる状態がいい）」と考えています[4, 5]。このように，苦痛を減らそうとすると患者の意識を保てなくなることは，せん妄に限らずよくあることで，trade-off（トレードオフ）といわれます。たとえば，呼吸困難でも疼痛でも，症状を完全に取ろうとすると，患者の意識に影響が出ることがあります。現状，このトレードオフをどのように治療エンドポイントとして表現（定義）したらいいか定まっていません。

　そのため，この研究では「不穏を減らすにはどうするか」という観点で研究を組み立てましたが，著者も書いているように，患者や家族ごとに，不穏だけが取れればいいのか，不穏はまあまあでコミュニケーションが保たれることが目的なのかが違うので，「何を目的として治療を組み立てるか」が，今後問われるでしょう。

▶ 日本のガラパゴス問題を1つ…

　国内でロラゼパム注射薬が使用できないことは，緩和ケア研究ではかなり深刻な問題です。日本で似たような状況で使用されるフルニトラゼパムは，犯罪に使用されることから，国際的にはほとんど使用されなくなりました。ミダゾラムは一時的な鎮静には使用しやすいのですが，長期間使用すると耐性ができたり，もともと集中治療や手術麻酔で使用する薬剤なので，就眠のために使用するのは保険適応の問題もあったりします。したがって，外国での治療と異なる状況になっているのがつらいところです。

{ *Clinical Implications* }
臨床での意義

　この研究の臨床的意義です。

　この研究のメッセージは比較的明快で，「ハロペリドールを一定量使っておさまらないせん妄で，特に終末期で不穏の軽減を目的とするならば，ベンゾジアゼピン系薬を併用することは理にかなっ

ている（だろう）」ということです。「せん妄にベンゾジアゼピン系薬を使ってはいけない」といって，

終末期のせん妄で患者がなかなか就眠できないという事態は避けたほうがいいでしょう。

　一方，ベンゾジアゼピン系薬単剤がいいかは分かりませんので，この結果からベンゾジアゼピン

系薬単剤を勧めるという根拠にはなりません。

 ✔ ハロペリドールで緩和できない不穏にベンゾジアゼピン系薬を併用する。

 ✔ 「せん妄はベンゾジアゼピン系薬を使用すると悪化する」との理由で，ハロペリドールで効果が不十分な時にもベンゾジアゼピン系薬を使用しない。
✔ ベンゾジアゼピン系薬を単剤で使用する。

文献

1）Hui D, Frisbee-Hume S, Wilson A, et al：Effect of lorazepam with haloperidol vs haloperidol alone on agitated delirium in patients with advanced cancer receiving palliative care：a randomized clinical trial. *JAMA* **318**（11）：1047-1056, 2017. doi：10.1001/jama.2017.11468.

2）Breitbart W, Marotta R, Platt MM, et al：A double-blind trial of haloperidol, chlorpromazine, and lorazepam in the treatment of delirium in hospitalized AIDS patients. *Am J Psychiatry* **153**（2）：231-237, 1996

3）Agar MR, Lawlor PG, Quinn S, et al：Efficacy of oral risperidone, haloperidol, or placebo for symptoms of delirium among patients in palliative care：a randomized clinical trial. *JAMA Intern Med* **177**（1）：34-42, 2017. doi：10.1001/jamainternmed.2016.7491.

4）Namba M, Morita T, Imura C, et al：Terminal delirium：families' experience. *Palliat Med* **21**（7）：587-594, 2007

5）森田達也, 白土明美：死亡直前と看取りのエビデンス. 医学書院, 2015

精
神

1 臨床的に意味のある差って何？
―minimal clinically important difference；MCID―

✓ 臨床試験では「臨床的に効果があるといえる差」（minimal clinically important difference；MCID）を明確にすることが求められます。終末期せん妄のMCIDを扱った研究を読んでMCIDについての理解を深めましょう。

Key Article[1]

Hui D, Hess K, Dibaj SS, et al: The minimal clinically important difference of the Richmond Agitation-Sedation Scale in patients with cancer with agitated delirium. *Cancer* 124(10): 2246-2252. doi: 10.1002/cncr.31312. [Epub 2018 Feb 22]

本書第4章の「3. 激しい過活動型せん妄にベンゾジアゼピンは有効か？」で紹介した論文の2次解析です。終末期せん妄の効果の指標としてRichmond agitation-sedation scale（RASS）のMCIDを求めています。

▶方法と解析

方法

MD Anderson Cancer Centerの緩和ケア病棟に入院した患者で, ハロペリドールを定期的に投与しても過活動型せん妄が落ち着かなかった患者が対象です。患者は, ランダム化され, ロラゼパムかプラセボの投与を受けました。レスキューとしてハロペリドールが用いられたので, 実際上, ハロペリドール単剤 vs. ハロペリドール＋ロラゼパ

ムの比較ということになります。

評価項目・解析

せん妄の評価として1時間ごとにRASS（表1）を取得しましたが, この解析では主要評価項目とした8時間後のRASSを用いています。主研究では副次評価項目ですが, この研究ではアンカー（外的基準）として使用するために, 家族と看護師にそれぞれ独立に,「私からみると, 患者は試験の開始前に比べて楽そうになった（the patient was more comfortable）」という質問に対して,「まったくそう思わない（strongly disagree）」から「とてもそう思う（strongly agree）」の5件法で回答を求めました。

「楽そうになった（質問への同意）」としたのは,「そう思う（agree）」「とてもそう思う（strongly agree）」の回答としました。家族の評価を主たるアンカーに, 看護師の評価を副次的なアンカーとしています。

解析の主目的は, 終末期せん妄でのRASSのMCIDを計算することです。MCIDの求め方は, 大ざっぱにいって, 標準偏差などのデータの分布から統計学的に求める方法（distribution法）と,「良くなった」「動けるようになった」という患者の評

研究

表1 Richmond agitation-sedation scale 日本語版

スコア	用語	記述
＋4	闘争的 (combative)	明らかに闘争的であるか,暴力的である。スタッフへの危険が差し迫っている。
＋3	強い不穏 (very agitation)	チューブまたはカテーテルを引っ張ったり抜いたりする。または,スタッフに対して攻撃的な行動がみられる。
＋2	不穏 (agitated)	頻繁に目的のない動きがみられる。または,人工呼吸器との同調が困難である。
＋1	落ち着きがない (restless)	不安,あるいは心配そうであるが,動きは攻撃的であったり,激しく動くわけではない。
0	意識が清明で穏やか (alert and calm)	
−1	傾眠 (drowsy)	完全に清明ではないが,声に対し持続的に開眼し,アイコンタクトがある(10秒を超える)。
−2	浅い鎮静 (light sedation)	声に対し短時間開眼し,アイコンタクトがある(10秒未満)。
−3	中程度鎮静 (moderate sedation)	声に対してなんらかの動きがある(しかし,アイコンタクトがない)。
−4	深い鎮静 (deep sedation)	声に対し動きはみられないが,身体刺激で動きがみられる。
−5	覚醒せず (unarousable)	声でも身体刺激でも反応はみられない。

(卯野木健,桜本秀明,沖村愛子,他:Richmond Agitation-Sedation Scale 日本語版の作成.日集中医誌 17:73-74, 2010 より)

価を基準にして求める方法(アンカー法)とがあります。「直近24時間のRASSが2以上」という適格条件の関係上,この研究対象ではベースライン値の分布が非常に狭かったため,ベースライン値の標準偏差の半分をカットオフ値とみなすなどのdistribution法は利用せずに,アンカー法だけを用いました。

「楽そうになった」をアンカーとしたROC曲線を描いて,感度・特異度を計算するとともに,Youden J(判別能が50%の斜線との垂直距離です),Top left(感度・特異度ともに100%である左上の点との最短距離です)を計算しました。難しく聞こえるかもしれませんが,解説を読むと割と簡単と思われるので,最後までぜひ目を通してください。

▶結 果

58名が適格とされ,52名が観察期間を終了しました。52名のうち38名から家族の評価,42名から看護師の評価が取得できていました。欠損になっているのは,患者の死亡や退院,研究者(通常 research nurse です)が週末で不在であったことが理由でした。家族のうち23名,看護師のうち23名が「楽そうになった」と回答しました。

家族,看護師の「楽そうになった」をアンカーとするROC曲線を図1に示します。カットオフ値をいろいろ変えてみた場合の感度,特異度,Youden J,Top leftを表2に示します。感度,特異度のバランスがよく,Youden Jが大きく,Top leftが小さいカットオフ値として,4点以上の減少をMCIDと結論しました。

図1 「楽そうになった」をアンカーとするRASSのROC曲線

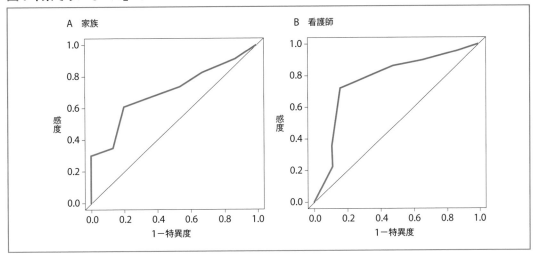

表2 「楽そうになった」をアンカーとするRASSの変化量のカットオフ値

RASS の変化量	感度	特異度	Youden J	Top left	AUC（95％信頼区間）
家族					
≥5 points	0.35	0.87	0.21	0.67	0.71 （0.54-0.87）
≥4 points	0.61	0.80	**0.41**	**0.44**	
≥3 points	0.74	0.47	0.21	0.59	
≥2 points	0.83	0.33	0.16	0.69	
≥1 points	0.91	0.13	0.05	0.87	
看護師					
≥5 points	0.36	0.90	0.12	0.78	0.78 （0.64-0.92）
≥4 points	0.73	0.84	**0.57**	**0.32**	
≥3 points	0.86	0.53	0.39	0.49	
≥2 points	0.91	0.32	0.23	0.69	
≥1 points	0.96	0.16	0.12	0.84	

表中の太字は，Youden Jの最大，Top leftの最小を示す。

▶ 背景までよく分かる解説

> 統計学的有意差があるからよかったではなく，臨床的に意味のある差（MCID）を統計学的に検証する

「ようし，有意差出た〜！」とかいっていた時代が懐かしいのですが，「有意差があること＝臨床的に意味があること」とは限らないということが，近年よくいわれるようになりました。仮説検定を行って「有意差がない」場合でも，症例数が少ないとそもそもP値は低くなりませんので，「本当は差があるはずなのに，差がないと見間違える」可能性があります。これをtype IIエラーといいます。その逆に，母集団が非常に大きいデータだと，P値は小さくても実際の差がほとんどないことがあります（これをtypeIエラーといいます）。

筆者は、よく何千人対象の調査研究のデータベースをさわりますが、至るところに「有意差」があります。しかし、その差は本当に微小なことが多いです。研修医時代に読んだ例として印象的だったのは、人種別に血圧を比較すると、（母集団が非常に多いのと血圧の分布はそれほど幅がないので）人種ごとに血圧の平均が「1mmHg」違ったりするようです。たとえば、A人128mmHg、B人127mmHg（$P < 0.001$）とかになるのですが、この「1mmHg」に臨床的意義をみつけることは難しいと思います。

臨床試験では、あらかじめ研究を行う前にtype Iエラーもtype IIエラーもほどほどの率で起こさないような「適切な症例数」を決めます。これをサンプルサイズ計算といいます。だいたいの見積もりであればネット上に計算するエクセルが落ちていますので、簡単に計算が可能です。

サンプルサイズ計算を行うためには、そもそも、「どれくらいの変化があったら有効とみなすか」を決めておかないと有効率が計算できません。たとえば、疼痛をNRS（numerical rating scale）で測ったとして、「NRSが7の人がどうなったら効果があったとみなすのか？」をあらかじめ定義する必要があります。疼痛では33%、呼吸困難では10%あたりに設定することが多いのですが、「さて、せん妄ではどうしたらいいのだろう？」というのが今回の臨床疑問です。特に、精神科領域で使用されるせん妄評価尺度は直感的に分かりにくく、「回復すること」が前提とされているので、終末期せん妄のように患者の意識がなくなった時に使用することが前提とされていません。そこで、ICU領域でよく用いられていたRASSが使用される傾向にあります。RASSは不穏の程度だけではなく、眠っているほう（鎮静）の水準も測定できるようにつくられているので、緩和ケアでは使用しやすい尺度です。

研究

MCIDの計算方法——基礎知識

MCIDの計算方法は大きく2通りあります。

1つ目は、得られた尺度得点の分布をもとにした方法（distribution法）で、そのなかでも、標準偏差の0.5をMCIDとする方法がよく利用されます。これは効果量（effect size）の考えと同じで、効果量は（尺度得点の平均値の差）/ SDで計算します。何をしたいかというと、いろいろな現象をなんとか尺度で測定するわけですが、尺度によって0〜100点のもの、8〜40点のものなどいろいろありますよね？　なので、単純に差をとっても、どれくらいの変化量なのかが（他の尺度と比べて）分からないわけです。で、標準偏差で割ると分布が標準化されますので、比較が可能になります。検定によるP値はサンプルサイズによって変わる（症例数が多いほど微小な差を検出しやすくなる、症例数が少ないと本当は差があっても検出できない）ものなので、サンプルサイズに影響されない効果の大きさとして、効果量を報告することが推奨されています。効果量の基準は、0.2が小さい差、0.5が中くらいの差、0.8が大きい差とされることが伝統的ですが、これも絶対的なものではありません。MCIDの切り口からは、0.5を中くらい以上の差があるから、まあ臨床的に意味のある差としていいだろう、とされることになります。実際、慢性疾患の患者を扱った文献では、effect sizeから算定されたQOLスコアのMCIDはおおよそ0.5SDとなっています。

2つ目は、この論文でも使っている「アンカー法」です。これは、「いや〜良くなりましたよ〜」「うん、すっきりした」「動けるようになった」といった分かりやすい基準を置いて、それと得られた尺度得点の結果を比較検討する方法です。今回は、「良くなった vs. 良くならない」の2群に分ける得点の変化がどこにあるかを、ROC曲線を描いて計算しています。ROC曲線は、図でみれば分かるように、左上が良いカットオフポイント（感度と特異度のバランスが良い）になります。目でみると左上なのですが、これを数字で表すためにYouden JとTop leftという分かりやすい計算をしています（図2）。ROC曲線全体の性能をざっくりみるにはarea under the curve（AUC）といって、曲線の下の面積を計算して、大きいほうが判別の性能が高いこ

図2 ROCカーブの統計

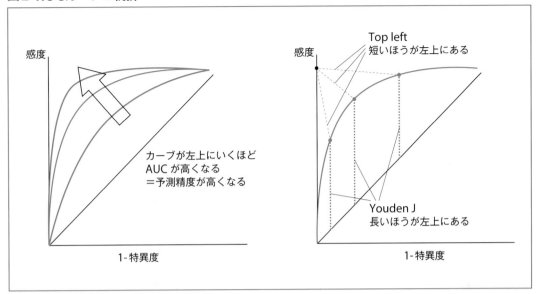

左図:
感度 / 1-特異度

カーブが左上にいくほど
AUCが高くなる
＝予測精度が高くなる

右図:
感度 / 1-特異度

Top left
短いほうが左上にある

Youden J
長いほうが左上にある

とになります。

RASS4下がるって…終末期せん妄のMCIDを 決めるための2つの視点──トレードオフと個人差

　今回の研究では，RASSで4下がるをMCIDとしましたが，「4下がるって何？　みんな寝てるってことじゃん」という感想をもたれた方は素直だと思います。研究そのものが難治性せん妄の患者で行われていて，アンカーが「楽になったと家族（看護師）が思う」なので，「すやすや眠れた」となるためにはRASSが4下がる必要があったということです。せん妄の程度や時期によっては，1下がるだけでも「少し落ち着いたからよかった」となるかもしれないので，対象が違う場合にはMCIDも変わる可能性があります。

　さて，終末期せん妄のMCIDを考える時に思うのは，「結局，どうなると治療成功なんだろう」という疑問です。

　不穏でない状態にするということを主目的にすれば，患者が就眠できるような（眠れるような）薬剤を投与すれば最も確実です。しかし，患者も家族も，不穏であることからは解放されたいと願っていると思いますが，一方で，「話もしたい」と思っている方も少なくありません[2]。このようにどちらかを立てればどちらかが成り立たない希望を，心理学では「アンビバレントな」と表現することがありますが，評価尺度の領域では「トレードオフ」といったりします。

　トレードオフをどのように評価尺度で測定するかは決まった方法がありません。せん妄の場合で考えると，delirium rating scale（DRS）やmemorial delirium assessment scale（MDAS）のようなせん妄の評価尺度が困るのは，「不穏/不穏でない」と「話せる/話せない」が同じ尺度のなかに含まれていることです。つまり，せん妄が回復する場面では，不穏もなくなり，話せるようになるので問題がないのですが，終末期では，不穏がなくなることを目的にすると話ができなくならざるをえない場合もあります。DRSやMDASだと，得点がたとえば16点から28点に悪化した時に，それが，不穏が悪化したのか，不穏はないけれど患者が意思疎通ができなくなったので得点が高くなったのかを区別できません。RASSは1項目で非常に簡単に「不穏−話せない」を1軸上に置いている点が終末期せん妄で使用しやすいと考えられます。もう1つの考え方は，「不穏」と「話す」を別々に測定する考え方で，たとえば，agitation distress scale（ADS）とcommunication capacity scale（CCS）

研究

が作成された経緯は，このような背景がもとになっています[3]。

　せん妄の評価を考えるうえで委ねるのは「個人差」です。ある患者（と家族）は，多少せん妄でも話ができることを希望し，ある患者（と家族）は完全に症状がないことを望まれるかもしれません。個人差をアウトカムにすることを考えると，personalized pain goal（PPG）のようにあらかじめ設定したゴールが達成されているかを確認するか，「満足度」を指標とする考えになるかと思います。これも，終末期せん妄の治療ゴールの設定のなかでどのように扱うか，まだコンセンサスのある方法はありません。

Clinical Implications
臨床での意義

　今回は，研究結果そのものを臨床に活かすということではないので，「臨床的意義」というほどのものではありません。あえていえば，RASSは終末期せん妄の評価に使用しやすい，もし死亡直前期の就眠が目標ならば（患者や家族の希望と一致しているならば），RASSが4くらいは低下する必要がある，といったあたりでしょうか。「終末期せん妄の治療ゴールは何か？」「どんな人に何をどうやって使用したらいいのか」は，「せん妄」ひとくくりではなく，丁寧に研究する必要があります（本文では，More research is needed to identify the right medication（s）for the right indication in the right populationと書かれています）。

文献
1) Hui D, Hess K, Dibaj SS, et al：The minimal clinically important difference of the Richmond Agitation-Sedation Scale in patients with cancer with agitated delirium. *Cancer* **124**（10）：2246-2252, 2018. doi：10.1002/cncr.31312. [Epub 2018 Feb 22]
2) Morita T, Akechi T, Ikenaga M, et al：Terminal delirium：recommendations from bereaved families' experiences. *J Pain Symptom Manage* **34**（6）：579-589, 2007. [Epub 2007 Jul 26]
3) Morita T, Tsunoda J, Inoue S, et al：Communication Capacity Scale and Agitation Distress Scale to measure the severity of delirium in terminally ill cancer patients：a validation study. *Palliat Med* **15**（3）：197-206, . 2001

※本稿は小山田隼佑（NPO法人 JORTCデータセンター 統計部門）との共著です。

研究

2 治療効果を測定するのに NRSの変化よりいい方法？

✔ 治療効果を測定するにはNRSの変化がよく用いられますが，それで本当にいいのか？　に関して提案された概念のpersonalized symptom goal（PSG）の論文をみてみます。

Key Article[1]

Hui D, Park M, Shamieh O, et al：Personalized symptom goals and response in patients with advanced cancer. *Cancer* 122(11)：1774-1781, 2016. doi：10.1002／cncr.29970. [Epub 2016 Mar 11]

臨床と研究の両方で，「そもそも何がどうなったらその治療は成功なのか？」を評価するために用いられる評価指標の研究を扱います。Personalized pain goal（PPG），personalized symptom goal（PSG）といいます。決まった日本語がないところで，「個別化した鎮痛目標」とか訳してもなんだかほわ〜んとした感じになるので，そのまま英語でPSGと呼ぶことにしましょう。

▶ 対象と方法

筆頭著者のHui Dの知り合いと思われる世界のあちこちの国の3次緩和ケアサービスの患者を対象としました[1]。米国はMD Anderson Cancer Center，ブラジル，チリ，インド，ヨルダンから患者が登録されています。緩和ケアの初診時に，ESAS（Edmonton Symptom Assessment System）と，患者にとってのPSGを「どのくらいの症状になったらOKとするか？（At what level would you feel comfortable with this symptom）」で症状それぞれについて聞きました。ESASは10個の身体症状について0〜11のNRS（numerical rating scale）で質問するもので，今のところ世界で最も使用されている症状評価尺度でしょう。日本語版も作成され，カットオフも設定されています[2,3]。

専門緩和ケアサービスで治療を受けた次の診察の時に再びESASを聞いて，症状の評価をしています。

解析は，PSGの分布，つまり，「どのくらいの症状になったらOKとするか」の分布を症状ごとに図に示すというのが主目的です。

次に，minimum clinically important difference（MCID）によって「効果があった」と定義した患者の割合と，PSGから「効果があった」とする患者の割合が分かる図を作成しました。MCIDというのは最近よく求められる概念です。10年，20年ほど前は，痛みの平均値が治療前は7.4点で，治療後に5.4点とか6.1点とか，はたまた3.8点とかに平均点が低下すれば，それで効果があったと判断していたのですが，「患者にとってどれくらいの変化があれば効果があったとみなす」として有効率をみることが提案されています。疼痛でいえば，33%のNRSの低下があったら有効とみなすというのが多いのですが，ESASでは1ポイント低下

図1 症状ごとのpersonalized symptom goal

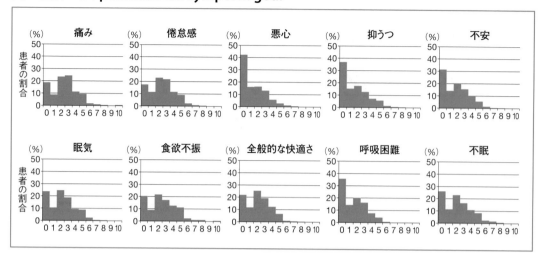

すれば患者が変化を感じられるという研究結果[1]から，本研究ではMCIDを1ポイントの低下としています。

▶結　果

　728名を解析の対象としました。229名がアングロサクソン，224名がヒスパニック，「その他」と記載されている183名がヨルダンの方なのかしら…。

　ESASの10の症状のPSGの分布を**図1**に示します。ざっとみると，2〜3にピークがある症状と，0にピークがある症状とがありそうなことに気がつきます。痛み，倦怠感，眠気，食欲不振は2〜3と回答した患者が多く，痛みが2〜3くらいあるのはOKと考えていることが分かります。一方，悪心，呼吸困難，抑うつ，不安，不眠は「0」と回答した患者が多く，「症状がないことが必要」と考えていることが分かります。

　痛み，倦怠感，眠気，食欲不振と，悪心，呼吸困難，抑うつ，不安，不眠とで違いがありそうですが，直感的に皆さんはどうでしょうか。自分に置き換えて考えると，常にどこかしらは痛いし，だるいし，眠いし，食欲はないのですが，吐き気がする，息が苦しい，不安にさいなまれるということはあまりありません。なので，通常の人が日々少しは体験するような症状であれば少しあってもOK（PSGが2〜3）で，普段は体験しないような症状（吐き気とか息苦しいとか）ならPSGは0になる，といったことかな，と妙に納得がいきました。

　もう1つの目的のほうです。MCIDによって有効とされる患者割合と，PSGによって有効とされる患者割合の比較です（**図2**）。これは症状ごとに同じような傾向なので，疼痛だけをみていきましょう。疼痛全体でみてみると，MCIDで有効を定義すると（1ポイント下がれば効果があったとすると）60％くらいが有効でしたが，PSGで有効を定義すると（患者がOKといった点数まで下がって初めて有効，つまりは，たいていの患者では2〜3まで下がって初めて効果があったとすると）有効率は40％を下回るくらいになります。

　この差はもともと重度な疼痛の患者ではさらに顕著で，MCIDで有効を定義すると70％くらいが有効でしたが，PSGで有効を定義するとわずか20％くらいでした。これは理論上もよく分かりますが，臨床的にもうなずけるものです。もともとの疼痛が強い時は治療で少し効果があると数字上は「有効」になりますが，患者は笑顔満面かというと，「よくはなったけど，まだ痛い」という場合が多いでしょう。疼痛が7の患者にあれこれすると，7割くらいの人はESASで1ポイント下がりますが（＝5〜6にはなるけれど），2〜3まで下がる人はなかなかいないということです。納得ですが，「有効」とされる割合が，同じ現象をみていても，「70％有効

図2 MCIDに基づく有効率とPSGに基づく有効率

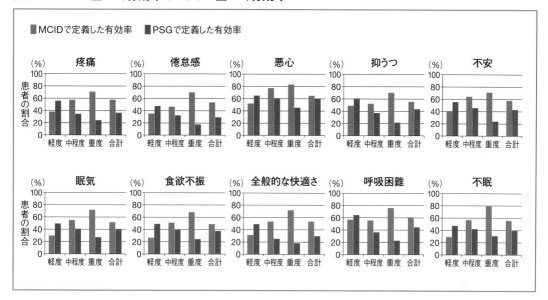

だった」といわれるのと,「20％有効だった」といわれるのとでは相当に違いがありますね。

▶ 背景までよく分かる解説

症状緩和はどれくらい達成すれば「有効（治療成功）」なのか？

緩和ケアの臨床研究が盛んに行われるようになり，未解決の課題とされているのが,「有効の定義」です。臨床試験を組むためには，あらかじめ，エンドポイントにどれくらいの差がついたら効果があったとみなすかを決めて，必要症例数を求めます。たとえば，既存の治療が50％の効果があるとして，新規の治療が70％ならより効いたということを検証したい場合，対象患者数は約200名であり，60％でも（＋10％の上増し）有効とみなすなら約800名となります。このようなサイズ計算を行うためには，そもそも,「どうなったら有効か」「有効率が何％から何％になったらより有効だったとするのか」を決めておかなければなりません。

緩和ケアや疼痛学では，古くはそこがあいまいで，NRSの点数の平均点の差をみていました。その場合「平均値で0.8点下がりました」といっても，個々の患者で有効だったのかどうかは分かり

ませんし，症例数を多くすれば小さい差も検出するようになるので，あまりこの方法はとられません。疼痛では，突出痛に対して「もうこれ以上レスキューはいりません」と患者が答えるのをゴールドスタンダードにして，痛みのNRSが33％下がることが必要という研究を根拠にして,「33％低下したら有効とみなす」というものが比較的多くみられます。ただこれも，（突出痛ではなく）持続痛ならどうか，難治性疼痛ならどうか…対象や状況によるので，絶対的な基準ではありません。なので，33％低下，20％低下，50％低下，1ポイント低下…などなどの複数のカットオフで有効率をひと通り算出している研究が多くなっています[4,5]。

そうはいっても，これらはすべて「平均的な患者のMCID」という前提に立っているものですが，PSGはまったく異なる発想に基づくものです。臨床的に,「痛みが33％下がる」ということの，個々の患者にとっての意味を考えてみましょう。痛みが5の人であれば，33％低下すると3になります。おおむね満足してくれる人が多いでしょう。しかし，痛みが8の患者の場合，治療で33％低下したといってもまだNRSは5です。8から5に下がっただけでは，多くの患者さんで,「よかった〜，良くなった。ありがとうございますm(＿)m」とはなかなか

いってもらえなさそうです。痛みが3以下になることが多くの患者にとって必要でしょうし，患者によっては「動いても何をしてもまったく痛くない」という目標の人もいます。つまり，もともと症状が（痛みが）強い人では，低下率や低下幅で有効を定義すると，「そんなに満足していないのに」有効と評価されることになります。このように，患者の個々の治療のゴールという概念を系統的に初めて提出したのが今回の論文になります。

日本人のpersonalized symptom goalって高め??

日本人のPSGはどうなのでしょうか。我慢する国民性だから，高め，痛みだと4や5なのでしょうか。予備的に筆者らが行った研究では，日本人でもPSGは変わらず，2〜3の間にあるようでした。

ただ厄介なのが，「At what level would you feel comfortable with this symptom?」に相当する日本語です。「痛みがあっても快適」とは日本語ではいわないですが，原語の概念としてこれは「我慢できる」とか「自制内（という表現は使わないトレンドらしいですが）」ではなく，（痛みがあっても）「普段と変わらない」「活発に動ける」「何の問題もない」というニュアンスだということです（Hui先生

いわく）。そうすると，その翻訳で少し数値は違いそうです。このように，原語上の意味だけではなくて，異なる文化圏ではあるが同じ意味を表すように翻訳していくことをcross-cultural validationといいます。

日本人のPSG，今後，研究が必要な領域です。

▶ 今回の研究の今後の展開

PSGを臨床場面で使用することは，多くの臨床家がやっていることなのでそう抵抗感もなく，「これは普段やっていることだよなあ」と思うと思います。課題は，これを臨床研究のアウトカムにするかどうか，ということでしょう。PSGは確かに，NRSの減少率，減少幅よりも「患者に即した」アウトカムのように思えますが，一方，患者の価値観によって異なるアウトカムでもあります。患者の価値観によってばらつくものを薬物療法のエンドポイントとすることには慎重な意見はありそうです。一方，緩和ケアそのものが本来患者の価値観にも基づいたエンドポイントを設定しているわけでもあります。PSGからみた疼痛達成率は，患者の満足度と比較的よく相関しますが，満足度との違いもまた今後の研究が必要です。

{ *Clinical Implications* }
臨床での意義

この研究の臨床的意義です。

この研究の臨床上のメッセージは明快で，「症状緩和治療のゴールは，患者に決めてもらうべき」というものです。特に，難しい症状の場合は，症状の緩和が得られるかは，何かとのトレードオフになる（痛みは取れるけれど眠くなる，など）ことがあります。その場合，ある症状のNRSを医療者の基準で目的とするのではなく，「患者の基準で」いけてるかどうかを考えろ，ということですね。

「NRS＝6，うん明日からモルヒネを倍にしよう」ではなくて，その「6」は患者のゴールを達成しているのか達成していないのか，を判断しようということになります。

研究

✔ 症状がどれくらい改善したらよくなったとみなすかは患者の基準による。

 ✔ NRSだけを基準にして症状緩和を行う。

文献
1) Hui D, Park M, Shamieh O, et al：Personalized symptom goals and response in patients with advanced cancer. *Cancer* **122** (11)：1774-1781, 2016. doi：10.1002/cncr.29970.［Epub 2016 Mar 11］
2) Yokomichi N, Morita T, Nitto A, et al：Validation of the Japanese Version of the Edmonton Symptom Assessment System-Revised. *J Pain Symptom Manage* **50** (5)：718-723, 2015. doi：10.1016/j.jpainsymman.2015.05.014.［Epub 2015 Jul 11］
3) Yamaguchi T, Morita T, Nitto A, et al：Establishing Cutoff Points for Defining Symptom Severity Using the Edmonton Symptom Assessment System-Revised Japanese Version. *J Pain Symptom Manage* **51** (2)：292-297, 2016. doi：10.1016/j.jpainsymman.2015.09.011.［Epub 2015 Oct 24］
4) Bandieri E, Romero M, Ripamonti CI, et al：Randomized Trial of Low-Dose Morphine Versus Weak Opioids in Moderate Cancer Pain. *J Clin Oncol* **34** (5)：436-442, 2016. doi: 10. 1200/JCO.2015.61.0733.［Epub 2015 Dec 7］
5) Hardy J, Quinn S, Fazekas B, et al：Randomized, double-blind, placebo-controlled study to assess the efficacy and toxicity of subcutaneous ketamine in the management of cancer pain. *J Clin Oncol* **30** (29)：3611-3617, 2012. doi：10.1200/JCO.2012.42.1081.［Epub 2012 Sep 10］

研究

3 | 非劣性試験って何？

✓「非劣性試験」について勉強してみます。「非劣性試験」が成り立つためのrationale（根拠）
を考えてみましょう。

Key Article[1]

Zecca E, Brunelli C, Centurioni F, et al：Fentanyl sublingual tablets versus subcutaneous morphine for the management of severe cancer pain episodes in patients receiving opioid treatment：a double-blind, randomized, noninferiority trial. *J Clin Oncol* **35**(7)：759-765, 2017. doi：10.1200/JCO.2016.69.9504. [Epub 2017 Jan 23]

粘膜吸収性フェンタニルの論文が次々と出ています。「非劣性」を示すために行ったという点で緩和治療領域ではあまりみない研究を読んでみます[1]。「非劣性が示された」「非劣性が示されなかった」…。結局何が分かったのか何度説明を聞いてもいまひとつ（筆者も含めて）分かりませんが，少し整理できるといいなと思います。

▶対象と方法

本論文は，イタリアミラノのがん専門病院の外来で行われたランダム化二重盲検比較試験です。粘膜吸収性フェンタニル（以下，フェンタニル）アブストラル®とモルヒネ皮下注射をランダム化して効果を比較しました。ダブルダミー（注射と舌下錠の両方をすべての患者が使用）にしています。

対象患者

外来を受診した時点で痛みの強かった患者が対象になりました。具体的には，その時の痛み（current pain）がNRS6以上，平均の痛みが4以下，3日間オピオイドの投与量が変わっていない，20〜120mg内服モルヒネ相当のオピオイドを使用していることが基準になっています。

突出痛の研究なので，痛みは平均的には落ち着いているけれど，外来に来た時に「たまたま」痛かった患者に声をかけて，そこで試験に参加してもらった，というような形になっています。

介　入

患者は，ランダムにアブストラル®100μg舌下投与か，モルヒネ5mgを受けました。治療薬しか受けないと自分がどちらの群か分かってしまいますので，ダブルダミーといって，フェンタニル舌下錠の患者には生理食塩水を皮下注し，モルヒネ皮下注の患者にはプラセボの舌下錠も使用してもらいます。

ベースのオピオイド量にかなり幅があるのに，レスキューの鎮痛薬が固定量というのは雑な印象を受ける人もいるかと思います。割り当てでは，ベースのオピオイド量が20〜60mgと60〜120mgの

患者を層別割り付け要因にしましたが，介入は同じで行いました。過小投与・過量投与のバランスからみて「まあそこそこ妥当な投与量」として100μg，5mgを設定したとありますが，異論はあるかもしれません。

評価項目

疼痛ではお決まりのエンドポイントのbrief pain inventoryを使用しました。10分，20分，30分，60分まで痛みのNRSを測定して，副作用は30分と60分で眠気や吐き気など11項目を「ない」「少し」「かなり」「とても」くらいで取得しました。30分後に，痛みが取れたかどうかを「完全になくなった」「かなり取れた」「まあまあ取れた」「少し取れた」「まったく取れない」で聞きました（pain reliefといいます）。このほか，「さらに追加のレスキューが必要だったか」と「舌下と注射のどちらを好むか」の質問をしています。

主要評価項目は，10分，20分，30分の3ポイントのNRSの平均値と設定しました。

統計解析

フェンタニルがモルヒネ皮下注射に上回っていることを示そうとする場合には，優越性試験でよくみるのですが，今回は非劣性試験というデザインなので少し説明します。非劣性試験というのは，フェンタニルがモルヒネに比べて「大負けはしない」ことを示す試験デザインです。

図を使って説明すると分かりやすいので，図1をみてください。

普通の臨床試験では，新しい治療がこれまでの治療に比べて「良い」ことを示したいと考えますので，優越性デザインをとります。今回の例でみると，粘膜吸収性フェンタニルがモルヒネよりも良いことを示すのは，治療効果の差の95%信頼区間の低いところが0をまたがない（治療群のほうが良い）ことで統計的有意と結論します。

非劣性試験では，「非劣性マージン」と呼ばれる多少負けてもよい幅を設定して，それよりも治療効果の差の低いところが下がらなければ，よしとし

図1 非劣性試験の検証仮説

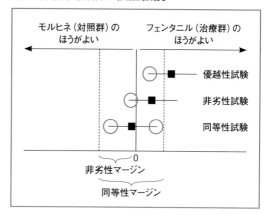

ます。非劣性マージンをいくつにとるかで，どれくらい負けてもよいかをあらかじめ設定することになります。当然のことながら，非劣性マージンを大きくすればするほど（負けてもいい幅を大きくすればするほど）必要症例数は少なくてすみ，非劣性マージンを小さくすれば（ちょっとしか負けることを許さないとすれば），必要症例数が多く必要になります。どの程度の負けを許容するかは課題によって異なっています。

「疼痛の非劣性マージンっていくつにしたらいいの？」にコンセンサスはなさそうですが，この研究では，疼痛のNRSの変化の臨床的に意味のある差（minimal clinically important difference；MCID）が2であるという見解をもとにして，2の3分の1，0.6を置きました。NRSで0.6負けていても，まあそれくらいの負けなら許そう（＝95%信頼区間の低いところが−0.6をまたがなければ統計的有意と結論），ということになります。

ところで，「非劣性というのは同等ということではないの？」という疑問がよくあります。鎮痛でもがん治療でも，「良くなりすぎた」場合は，「痛みが取れる」「寿命が延びる」ということで，効果が良くなる方向には青天井でいくら伸びても構いません。なので，検証するポイントは95%信頼区間の左の点だけというのが非劣性試験です。一方，降圧治療のように，血圧が下がりすぎるのはよくないという領域もあります。この時は，効きすぎた場合の上限も設ける必要があり，効果の差の信頼区間

図2 非劣性試験の結果の解釈

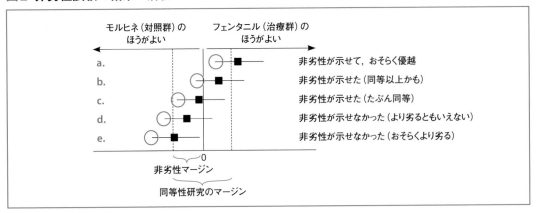

の左側・右側のいずれもが一定の幅におさまっていることを検証します。これを同等性試験といいます。

　今回の研究では，フェンタニルとモルヒネの効果の差の低い見込みのほうが非劣性マージンより下回らなければ非劣性が証明された，ということになります。**図2**をみてください。

　実際に試験してみると，左端が0より右にくる可能性もあります（**図2a**）。この場合は，非劣性が示せているだけでなく優越性も示せたということになります。モルヒネの皮下注射より粘膜吸収性フェンタニルがより効果があることが示せたということです。

　左端が非劣性マージン内にある場合は，非劣性が示せた（少し劣る可能性はあっても，著しく劣らないことが示せた）となります。この場合は右端の位置は2通りあり，もし設定されたとして同等性研究のマージン以内におさまっている場合は，効きすぎの方向についても同等性が示されたということになりますが，鎮痛では効きすぎを防ぐ意味はないので，**図2b**と**図2c**は区別する意義はありません。

　非劣性を示せなかった場合，信頼区間の左端が非劣性マージンを越えた場合には，右端が0をまたぐ場合にはより劣るとも何ともいえず（**図2d**），右端が0に達しない場合はおそらくより劣るが保留，ということになります（**図2e**）。

　長くなりましたが，非劣性試験で検証が行われ

ているところを理解することは重要で，「非劣性が示されなかった」時は結局何が分かったのかがモヤッとするので，こういった図をみて考えます。

▶結　果

　2年間で472名の患者がスクリーニングされて，114名がランダムに2群に登録されました。患者背景としては，60歳前後の患者で泌尿器（おそらく前立腺），乳腺の原発巣の患者が比較的多くなりました。内服しているオピオイドは，オキシコドンが40％程度，フェンタニルが20％程度ですが，コデインやトラマドールも30％でした。オピオイドの投与量は経口モルヒネに換算して54mg/日くらい，60mg/日以下が70％なので，そんなにオピオイドの多い患者ではないといえます。

　結果です。治療前の疼痛はNRS7.5で，10，20，30分後の疼痛が，フェンタニルでは5.9，5.0，3.9，モルヒネでは5.4，4.4，3.6でした。数字でみると少しフェンタニルのほうが「悪い」気がしますね。グラフにすると**図3**のようになります。図でみてもフェンタニルが少し悪い印象です。

　さて，主要評価項目として10，20，30分後の疼痛の平均値の差の信頼区間を図にしているものをみてみましょう。**図4**では，効果の差の左端が非劣性マージンより左にいってしまいましたので，「非劣性は証明されなかった」ということになります。

　追加のレスキューが必要だった患者は，51％ vs. 37％でフェンタニルのほうが多かったのですが，

図3 治療後の疼痛NRSの変化

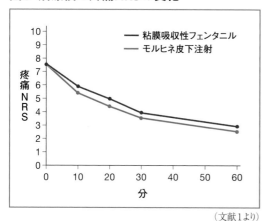

（文献1より）

図4 主要評価項目

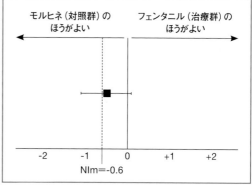

NIm＝非劣性マージン
(the noninferiority margin)

（文献1より）

患者の93%は注射よりも舌下投与を好むと回答しました。

▶ 背景までよく分かる解説

非劣性試験はどういう時にするのか？

普通，新しい薬ができるということは，既存の治療を上回る何かがあるので，「これこれが勝っている」というメリットがあります。しかしそれが，おもな効果とは限りません。たとえば，抗がん剤では，ものすごく毒性が軽い薬ができて，生命予後に同じくらいの効果があるのなら，既存薬に比較して新薬の価値はあるでしょう。

今回のケースでは，粘膜吸収性フェンタニルは痛みにすばやく効く，というメリットがオピオイドの「内服」と比べてすでに示されています。注射と比べると，速く効くという売りはないでしょうが，注射しなくてよいというのがメリットになります。つまり，内服できない状況で，注射に比べて，「痛みにはまあ同じくらいの効果だと思うけど，わざわざ誰かが注射しなくていいっていう利点があるよね」（わざわざ誰かが注射しなくていいっていう利点があるから，痛みにはまあ同じくらいの効果でもいいよね，でも同じ意味です）という観点から行われた試験といえます。

非劣性が示されれば，内服できない状況でわざわざ注射しなくても，粘膜吸収性フェンタニルでも同じくらいの効果だから，（ちょっと負けるかもしれ

ないけれど）簡便さを考えると，注射の代わりになるよねえ，という「エビデンス」が得られることになります。

「非劣性が示されなかった」時にいえること

ところが，この研究では非劣性を示すことはできませんでした。緩和治療の研究でありがちなようにいろいろなアウトカムをとっていますが，どの方法でみても，モルヒネの注射よりも「割と負けている」結果になっています。95%信頼区間の右端は0を超えていますが，この分布でもう少し数が増えるとひょっとして0を下回りそうで（図4），そうすると，モルヒネの皮下注射より効かないのかも，という雰囲気が漂ってきます。

しかし，これがまた緩和治療の難しいところで，フェンタニルを使った患者でもまったく鎮痛できていないかというとそういうわけではなく，7以上あったNRSは30分後に3.9に，60分後には2.9へと低下しています。そして，患者の90%は注射より，舌下錠がよいといいました。

一生のうちに一度しか受けられない治療なら「どちらを選択するか」は，臨床試験の結果によってはかなり排他的に決めることが前提で，「負けているかもしれないけど，そっちでもいいか」とはならないでしょう。今回の緩和治療では，「少し負けているかもしれないけど，これくらいの負けなら鎮痛が悪いことをしのぐメリットがある＝注射を打たなくていい，簡便という場合もあるなあ」と考える人

もいるでしょう。結論としては，注射が使えないような状況では選択してもいいけれど，モルヒネの注射の完全な代わりにはならないかなぁというあたりでしょうか。

著者らは，注射が使用しにくいなどの実際上の理由がある場合にはモルヒネの皮下注射よりもフェンタニル舌下錠を使用することが適切な時もある

が，一般的には注射薬の代替とみなすことはできない（Fentanyl sublingual tablets can be more appropriate than subcutaneous morphine injection in some settings of care for practical reasons, but cannot be generally recommended as a substitute for subcutaneous morphine injection）と結んでいます。

{ *Clinical Implications* } 臨床での意義

この研究の臨床的意義です。

非劣性試験の解釈はなかなか難しいのですが，みてきたように，注射が使える状況で，無理に（わざわざ，意図的に）粘膜吸収性フェンタニルを使うのは効果の点からは勧められない。でも，自宅や施設など注射薬がすぐに使えないとか，患者から注射を拒否されるとか，なんらかの実際上の理由のある状況であれば，注射よりは効きが悪いかもしれないことを知ったうえなら，ひょっとしたら粘膜吸収性フェンタニルでもよい場合もあるんじゃないか，といったところでしょうか。

 ✓ 注射が使いにくい状況で少し効果が劣るかもしれないことを前提に粘膜吸収性フェンタニルを使用する。

 ✓ 注射と同じ鎮痛効果が期待できると考えてオピオイドの注射をまったく使用せずに粘膜吸収性フェンタニルのみを使用する。

文献

1）Zecca E, Brunelli C, Centurioni F, et al：Fentanyl sublingual tablets versus subcutaneous morphine for the management of severe cancer pain episodes in patients receiving opioid treatment：a double-blind, randomized, noninferiority trial. *J Clin Oncol* **35**（7）：759-765, 2017. doi：10.1200/JCO.2016.69.9504.［Epub 2017 Jan 23］

※本稿は小山田隼佑（NPO法人 JORTC 統計部門）との共著です。

研究

4 緩和ケアではプラセボ効果・ノセボ効果がやけに大きい？

✔ 倦怠感の比較試験を扱いますが，研究の結果そのものよりも，緩和ケアにおける「プラセボ効果」「ノセボ効果」についての洞察を深めてください。

Key Article[1]

Bruera E, Yennurajalingam S, Palmer JL, et al：Methylphenidate and/or a nursing telephone intervention for fatigue in patients with advanced cancer；a randomized, placebo-controlled, phase II trial. *J Clin Oncol* 31 (19)：2421–2427, 2013. doi: 10. 1200/JCO.2012.45.3696. [Epub 2013 May 20]

Bruera[1] 率いるMD Ander-son Cancer Centerのチームが何年も取り組んだ研究です。

▶対象と方法

この研究では，倦怠感のある進行がん患者190人（サイズ計算では215人だが，リクルートが遅かったため，途中で終了した）が対象とされています。倦怠感といっても，本当に「終末期の」（ベッドから起き上がれないほどの）倦怠感ではなく，試験はオンコロジークリニックなどの外来で実施されています。ESAS（Edmonton Symptom Assessment System）で倦怠感が4以上の患者が，スクリーニングされました。

試験デザインは，**2×2の比較試験**です。「2×2」とは，1つの試験の中で，2つ以上の介入を比較できるように組み合わせることです。この試験では，薬物療法（メチルフェニデート〈リタリン®〉vs.プラセボ）と，看護介入（「看護師による電話モニタリング」vs.「ただの電話」）の両方を比べています。

薬物療法としては，患者は5mgのメチルフェニデートを，「効果がある」と感じられるまで，1日あたり20mgまで自分で増量することができます（これに限らず，外国の緩和ケアの比較試験の投与量は，なかなか多めの投与量が用いられますね）。この投与方法でいいかどうかを調べるために，「as neededでいいかどうか」の予備研究が行われています。

看護介入については，「看護師による電話モニタリング（nurse telephone intervention）」（NTIと略しています。繰り返しを防ぐために，この原稿でもNTIと書きますが，一般的に通用する略語ではないので注意してください）を介入として，「看護師ではない一般的な電話モニタリング（control telephone intervention）」（以下，CTI）と比較しています。

看護介入（NTI）では，1分間自己紹介をしたあと，患者に症状を順番に聞いていきます。そして，「薬をちゃんと飲めているか」「副作用がないか」を（研究なので決められたフォームで順番に，「あれありましたか」「これありましたか」と）聞いていきます。そして，この次に，精神的サポートと，患者に

図1 倦怠感に対するメチルフェニデートと電話モニタリングの効果

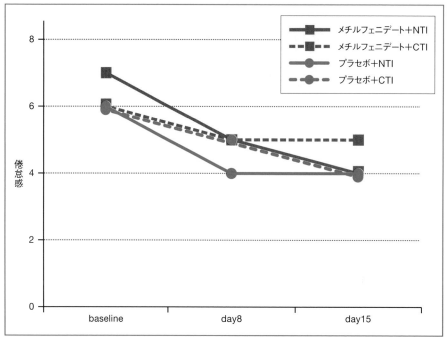

NTI：看護師の電話，CTI：一般の電話

「こうしてみたら」「ああしてみたら」と"介入"することが許されています。

対照群（CTI）としては，症状を聞いて，薬の副作用を順番に聞くまでは同じですが，精神的サポートや患者教育は行いません。何か患者に聞かれても，「それはお医者さんに聞いてくださいね」のように対応することが定められています。電話をかけるのも，看護師のような有資格者ではなく，「普通の人」が電話をかけたとのことです。

主要評価項目は，FACIT-Fを使用しています。FACIT（functional assessment of chronic illness therapy）とは，がん患者のQOL尺度として最も一般的なものの1つで，FACIT-Fは，これの倦怠感（fatigue）版です。

緩和ケア領域では，倦怠感だけを測定する尺度を用いることも多かったですが，がん治療領域で使用頻度が高く，比較できるデータの豊富な指標を選択したとのことです。必要なサンプルサイズは，「平均値として33％低下したらメチルフェニデートは有効」となるように計算されました。

▶ 結　果

結果ですが，190名が，それぞれ約50名ずつ4つの介入群（メチルフェニデート＋NTI，メチルフェニデート＋CTI，プラセボ＋NTI，プラセボ＋CTI）に割り当てられました。最初の**「メチルフェニデート＋NTI群」**の患者は，「メチルフェニデートを4錠まで内服したうえで，看護師からも電話を受けてあれこれ相談できる」，最後の**「プラセボ＋CTI群」**の患者は，「プラセボを内服して，電話も症状や副作用を聞かれるだけ」ということになります。

オリジナルの論文では，数値がすべて表になっているので，「うおっ」と圧倒されますので，簡単に，主要な結果だけ図にします（**図1**）。FACIT-Fでは得点をイメージしにくいと思いますので，ESASの倦怠感の得点（0～10）で図を書いてみます（FACIT-Fで書いても同じになります）。

なんと，メチルフェニデートでもプラセボでも，看護師の電話でも一般の電話でも，**同じように（有意差なく）倦怠感は観察期間中に改善していまし**

表1　看護師の電話と一般の電話の効果

	看護師の電話 （NTI）	一般の電話 （CTI）
倦怠感	0.001	0.001
痛み	0.90	0.30
吐き気	0.01	0.17
食欲不振	0.009	0.07
呼吸困難	0.06	0.050
眠気	<0.001	0.21
不安	0.01	0.059
不眠	<0.001	0.10
抑うつ	0.02	0.03
全体的な調子の良さ （well-being）	<0.001	0.35

た。イメージとしては，倦怠感が「介入前は6〜7（実測値の分布で5〜8）」→「介入後に4〜5（実測値の分布で1.5〜7）」という感じです。

　非薬物療法については，特別の関心があったため，**副次解析**で，介入群間での症状の変化を分析しています。NTI群に割り当てられた患者，CTI群に割り当てられた患者で，それぞれ，ESASの症状が前後で改善したかを比較検定しました。**表1**に前後を比較した場合の*P*値を書いておきます。こちらは，痛み以外については，看護師からの電話を受けたほう（NTI群）で，多くの症状が改善していました。

▶背景までよく分かる解説

倦怠感の重要性

　さて，この研究をさらっとみると，「効果がないっていう残念な結果だったのね」と思いがちですが，ここに至る経過を踏まえて，意義をしっかり理解しましょう。

　もともと，がん患者の倦怠感は，CRF（cancer-related fatigue。Case Report Formではないです）と略称され，疼痛と並んで「なんとかするべき症状」の1つです。がん患者の症状スクリーニングをすると分かるのですが，痛みや呼吸困難よりも，相当多い患者が，**倦怠感（と食思不振）を体験**

しています。

　痛みは，強い痛みに対して対処する方法はそれなりに複数そろってきていますが，倦怠感となると，あまりありません。筆者が緩和ケアスクリーニングを2006年頃に始めた時，来る患者，来る患者高い得点がついているのは「倦怠感」で，あまりの（僕たちのチームの）「お役立ち度のなさ」に呆然としたことを思い出します（痛みでオピオイド調整するというのとはわけが違って，難しいので）。外国では，倦怠感専門看護師も配置されるところがあり，日常生活全般にわたるトータルな介入が，そこそこは有効であることが分かってきました。

最初の研究でリタリン®は効果がなかった

　さて，Brueraの研究チームは，当初，メチルフェニデートが倦怠感に対する薬物療法として有効だと考えており，「**メチルフェニデートを治療群**」「**プラセボを対照群**」として，無作為化比較試験を行いました（2006年頃です）[2]。

　この研究では，外来通院中の倦怠感のあるがん患者112人を対象として，倦怠感が強く，患者が希望する時に，「1日4回までメチルフェニデート（またはプラセボ）を内服してよい」とした時の8日目の倦怠感を**主要評価項目**としました。その結果，**メチルフェニデート，プラセボ両群とも倦怠感は有意に改善**し，メチルフェニデートはプラセボを上回りませんでした。

　研究チームが考えたのは，この研究では，患者自身が倦怠感の程度を記録することになっていましたが，患者に看護師が毎日電話をしており，「看護師が毎日電話をする」ことが，倦怠感に対して効果があったのではないか，ということでした。なんというか，目的としていた薬物でnegativeな結果が出たとしても，その結果に即して解釈して，さらに，「じゃあこっちはどうなのか」と研究の幅を広げていくところが，さすがと思います。

看護介入の差をみてみた

　こういう経緯があり，今回紹介した研究では，薬物療法として「**メチルフェニデートvs.プラセボ**」，

研究

非薬物療法として「看護師による電話モニタリング（NTI）vs. 看護師ではない一般的な電話モニタリング（CTI）」を比較しました。これで，仮説のとおり，メチルフェニデートには効果はないけれど，NTIはCTIより効果があるという結果が出れば，straight forwardだったのですが，今回もそうはいきませんでした。

理由は何でしょうか。もともと，自然経過で良くなるような倦怠感の患者が多かった（何をしても良くなる人が多かった）ことは考えられそうです。ただ，倦怠感が長期間持続している人だけに患者を絞ると，今度は実施可能性がぐっと下がるでしょうから難しいところです（デザインだけをいうと，複数

回測定して高い倦怠感のある人だけに絞ればいいのでしょうが）。

看護師ではない一般的な電話モニタリングの中に，何か患者にとって非常に重要な要素があるのかもしれません。たとえば，定期的に気にかけてもらって，「医師や看護師に相談したら？」と励ましてもらえる（encourageしてもらえる）ことは，その場で対応を相談できることと同じくらい役に立つのかもしれません。電話をしてもらえることだけでも，患者が何かの行動を起こすか，（つながっている感じや，気にかけてもらえているという感じがして）苦痛が和らぐにはいいのかもしれません。興味深いですね。

{ *Clinical Implications* }
臨床での意義

この研究結果を臨床に適用するには何を押さえるべきでしょうか。

倦怠感に限っていえば，精神賦活薬は，従来いわれていたようには「有効」ではないのかもしれません。しかし，メチルフェニデートやモダフィニルが有効だとする比較試験も複数ありますので[3, 4]，「倦怠感にメチルフェニデートが有効か」に対する結論は，同じ背景をもった患者を対象としたメタ分析を待つのが正しいといえます。

非薬物療法については，「何が有効か」は，いまひとつまだ分かっていませんが，電話でのサポートが倦怠感を和らげることが，複数の研究で明らかにされています[5]。倦怠感に対しては，まず，「倦怠感以外の症状に対する非薬物的治療を行う（不眠の対応，疼痛や呼吸困難の対応）こと」と，「ステロイドが（短期間）有効なこと」は示されましたから[6]，**「（患者の状況によっては）ステロイドは有効」「精神賦活薬は，積極的に全員にという状況ではない」**というところかと思います。

倦怠感だけではなく，もっと広い意味で，僕たちの臨床に影響している**プラセボ効果**（逆を**ノセボ効果**といいます，薬学活性のない薬剤を内服して副作用が出たということです）に，考えを広げてみましょ

表2 意図した治療以外に結果に影響する要因

- ●意図していないほかの治療
- ●同時に行われた非薬物的介入（看護ケア）
- ●時間経過
- ●プラセボ効果

う。

緩和ケア領域で研究が行われるようになって，当初思われているよりも，すべての症状においてプラセボ効果・ノセボ効果の影響が大きいことに皆が気づき始めました。米国のBruera[7]と，オーストラリアのCurrow[8]という，比較試験をがんがんやった2チームが，それぞれ，緩和ケアにおけるプラセボ・ノセボ効果について，論文を発表したのはとっても興味深いことです[7, 8]。詳細は，この2つの論文を読んでもらうとして，本稿では，僕たちが「何かの医学治療」をしたあと，患者の症状が良くなった時に，それをそのまま，「行った治療のせいだと考えていいか」を少しまとめてみます。

ある患者に何かを投与した時（倦怠感の話なので，倦怠感のある患者にメチルフェニデートを投与したとしましょう），メチルフェニデート以外に，何が倦怠感

研究

に影響するでしょうか。

意図していないほかの治療として，同時期に，夜，痛みで目が覚めてしまう（から翌日朝からけだるい）患者に，夜の鎮痛を良くする鎮痛薬のちょこっとした増量をしたかもしれません。日中だるいということを理由に，使用していた睡眠薬を比較的長い作用時間のものから短めのものに変えたかもしれません。これらは，一般的に「共治療」といわれる，**「意図していないが倦怠感に影響するほかの治療」**（表2）ということになります。

緩和ケアで無視できないほどとてもとても大きな影響があるのが，**非薬物療法（看護ケア）**です。非常に多くの研究が，看護師が「モニタリングする」「環境調整をする」「情緒的サポートをする」「実際にどのように対応したらいいかを，細やかに患者と相談する」ことによって，（薬や医学的治療は変えなくても），患者の苦痛が軽減することを示しています。

メチルフェニデートを出し，そのあと，患者が「なんかだるいのが減りました」という現象があります。でも，その"裏"で，看護師の関わり方がより濃密になったかもしれませんね（とってもありそうなことです）。

痛みで分かりやすいのは，骨転移の人が入院したら，（同じ鎮痛薬でも）痛みが減る場合が多いことです。看護師が生活環境の整備をして，痛くない動線をつくったり，痛みを感じない程度にADLを調整します。入院と同時に何かの薬剤に変えると，看護介入による変化と薬物の効果の両方をみていることになります。

「時間経過」というのも，多くの症状では重要な要因でしょう。「倦怠感のひどい時，ウイルス感染があった（終わり気味にしんどくなることを，post-infection fatigueといいます。サイトカインが出るそうです）」のかもしれませんし，「化学療法のちょうど

しんどいところ」だったかもしれないですね。だんだんと"自然に"回復しただけなのかも。

時間経過の分かりやすい例は，オピオイドの吐き気だと思います。普段，僕たちは，「オピオイドの吐き気かな？」と思われる人に，「もうしばらくしたら耐性ができるので待ってくださいね」とかいうように教育されてきました。でも，同じ人にオランザピンを出して吐き気が減ると，「オランザピンが有効だった1例」とかになっちゃうわけです。これはおかしいですね。時間経過というのは，パラレルな対照群を置いた比較試験を行わなければ分からないことです。

「プラセボ効果」というのを，純粋な意味でどのようにいうかはやや不明確な場合がありますが，「研究に参加してプラセボを服用する（対照介入を受ける）」ことによって，人間にはどういう変化が生じるのでしょうか。そもそも，生物学的に鎮痛作用のある薬剤だといわれたものを内服することによって，内因性オピオイドも増える（＝生物学的な鎮痛効果がある）という実証研究もあるようです。

緩和ケア領域では，非薬物療法でアウトカムが変わりますから，そもそも，研究に入ることで看護師が何回も話を聞いてくれたり，細かい観察をすることでの効果も（特に米国では）ありそうです。プラセボ効果というものも，もっと僕たちが自覚して，「いいように」使用することで，患者の苦痛はもっと和らげられると，一連の研究は話しかけているようです。

倦怠感に関するBrueraらの研究は，僕たちの日常臨床でいかに「プラセボ効果」（意図しているものではない治療や変化）が影響しているかをvividに教えてくれています。逆にいえば，僕たちの立ち振る舞い（声かけ，説明，観察する頻度，観察する方法）1つで，薬物療法の効果も副作用も違う可能性があることを示しています。これからの研究が期待される領域の1つかと思います。

研究

✔ 倦怠感のある患者に，
非薬物療法（生活環境の整備，倦怠感以外の症状緩和）を行う。

✔ 何かの医学介入を行ったあと，患者が良くなっても，行った治療以外に，
「意図していないほかに行われた治療」「時間経過」「プラセボ効果」
などの影響があることを意識する。
（だから，患者が「治療をやめてみたい」といった時，
場合によっては治療を減らして，様子をみてもよいと考える。）

- -

 ✔ 倦怠感のある患者に，精神賦活薬のみ投与して，ほかの対応をしない。

✔ 何かの医学介入を行ったあと，患者が良くなれば，すべて
「行った治療のおかげだ」と考える。
（だから，「患者が治療をやめてみたい」といった時，
「その治療を絶対にやめてはいけない」と患者を説得する。）

文献

1) Bruera E, Yennurajalingam S, Palmer JL, et al：Methylphenidate and/or a nursing telephone intervention for fatigue in patients with advanced cancer；a randomized, placebo-controlled, phase II trial. *J Clin Oncol* **31**(19)：2421-2427, 2013. doi: 10. 1200/JCO.2012.45.3696.［Epub 2013 May 20］

2) Bruera E, Valero V, Driver L, et al：Patient-controlled methylphenidate for cancer fatigue；a double-blind, randomized, placebo-controlled trial. *J Clin Oncol* **24**(13)：2073-2078, 2006

3) Jean-Pierre P, Morrow GR, Roscoe JA, et al：A phase 3 randomized, placebo-controlled, double-blind, clinical trial of the effect of modafinil on cancer-related fatigue among 631 patients receiving chemotherapy；a University of Rochester Cancer Center Community Clinical Oncology Program Research base study. *Cancer* **116**(14)：3513-3520, 2010. doi: 10. 1002/cncr.25083.

4) Roth AJ, Nelson C, Rosenfeld B, et al：Methylphenidate for fatigue in ambulatory men with prostate cancer. *Cancer* **116**(21)：5102-5110, 2010. doi: 10. 1002/cncr.25424.

5) de Raaf PJ, de Klerk C, Timman R, et al：Systematic monitoring and treatment of physical symptoms to alleviate fatigue in patients with advanced cancer；a randomized controlled trial. *J Clin Oncol* **31**(6)：716-723, 2013. doi: 10. 1200/JCO.2012.44.4216.［Epub 2013 Jan 2］

6) Yennurajalingam S, Frisbee-Hume S, Palmer JL, et al：Reduction of cancer-related fatigue with dexamethasone；a double-blind, randomized, placebo-controlled trial in patients with advanced cancer. *J Clin Oncol* **31**(25)：3076-3082, 2013. doi: 10. 1200/JCO. 2012.44.4661.［Epub 2013 Jul 29］

7) de la Cruz M, Hui D, Parsons HA, et al：Placebo and nocebo effects in randomized double-blind clinical trials of agents for the therapy for fatigue in patients with advanced cancer. *Cancer* **116**(3)：766-774, 2010. doi: 10.1002/cncr.24751.

8) Sanderson C, Hardy J, Spruyt O, et al：Placebo and nocebo effects in randomized controlled trials；the implications for research and practice. *J Pain Symptom Manage* **46**(5)：722-730. 2013. doi: 10. 1016/j.jpainsymman.2012.12.005.［Epub 2013 Mar 22］

研究

5 実臨床でどうしたらいいか分からないことは「心理実験」で。

✔ 「そんなことどうやって研究すんねん」に対する1つの方法としての心理実験についての研究を読んでみます。いろいろな場面で応用がききます。

Key Article[1]

Mori M, Fujimori M, Hamano J, et al：Which physicians' behaviors on death pronouncement affect family-perceived physician compassion? A randomized, scripted, video-vignette study. *J Pain Symptom Manage* 55(2)：189-197. e 4, 2017. doi：10.1016 /j.jpainsymman. 2017.08.029.[Epub 2017 Sep 6]

　普段の臨床の「こういう時どうするのがいいのかなあ」という "もやもや" を解決するための実験的研究で，筆者らが実施したものを紹介します。テーマは，「死亡確認の時に医師はどういう振る舞いをしたらいいのか」です。

▶対象と方法

　実験なので，対象は「死亡確認を受ける（＝遺族になる）可能性のありそうな」一般の人で，50歳以上の方を対象としました。対象者に，医師が「どうしたらいいのかな」と思う死亡確認時のセッティングの異なる2種類のビデオを見てもらって，見た結果，どうだったかを聞く試験（実験）になります。

対　象

　商業ベースのモニター会社を経由して，50歳以上の成人100名を対象としました（実際に参加したのは92名）。一般の方とはいえ一定の年齢なので，70%は10年以内に家族の誰かとの死別を経験していて，おおむね親を亡くした人でした。30%は予想していない死亡だったとのことです。

介　入

　死亡確認時のセッティングの異なる2種類のビデオを用意しました。知りたかったこと5つについて，「する」vs.「しない」のビデオをつくりました。対象を半分に分け，半数はA→B，半数はB→Aの順にビデオを見て評価を行いました（この辺の，どの順番に何を見るかとか，見る時に環境をどう整備するかとか，間隔を何分あけるかとか，先に見たビデオの印象を持ち越さないように何か工夫するか，といったことが実はなかなか奥深いのですが，実験心理学者がノウハウをもっています）。

　比べたかった内容は，①家族がまだ落ち着いていない時は落ち着くまで待っていたほうがよいか（「落ち着くまで待っている」vs.「落ち着いていなくても確認を始める」），②患者をよく知っている医師とそうでない医師だと違いがあるか（医師が患

研究

表1 比較した調査概念

		ビデオ A（スキルありの例）	ビデオ B（スキルなしの例）
死亡診断前	①医師は家族の感情が一段落するまで静かに待つ	当番医は家族の感情が落ち着くまで静かに待つ（20～30秒）	待たない
	②初対面の家族に対して医師が自己紹介を行ったあとで，主治医から経過を聞いていることを伝えるかどうか	「主治医の○○から入院されてからのご様子はよく伺っております。夕方頃から急に状態が変わられたとのことですね。診察させていただきますね」	（主治医から経過を聞いていることは伝えない）「診察させていただきますね」
死亡診断中	③患者の尊厳を尊重した立ち居振る舞いを行う	患者に語りかける（「○○さん，当番医の○○です。診察をさせていただきます」）心音，呼吸音聴取後，衣服を元の状態に戻して丁寧に整える	患者に語りかけない心音，呼吸音聴取後，衣服を元の状態に戻すが丁寧に整えることはしない
	④診察の結果を伝え，死亡時刻を何で確認するか	死亡時刻を「腕時計」で確認する	死亡時刻を「携帯電話」で確認する
死亡診断後	⑤つらさに関することの説明を行う	つらくなかった旨の説明を行う（「呼吸のたびに顎が動くように見えるのは，肺が固くなるので，息を吸う時に首の筋肉が収縮するので胸ではなくて首が動くようになるためで，体の自然な変化です。驚かれたかもしれませんが，○○さんは意識がその時にはないので苦しくはなかったと思います」）	つらくなかった旨の説明を行わない（「う～ん，どうでしょうか。お亡くなりになる前に顎が動くような呼吸をされる方は少なくありません。ただご本人が実際それを苦しいと思われるかどうかはちょっと私たちにも分からないのですよ」）

者のことをよく知っていると「言う」vs.「言わない」），③診察の仕方が丁寧か（これは当然といえば当然だけれど，衣服を整えるとか診察前に名前を呼ぶとか，「する」vs.「しない」），④死亡確認時に時計として何を使うか（「腕時計」vs.「スマホ」），⑤患者の見せる下顎呼吸など死の徴候が苦しくなかったことを説明したほうがよいか（死の徴候は苦しくなかったとはっきり「言う」vs.「言わない」），の5点です。

比較したかった点を対照表として分かりやすく一覧としたものを表1に示しました。「比較したい調査概念を明確にする」作業を行い，このように「何と何を比較したいのか」を明確にしておくことが重要です。「何と何を比べたいのか」というよりも，「どういう概念とどういう概念を比べたいのか」という考え方をするのがコツです。

実際のビデオ作成の時に使われたシナリオを資料として掲載しておきます。

評価項目・統計解析

何をエンドポイントに設定するかは，何が正解という

うのもないでしょうが，physician compassion scaleというものを利用しました。これは，MD Anderson Cancer Centerのこの手の試験だとよく用いられるもので，「その医師をどう思いましたか」に対して，「温かい」～「冷たい」，「好感がもてる」～「好感がもてない」，「共感的である」～「距離を感じる」，「細やかだ」～「無神経だ」，「気遣いがある」～「気遣いがない」の5項目からなる。各項目0～10で評価し，医師の共感を合計点（0～50）で示します。点数は逆に解釈し，点数が低いほど医師の共感が高いことになります。こういう尺度も探してみればあれこれあることが多く，自前で変につくらないことが重要です。自前でつくると，もし結果が予想どおりでなかった時に，評価方法の問題なのか，結果自体が本当に違うのかが分からなくなってしまうからです。

このほかに，基本感情6項目と医師への信頼感などを聞いています。

基本感情6項目とは，「あなたがこのビデオのご家族なら，医師の説明を受けてどのような感情をもつか6つの感情のカテゴリーに分けて以下の指

資料 実際に実験で使用されたシナリオ

Video A (スキルありの例)	Video B (スキルなしの例)

妻：「お父さん，お父さん，目を開けて！」(患者に取りすがるようにして涙されている)
娘：「お父さん，お父さん！」
息子：「お父さん！」
〈看護師がまず病室に静かに入り，そのあとに当番医が続く〉
看護師：「失礼いたします。お待たせいたしました。夜動帯になりますので，主治医の高橋医師の代わりの鈴木医師が診察に伺いました」と紹介する。
〈家族：少し顔を上げる〉
〈医師：当番医は白衣を着て，聴診器を首にかけている。ポケットにペンライトあり。枕もとの妻，ベッドサイドに集う家族と落ち着いてアイコンタクトをとる。落ち着いたムードをつくり，忙しそうにしない〉
妻：(状況は分かりながらもすがるように，不安そうに)「先生，お願いします。さっきから息をしてないんです。診てください。お父さん，先生来てくれたよ，さ，目を開けて」
息子：(汗，汗。医師の存在にも気づかないほど)「いや，まだ息してるよ」(顔に近づいて息を感じたり，胸をさわったりして，ベッドを揺らしたりしながら)「ほら，ここが動いてるよ」「先生，何もしないんですか，何とかしてくださいよ。ほら，お父さん，もう1回息をして！」
娘：(状況を分かったうえで冷静を保ち，家族を見守りつつ，父親に呼びかける)「お父さん」
〈医師・看護師は静かに待っている・あるいは医師は話しかけようとするがタイミングが合わない〉
妻：(しばらくして医師が待っているのを見て泣き崩れる)
息子：(しばらくして医師が待っているのを見て)「え，どういうことなんですか」「本当なんですか」
娘：(しばらくして医師・看護師とアイコンタクトをとる)

① 〈医師は家族の感情が落ち着くまで静かに待つ。妻，娘，息子に体を向けて穏やかに交互に見る(20〜30秒)〉 医師は娘とアイコンタクトをとり，家族に声をかけるタイミングをみている。	〈医師は家族の感情が落ち着くまで待たず，「あの」と自分のペースで家族に話しかけようとする〉 家族に話しかけられない状況なので，体を家族に向けず，家族とアイコンタクトをとらない。看護師に促されてから話しかける。

看護師：(取り乱す息子や妻にタッチングしながら，娘ともアイコンタクトをとりながら，穏やかに)「先生に診てもらいましょうか」
医師：(ベッドサイドに集う家族に)「初めまして。主治医の高橋が不在で申し訳ありません。代理で伺いました，消化器内科の当番医の鈴木です。奥様，娘さん，息子さんでいらっしゃいますか。ご家族の皆さまはそろわれていますでしょうか」
妻：「はい」

② 医師：「入院されてからのご様子は主治医からよく伺っております。夕方頃から急に状態が変わられたとのことですね。診察させていただきますね」(妻，娘，息子を見ながら十分に聞いているという雰囲気を出す)	医師：「診察させていただきますね」(主治医から経過を聞いていることは伝えない。そそくさと事務的に)

〈一連の動作を家族に分かるようにゆっくりと行う。診察の際に家族は近くに集まる〉

③ 医師：(患者本人に)「山田さん，当番医の鈴木です。診察をさせていただきます」 (尊敬の念をもち，生きている患者と同じように接する。自分が家族を失ったら……と家族の気持ちを思いやる。事務的にみえないように配慮する) 病衣の前を静かに開き，聴診器を当て，心音停止，呼吸音停止を確認。ペンライトを使い，瞳孔散大，対光反射の消失を確認。診察後，衣服，布団を丁寧に元に戻す。	(患者に語りかけず死亡診察を開始する) (事務的に，心を込めず，やや早めに診察する) 病衣の前を粗雑に開き，聴診器を当て，心音停止，呼吸音停止を確認。ペンライトを使い，瞳孔散大，対光反射の消失を確認。衣服を元の状態に戻すが，やや乱れたままで布団は元に戻さない。全体的に作業は無造作。

医師：「診察させていただきました。心臓が動いているか，呼吸をしているかを診させていただきましたが，残念ながらいずれも確認ができませんでした。併せて瞳孔が開いて光に反応しないことを確認しました。(これをもちまして)お亡くなりの確認とさせていただきます」

④ 死亡時刻を「腕時計」で確認する。 医師：「お亡くなりの時間は午後10時32分です」(といって目を閉じ，頭を下げる。看護師も後ろで頭を下げる)	死亡時刻を「スマートフォン」を何回かいじったあとに確認する。 医師：「お亡くなりの時間は午後10時32分です」(といって目を閉じ，頭を下げる。看護師も後ろで頭を下げる)

〈死亡診断後に家族は脱力してうつむく。うつむいたまま，あまり声を出さない。妻，娘は涙を拭く程度で大きなリアクションをとらない。当番医はしばらく待つ。家族は一気に社会性を取り戻す。ややかしこまった，社会的に適切な(儀式的な)雰囲気になり，医師，看護師に深々と頭を下げる〉
妻：(きちんとした表情で)「ありがとうございます。これまで主人がたいへんお世話になりました」
娘：「ありがとうございました」
息子：「ありがとうございました」
医師：(軽くお辞儀をする)
(しばらくして)
妻：「先生，主人は苦しかったのでしょうか？ 夕方頃から呼吸のたびに顎が動いてあえぐようにしていました」
〈娘，息子も心配そうに医師を見る〉

⑤ 医師：「呼吸のたびに顎が動くように見えるのは，肺が固くなるので，こう，息を吸う時に首の筋肉が収縮するので胸じゃなくて首が動くようになるためで，体の自然な変化です。驚かれたかもしれませんが，山田さんは意識がその時にはないので苦しくなかったと思います」 家族：「そうなのですね。夫は苦しいのだけは取ってほしいといっておりましたので……」	医師：「う〜ん，どうでしょうか。お亡くなりになる前に顎が動くような呼吸をされる方は少なくありません。ただ本人が実際それを苦しいと思われるかどうかはちょっと私たちにも分からないのですよ」 家族：「そうなのですね。夫は苦しいのだけは取ってほしいといっておりましたので……」

医師：(わずかにうなずきながら5秒ほど沈黙したあと)「それではいったん失礼いたします。後ほど看護師が伺い今後のことをご説明いたしますので，しばらくお待ちいただければと思います」
看護師：「失礼いたします」
〈医師・看護師は礼をしてゆっくりと部屋を出る〉

研究

表2 ビデオを見た結果

		ビデオA	ビデオB	効果量	P値
合計点		26	36	0.77	<0.01
調査した要素	家族が落ち着くまで待っている vs. 落ち着いていなくても確認を始める	34	34	0.04	0.014
	医師が患者のことをよく知っていると言う vs. 言わない	21	27	0.47	<0.001
	衣服を整えるとか診察前に名前を呼ぶ とかする vs. しない	18	33	1.07	<0.001
	時間の確認に何を使うか （腕時計 vs. スマホ）	22	32	0.83	0.002
	死の徴候は苦しくなかったとはっきり言う vs. 言わない	16	37	1.61	<0.001
副次評価項目	医師の信頼感	5.1	3.0	0.77	<0.001
感情	怒り	2.5	3.8	0.69	<0.001
	悲しみ	3.4	3.9	0.27	0.001
	怖さ	1.9	2.6	0.38	<0.001
	嫌悪感	2.4	3.7	0.66	<0.001
	喜び	0.72	0.52	0.16	0.046
	驚き	2.3	2.8	0.28	0.075

標で評価してください」という質問をし，「怒り」「悲しみ」「怖さ」「嫌悪」「喜び」「驚き」について「まったく感じない」～「強く感じる」の7件法で評価します。実験心理学では決まった方法だそうです。

医師への信頼感は「まったく信頼しない」～「とても信頼する」のNRS（numerical rating scale）0～10で評価しています。医師への信頼感は，信頼感を測定する尺度が多々ありますが，この実験方法では1人の被験者が延べ12回（ビデオ全体で1回，5つの測定概念1つずつを合計6回×ビデオAとビデオBで2回）ビデオを見ては評価をするということを繰り返すので，毎回何項目もある尺度を書いていると疲れてしまうという事情があります。なので，比較的簡便に書ける項目を選択しています。

さらに，結果だけだと「どうしてそうだったのか」が分からないので，ミックスドメソッドのように（あくまでも量的研究が主体で，質的研究は追加ですが），ビデオ視聴の最後に，どのビデオのどのあた

りが良かったかとその理由を自由に記載してもらっています。

統計解析は通常の比較を行っています。サイズ計算は効果量0.6を両側$\alpha=0.05$，$\beta=0.20$で検出するために必要な症例数は各群45名，欠損値も考慮して合計100名と，きりがよく設定されました。

▶結　果

100人のうち92人が実際に実験を受けました。結果は**表2**のとおり，予測されたものになりました。つまり，合計点ではスキルありのビデオ（ビデオA）の医師のほうが共感的な医師だと判断されました。効果量（effect size）が0.77で割と大きい変化です。

効果量（effect size）とは，平均値の差を標準偏差で割ったもので，古典的に，0.2は小さい変化，0.4が中等度の変化，0.8は大きい変化と呼ばれます。心理系のアウトカムでは，いろいろな尺度が用いられますが，なんとか尺度の得点で，7.2点と

か29点とかいわれても，尺度ごとに平均点が異なると，直感的に高いのか低いのか分かりません。その時に，効果量を併記すれば，どれくらいの差がついているのかが尺度が変わっても見当がつくことになります。

測定した概念のなかでは，「家族が落ち着くまで待っている」はあまり良い評価ではなかったようですが，それ以外の項目では解釈できる結果となりました。つまり，「医師が患者のことをきちんと知っていると説明して，丁寧に診察して，（スマホではなく）腕時計で死亡時刻を確認して，死の徴候は苦しくなかったとはっきり言う」ほうが評価が高くなりました。医師の信頼や基本感情も同様の結果でした。

もとの論文には自由記述の分析も補足的に行った結果がsupplementとしてつけられており，定量した結果を被験者がマイクを向けられて「どうでしたか?」と聞かれたら「ああ，こう答えるだろうな」というナラティブが記載されています。ナラティブは現象の理由を洞察するという点でとても重要なデータで，特に「理由」が分からないと解釈しにくい研究テーマの時には，補足的にでもいいので，質的データを併用するといいと思います。

▶ 背景までよく分かる解説

緩和ケアの「エビデンスとしての心理実験」

日頃臨床をしていると，「あれ，これ，どうしたらいいんだろう?」という状況に出合うことはよくあります。実際の患者でランダム化試験が組めればいいのですが，実際には，その機会はワンチャンスのことも多く，実臨床でのランダム化試験を組めないことも少なくありません。今回のテーマになった「死亡確認の時に医師はどういう振る舞いをしたらいいのか」では，実際にランダム化試験を組んでみて家族の同意を得るというのは現実的にほぼ無理な気がします。

そういう時に，「実験的にA vs. Bをやってみて比較してみたら参考になるのでは?」という考えは以前からありました。緩和ケア業界で古典として有名なのは，Brueraが「立って話すより，座って話すほうがいいのか?」を簡単に実験した2000年頃の研究です[2,3]。Brueraという人はどんなテーマでも思いつくものを最初に形にするというのが得意な人で，ある領域の研究の萌芽をたどると「あれ，これもBruera先生?!」となることがよくあります。

最近では，より本格的なものも行われています。たとえば，いわゆる共感的な対応というのは数を多くすれば多くするほど患者は共感的と感じるのかを調べた実験や，抗がん治療を継続するのが厳しくなった時に「もうありません」というか，「今はできませんが，状態が良くなればできる可能性があります」（希望を残すという概念ですね）というかの比較実験などが行われています[4,5]。

やり方は実験心理学の専門家に教えてもらいながらになりますが，心理実験は臨床上の「どうしたらええねん?」という課題に少し「分かりやすい理由」をつけてくれる方法として，今後増えていくのではないかと思います。

日本における死亡直前の「こうしたらいい」研究の流れ

どのような領域にも研究の流れというのがあり，それをperspectiveといいます。この研究に至るまでの研究の国内での流れを大まかに紹介しておきましょう。

もともとこの領域の最初の研究は，わが国で盛んな遺族調査の一環として，筆者を中心に2000年前後に，「せん妄の時，食べられなくなった時，鎮静の時…」と，いろいろな場面を設定して「家族にどのようなケアをしたらいいか?」という研究を行っていた大きな流れがあります[6]。その一環として，じゃあ，「看取りの時」はどういう対応が望まれるんだろうね，といって行ったものが2010年にあります[7]。これは医師の行う死亡確認だけを取り出したわけではないので，前後で苦しくないことを確認するとか，患者のそばにどう家族がいたらいいかの相談に乗るとか，部屋の外から世間話が聞こえてこないようにするとか，そういう看取りの時期の前後全般で進められるケアが，遺族の立場から

どう感じるかが分かりました。

一方，医師の「死亡確認の仕方」というのは大学で教わるわけでもなく，皆それぞれの我流で行っていることがほとんどでしょう。特に最近では医師の負担軽減という点からも死亡確認は交代で行う（当直医師が行うなど）場合が多くなっており，「当直で初めて会う患者さんの死亡確認をする」のにどうしたらいいのかな，という臨床上の話題がしばしばありました。在宅セッティングでも事情は同じで，初めて会う患者に死亡確認する時に「こういう時はこうしようよ」という手引き（マニュアル）をつくろうということに，ある臨床グループでなったのですが，手引きを書いていく段階で，「でも，じゃあどうしたらいいかなんて根拠はないよね」ということになり，遺族で確かめてみようということになりました[8]。前の遺族調査が看取り前後のケア全体をみていますが，今度は，「医師の死亡確認の仕方だけ」をみています。自己紹介するとか診察を行うとか，当たり前といえば当たり前なことですが，遺族からみた良い死亡確認の仕方が挙げられています。これをもとにしたマニュアルも作成

されています[9]。

さて，ここまでは調査研究なのですが，調査研究はあくまでも過去を振り返って評価するものですので，家族のいろいろなほかの気持ちも交じっているかもしれません。そのため，一定の対象で（＝統制された環境で）調査研究で得られた結果を実験で確かめた，という文脈になります。

これらを受けてさらにテーマを絞った研究，たとえば，当直医と主治医だと違うのか，家族が亡くなる時にいることそのものは本当に必須なのかといったテーマでも研究されています[10, 11]。1つのトピックを扱う時に，最初は大枠のテーマを扱いますが，リサーチクエスチョンはだんだん狭く（specificに）なっていきます。分からないことがだんだん限定されてくるからです。そういう一歩一歩のなかに個々の研究があり，何か積み上げた1つがその次に進む人の土台になる，そんなイメージで研究をすると，大きな知識（a body of knowledge）のなかにある自分，という気づきが得られることはすばらしいと思います。

｛ *Clinical Implications* ｝
臨床での意義

この研究の臨床的意義です。

実験なのであくまでもこうしたらいい！　と絶対的にいえることではありませんが，死亡時刻を確認するのはスマホよりは時計がいいようです（20年後に調べたらもう違うかもしれませんが）。また，初めて診たとはいえ，患者の経緯をきちんと知っていることを伝えることを含む自己紹介をすることが大事といえます。患者を診察する時は，患者が生きていたらそうするであろうというように丁寧に，衣服をはだける時にも声をかけるようにします。最後に，下顎呼吸や死前喘鳴など死亡前徴候があった場合には，意識が低下しているので苦痛ではないことを言い添えるといい，ということになります。

✔ 患者の経緯をきちんと知っていることを伝える。

✔ 確認の診察をする時は丁寧にする。
　（衣服をはだける時にも声をかけるなど）

✔ 下顎呼吸や死前喘鳴など死亡前徴候があった場合には，
　意識が低下しているので苦痛ではないことを言い添える。

✔ 時計を用いる。

✔ 急に状態が変わった時は家族が落ち着く前にも診察や対応を始める。

- -

✔ スマホで時刻を見る。

文献

1) Mori M, Fujimori M, Hamano J, et al：Which physicians' behaviors on death pronouncement affect family-perceived physician compassion？ A randomized, scripted, video-vignette study. *J Pain Symptom Manage* **55**（2）：189-197. e4, 2017. doi：10.1016/j.jpainsymman.2017.08.029.［Epub 2017 Sep 6］

2) Bruera E, Palmer JL, Pace E, et al：A randomized, controlled trial of physician postures when breaking bad news to cancer patients. *Palliat Med* **21**（6）：501-505, 2007. doi：10.1177/0269216307081184

3) Strasser F, Palmer JL, Willey J, et al：Impact of physician sitting versus standing during inpatient oncology consultations: patients' preference and perception of compassion and duration. A randomized controlled trial. *J Pain Symptom Manage* **29**（5）：489-497, 2005. doi：10.1016/j.jpainsymman.2004.08.011

4) Tanco K, Rhondali W, Perez-Cruz P, et al：Patient perception of physician compassion after a more optimistic vs a less optimistic message：a randomized clinical trial. *JAMA Oncol* **1**（2）：176-183, 2015. doi：10.1001/jamaoncol.2014.297.

5) van Vliet LM, van der Wall E, Plum NM, et al：Explicit prognostic information and reassurance about nonabandonment when entering palliative breast cancer care：findings from a scripted video-vignette study. *J Clin Oncol* **31**（26）：3242-3249, 2013. doi：10.1200/JCO.2012.45.5865.［Epub 2013 Aug 12］

6) 森田達也，白土明美：エビデンスからわかる 患者と家族に届く緩和ケア. 医学書院，2016

7) Shinjo T, Morita T, Hirai K, et al：Care for imminently dying cancer patients：family members' experiences and recommendations. *J Clin Oncol* **28**（1）：142-148, 2010. doi：10.1200/JCO.2009.23.2793.［Epub 2009 Nov 9］

8) Kusakabe A, Naito AS, Hirano K, et al：Death pronouncements：recommendations based on a survey of bereaved family members. *J Palliat Med* **19**（6）：646-651, 2016. doi：10.1089/jpm.2015.0333.［Epub 2016 May 16］

9) 日下部明彦，平野和恵，池永恵子，他：地域の多職種で作る『死亡診断時の医師の立ち居振る舞い』についてのガイドブック.［http://www.yokohama-cu.ac.jp/fukuhp/guidebook.pdf］（2017 年 12 月アクセス）

10) 新城拓也，森田達也，平井 啓，他：主治医による死亡確認や臨終の立ち会いが，家族の心理に及ぼす影響についての調査研究. *Palliative Care Res* **5**（2）：162-170, 2010

11) Otani H, Yoshida S, Morita T, et al：Meaningful communication before death, but not present at the time of death itself, is associated with better outcomes on measures of depression and complicated grief among bereaved family members of cancer patients. *J Pain Symptom Manage* **54**（3）：273-279, 2017. doi：10.1016/j.jpainsymman.2017.07.010.［Epub 2017 Jul 13］

※本稿は森 雅紀（聖隷三方原病院 緩和ケアチーム）との共著です。

研究

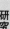

6 ランダム化試験はできないけど 効果を推定するための方法は？

✔ 鎮静が生命予後に与える影響について検討した論文を通して，比較試験の難しい領域について
もbest evidenceを得ようとする解析方法の進歩について学んでください。

Key Article[1]

Maeda I, Morita T, Yamaguchi T, et al：Effect of
continuous deep sedation on survival in patients
with advanced cancer (J-Proval)：a propensity
score-weighted analysis of a prospective cohort
study. *Lancet Oncol* 17 (1)：115-122, 2016. doi：
10.1016/S1470-2045 (15) 00401-5.［Epub 2015
Nov 29］

日本から*Lancet Oncology*に掲載された，鎮静
が生命予後に与える影響に関する論文を扱いま
す[1]。

▶ 対象と方法

この研究のもとになったデータベースは，
**J-Proval study (Japan Prognostic Scores
Validation Study)** と名付けられた緩和ケアの
時期の予後予測指標の予測精度を比較する
2,000人を超えるコホート研究です[2]。緩和ケア病
棟，緩和ケアチーム，在宅施設合計58施設の初
診患者全員に対して，初診時に予後予測に関す
る項目〔performance status (PS)，呼吸困難，
血液検査など〕を主治医が記録し，その後6カ月
まで転帰を確認しました。生命予後の起点は，初
診時になっています。

死亡した患者では，死亡直前の状況（鎮静や
輸液など）も記録しました。持続的な深い鎮静を
受けたか受けないか，どの薬剤を使用したかが
記載されており，今回，もともとの主要評価項目とし
て取得した生命予後と，この，鎮静をしたかしない
かをprimary predictor（関心のある群分け変数）
として相関をみる研究を副次的に行いました。

この研究では，**傾向スコアによる重みづけ**
（inverse probability of treatment weighting；
IPTW）という解析方法が用いられました。つまり，
鎮静と生存期間の関係をそのまま検討するのでは
なく，**多重ロジスティック回帰を用いて各症例の
「鎮静の受けやすさ」を表すスコア〔＝傾向スコ
ア (propensity score)〕を算出し，このスコ
アで重みづけする**ことにより，鎮静を受けた群と
受けなかった群での背景因子の違いを調整した
のちに，鎮静と生存期間の関係を検討したのです。

傾向スコアの算出には，年齢，性別，原発部位，
転移の有無，PS，認知機能，1カ月以内の化学療
法，呼吸困難，倦怠感，せん妄，移乗能力，胸水，
療養場所が用いられました。年齢，性別，PSに加
え，死亡前の輸液量，療養場所の違いが鎮静と
生存期間の関係に影響する交互作用として働い
ている可能性を検討するため，サブグループ解析
も実施されました。最後に，傾向スコアによる重み

図1　鎮静を受けた患者と受けない患者との生命予後比較

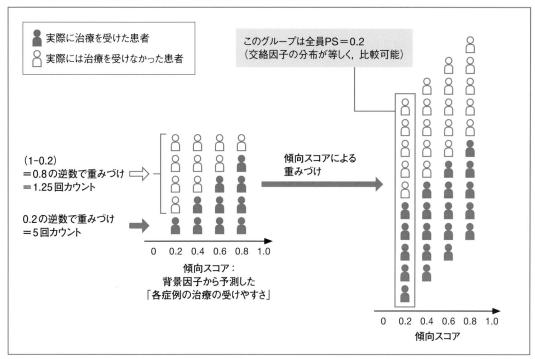

ロジスティック回帰分析を用いて，各症例の治療の受けやすさ（傾向スコア）を算出し，その逆数（治療を受けなかった患者は［（1－傾向スコア）の逆数］）で症例の重みづけを行う。すると，右図のように同じ傾向スコアをもつ（＝背景因子が平均的に等しいと考えられる）が，治療の有無が異なる仮想集団が形成される。この集団内のアウトカムの違いは，背景因子の影響を調整したあとの治療の効果を表している。

づけはスコアが極端に大きいまたは小さい症例の影響を受けやすいので，このような症例を除いても結果が変わらないか，鎮静に使用された薬剤の種類によって生存期間に変化がないかを感度分析で検討しています〔感度分析（sensitivity analysis）は，あるグループだけではなくほかのグループでも，あるカットオフ値だけではなくてその前後のカットオフ値でも同じ結果になることを示すことをいいます〕。

▶結　果

　解析対象となった1,827人中，269人（15％）が死亡前に持続的な深い鎮静を受けていました。鎮静を受けた群では，受けなかった群に比べ若年で，PSが良く，症状の数が少ない一方，転移を有する者が多く最近まで化学療法を受けていたなど，**背景因子の違いがあることが明らかになりま**したが，**傾向スコアによる重みづけを行ったところ，これらの背景因子の違いはうまく調整されました。**

　メインの結果ですが，傾向スコアによる補正をして他の背景因子の影響を取り除いたあとも，**鎮静を受けた患者と受けなかった患者との生命予後が変わりませんでした**（図1）。そして，これも重要なことなのですが，患者をいろいろなサブグループに分けても，特に，死亡前に輸液をしていた患者としていなかった患者とに分けても，生命予後に変わりはありませんでした。よく「鎮静を受けている患者で輸液を控えると予後が短くなる」といわれていましたが，**輸液が生命予後に与えた影響は実証データでは認められなかった**ということになります。鎮静を受けた患者の84％でミダゾラムが鎮静薬として使用されていました。

▶ 背景までよく分かる解説

「鎮静は生命予後を短縮するのか?」論争の歴史的経緯

ちょっと「鎮静」について歴史的経緯を振り返ります。研究報告というのは，その研究だけを詳細に読んでも文脈を理解していないと，価値というか，位置づけがいまひとつ分かりません。鎮静における生命予後問題を，少し振り返ります。

現代でいうところの鎮静が初めて医学文献に登場したのは1990年のVentafriddaの報告です。当時WHO方式鎮痛法の委員長をしていたVentafriddaが，十分にWHO式鎮痛を行ったとしても十分な症状緩和には鎮静が必要だったと報告したことが，世界中で「鎮静」に目が向けられるきっかけとなりました。その後，死亡直前に鎮静薬を投与する行為を「terminal sedation」と呼称した報告がいくつか出されましたが，これは広く受け入れられませんでした。その理由として，日本語では「終末期鎮静」はあまり抵抗なさそうですが，英語圏ではterminalという言葉が（映画のターミネーターと同じように）terminate，つまりは「命を終わらせるための鎮静」を連想させたためと考えられています。同じようなことですが，現在では古典として扱われる報告で，BillingsとBlock が，持続的深い鎮静と安楽死との境界が不透明である点を，ゆっくりとした安楽死（＝slow euthanasia, だんだんモルヒネや鎮静薬を増やして，ゆっくりと死に導く行為が行われているのでは?）と表現して騒然となりました。

この時期，「鎮静は妥当な医療行為か?」を議論するために，「二重効果の原則」が用いられていました。二重効果の原則とは，ある行為が「意図している良い結果」と，「意図はしていないが予見される悪い結果」（目的にはしていなかったけれど起こりそうな望ましくない結果）をもたらす時に，それが倫理的に許容される論拠を与えるものとされています。鎮静の場合は，良い結果＝苦痛緩和，悪い結果＝生命の短縮と仮定されていました。つまり，鎮静をすると命が縮まることを前提として，それでもやるなら，それはどういう倫理的根拠があるのか? という視点で（机上の）バイオエシックスの論議が行われてきたのです。

ところが，実証研究が進むと，**「いや待て，鎮静って，そもそも生命予後を短くしていないのでは?」**というデータが増えてきました。最も初歩的な研究は，同じ施設で鎮静を受けた患者と受けなかった患者とで，入院からの日数などの「生命予後」を比較するもので，ほとんどの研究で大きな差がありませんでした。Maltoniがまとめている *J Clin Oncol* の系統的レビューの一覧表があります[3]。しかし，これらは当然のことながら，「鎮静を受けた患者と鎮静を受けなかった患者ではそもそも背景が違うから，単純に比較できないのでは?」という批判があります。そこで，イタリアの同じ研究グループがマッチングコホートを行いました[4]。これは，年齢，性別，KPS（Karnofsky performance status），入院理由の4つの因子について鎮静を受けた群と受けなかった群で差がつかないように調整したものです。この結果でもやはり鎮静が生命予後を短縮する明らかな影響はみられませんでした。それでもまだ，呼吸困難やせん妄など鎮静の理由になりうる症状の割合が鎮静を受けた群と受けなかった群で同じではなかったなど交絡因子の調整が不十分，少数の施設のデータであるなど，**「本当に鎮静で生命予後を短くしないの?」は，たぶんそうだけど確実かどうか100%は分からない**，というのがこの研究が行われるまでの論争の帰着点でした。このように，研究の視点からはどんな領域でも，少しずつ真実に近くなっていくのであって，比較試験が1つあるからこうだとか，大きな調査が1つあるからこうだということではなく，積み重ねて結論が定まっていくダイナミズムがあります。より詳細については別論文を参照してください[5,6]。

この研究の意義とさらに明らかにするべきこと

「鎮静で生命予後が変わるか?」論争は，本来的には，鎮静を受ける状態にある患者だけを対象

研究

として，その時点からの生命予後を「鎮静する群」，「しない群」でランダム化して比較することが1つの方法です。しかしながら，この実施についてはさすがに非倫理的であり，おそらく永久に実施されない（されるべきではない）と考える専門家の合意があります。そうすると，なんとかさらに効果の推定を進めていくことが重要となります。

この研究では今回できなかったこととして，鎮静を実施した理由や鎮静の方法（プロトコールの違い）によって鎮静を開始したあとの経過が異なっていたかが分かりませんでした。また，本来的には「鎮静を受けてから先の生命予後」を比較するべきですが，そのような調査開始ポイントを鎮静を受けていない群で設定することができないため，初診からの日数でしか比較できていません。この10%，20%をさらに今後詰めていくことで，鎮静が生命予後に与える影響を，さらに深く理解することができるようになるでしょう。

緩和ケア研究における因果推論の考え方
—— 傾向スコアとは？

この論文では，結果もさることながら，統計学的な考え方を少し深めておきたいところです。傾向スコアを含む因果推論の基本的な考え方を緩和ケアに即して理解できるように解説します。

鎮静は呼吸困難やせん妄など終末期の難治性の苦痛に対して実施されますので，鎮静を受ける＝それだけ全身状態が悪く予後が短い患者ということになります。そのため，これらの症状を考慮せずに鎮静と生存期間の関係を解析すると，**「鎮静を受けるとより早く死亡する」という誤った結論を導いてしまう可能性があります**。この場合，呼吸困難やせん妄などの症状が，鎮静を受けるかどうか（曝露），生存期間（アウトカム）の双方に関係する因子（交絡因子といいます）であるため，これらの症状を考慮しないと鎮静と生存期間に関する正しい因果推論ができないということになります（図2）。実は，**臨床研究のほとんどは，いかにこの交絡因子の影響を排除するかが目的**であり，ランダム化比較試験はランダム化することによって

図2 因果推論の基本的な考え方

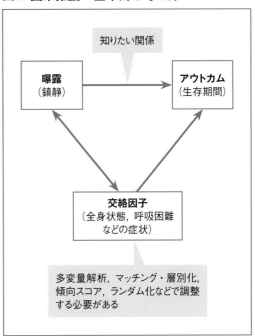

両群の差を同じにするという大きな目的があります。多変量解析，傾向スコア，ランダム化比較試験はいずれも交絡因子を調整しようとするアプローチであり，それぞれの方法には一長一短があります（**表1**）。

終末期の難治性の苦痛を有する患者に鎮静などの治療を行うか行わないかを比較するランダム化比較試験は，倫理的に行うべきではありませんし，もし仮に実施されたとしても研究参加に同意できる患者だけでの結果となるため，実際の臨床を反映しない結果となります。緩和ケアではランダム化比較試験に適さない臨床疑問が多いため，**実臨床を反映した大規模な観察研究のデータと傾向スコアによる解析を組み合わせるなど，「因果推論の質を高めていく」**試みが必要になります。本研究は，「鎮静が生命予後を縮めるか」という難問に対してその時点で最も質の高いエビデンスを提供するものとなりました。このような因果推論技術を駆使した研究方法は，緩和ケア領域の研究で広く用いられていくものと考えられます。

研究

表1 因果推論の方法

	長所	短所
ランダム化比較試験	・未知のものを含むすべての交絡が調整されている。群間でアウトカム（たとえば生命予後）に違いがあれば，その差は割り付けられた治療によりもたらされたと考えられる（内的妥当性が高い）。	・試験の適格基準に該当し，試験に参加した患者でのデータになるので，結果の一般化ができない（外的妥当性が低い）。たとえば，もっと状態の悪い患者では結果が異なるかもしれない。 ・緩和ケアでは実施が難しい場合が多い（重篤・意識障害のため同意能力がないなど）。
多変量解析	・実臨床のデータを解析することができる。	・モデルに組み入れられる交絡因子の数に制限がある。 ・未測定の交絡を補正できない。
傾向スコア	・実臨床のデータを解析することができる。 ・マッチング・重みづけを実施することにより，患者背景をそろえた比較が可能である。 ・傾向スコアのモデルに組み入れられる交絡因子の数には制限がない。	・未測定の交絡を補正できない。 ・傾向スコアがマッチしない症例は除外される（マッチング），傾向スコアが極端に高い/低い症例の影響を受けやすい（重みづけ）などバイアスが生じる可能性がある。

Clinical Implications
臨床での意義

　この研究の臨床的意義です。

　まず，注意点。「鎮静は生命予後を短縮しない」という結果は，すべて，緩和ケア専門施設で治療を受けている患者，死亡直前（と，さまざまな臨床指標から判断される）患者，治療抵抗性の身体症状（ほとんどが呼吸困難とせん妄）に対して行われた鎮静の結果です。したがって，緩和ケア施設で治療を受けていない患者（たとえば施設に入所している認知症の患者），全身状態の良い患者（痛みはあるが不可逆的な悪液質や臓器障害のない患者），身体的苦痛ではなく精神的苦痛のある患者（身体症状はないが生きている意味がないというつらさ）に対して用いられた場合のデータはないといえます（＝予後は縮みそうです）。

　本研究の臨床的意義は，肺転移による低酸素に伴う呼吸困難に対して鎮静を行った場合，肝不全や腎不全など臓器不全を伴うようなせん妄に対して鎮静を行った場合，鎮静したせいで生命予後が短くなることはない，とおおむねいえるだろう，ということです。したがって，臨床家はそのような場合に鎮静を行っても寿命が縮まっていないと家族にきちんと説明することで，家族が「自分が決めたせいで患者の命を短くしてしまった」という自責感をもたないようにすることにつなげられます。一方，どんな患者に対しても，特に精神的苦痛の強い患者に鎮静を行う時にも予後を短縮しないと主張するのは「広げすぎ」です。鎮静を受ける家族のケアについては別論文を参照してください[7, 8]。

✔ 臓器障害を伴う緩和できない苦痛に対して鎮静を行った時，
「生命予後を短くすることはない」と，家族に安心を与える。

 ✔ 経口摂取のできていた臓器障害のない患者の精神的苦痛に対して
鎮静を「命は縮まらない」と考え熟慮せずに行う。

文献

1）Maeda I, Morita T, Yamaguchi T, et al：Effect of continuous deep sedation on survival in patients with advanced cancer（J-Proval）：a propensity score-weighted analysis of a prospective cohort study. *Lancet Oncol* **17**（1）：115-122. 2016. doi：10.1016/S1470-2045（15）00401-5.［Epub 2015 Nov 29］

2）Baba M, Maeda I, Morita T, et al：Survival prediction for advanced cancer patients in the real world：a comparison of the Palliative Prognostic Score, Delirium-Palliative Prognostic Score, Palliative Prognostic Index and modified Prognosis in Palliative Care Study predictor model. *Eur J Cancer* **51**（12）：1618-1629, 2015. doi：10.1016/j.ejca.2015.04.025.［Epub 2015 Jun 11］

3）Maltoni M, Scarpi E, Rosati M, et al：Palliative sedation in end-of-life care and survival：a systematic review. *J Clin Oncol* **30**（12）：1378-1383, 2012. doi：10.1200/JCO.2011.37.3795.［Epub 2012 Mar 12］

4）Maltoni M, Pittureri C, Scarpi E, et al：Palliative sedation therapy does not hasten death：results from a prospective multicenter study. *Ann Oncol* **20**（7）：1163-1169, 2009. doi：10.1093/annonc/mdp048.

5）森田達也：苦痛緩和のための鎮静と安楽死のグレーゾーン─国際的な議論，再び．緩和ケア　**25**（6）：504-512, 2015

6）森田達也，白土明美：死亡直前と看取りのエビデンス．医学書院，pp65-68, 2015

7）Bruinsma SM, Rietjens JA, Seymour JE, et al：The experiences of relatives with the practice of palliative sedation：a systematic review. *J Pain Symptom Manage* **44**（3）：431-445, 2012. doi：10.1016/j. jpainsymman. 2011.09.006.［Epub 2012 Jun 1］

8）Morita T, Ikenaga M, Adachi I, et al：Family experience with palliative sedation therapy for terminally ill cancer patients. *J Pain Symptom Manage* **28**（6）：557-565, 2004

※本稿は前田一石（大阪大学医学部附属病院オンコロジーセンター　緩和ケアチーム）との共著です。

研究

7 ネットワークメタアナリシスは万能か？

✔ ちらほらみるようになったネットワークメタアナリシスの論文をみてみますが，主旨としては，結果だけみて，なんか「科学的」らしいことにだまされないようにしようよ！です。

Key Articles[1, 2]

Wu YC, Tseng PT, Tu YK et al:Association of Delirium Response and Safety of Pharmacological Intervention for the Management and Prevention of Delirium. A Network Meta-analysis. *JAMA Psychiatry* 76 (5)：526-535, 2019.doi:10.1001/jamapsychiatry 2018.4365.Epub.2019.Feb.27

Sridharam K, Sivaramakrishnan G：Drugs for Treating Opioid Constipation：A Mixed Treatment Comparison Network Meta-analysis of Randomized Controlled Clinical Trials. *J Pain Symptom Manage* 55 (2)：468-479, 2018. doi:10.1016/j painsymman. 2017.08.022.Epub.2017.Sep.15

「ネットワークメタアナリシス」…なんか近未来的〜と思うのですが，原則を知っていないと臨床的に「ええ？」という選択をしてしまいそうになるので，今回は少し辛口です。

▶対象と方法

せん妄に対する薬物療法のネットワークメタアナリシス

せん妄に対する治療と予防に関するプラセボ比較試験か薬物同士のランダム化比較試験を収集しました（この原稿では治療のほうのみを扱います）。157の文献が候補になり，結果的に20のランダム化試験が条件を満たしました。適格になったランダム化試験について，それぞれの論文で定義された「有効率」について，プラセボを対照とした場合の効果としてオッズ比で算出しました。

オピオイド誘発便秘症（OIC）に対する末梢性ミューオピオイド拮抗薬（PAMORA）のネットワークメタアナリシス

こちらは，原疾患は問わずオピオイド誘発便秘症（opioid-induced constipation；OIC）に対して末梢性ミューオピオイド拮抗薬を使用したランダム化試験を探しに行って，候補となった218試験のうち21試験を対象としています。効果は下剤を使わずに排便した回数（rescue free bowl movement；RFBMと書いていますが，spontaneous bowel movement；SBMということのほうが多いかな）です。（すべての事象を含んだ）「副作用」も評価しています。どうでもいいことですが，このサブタイルを略語だけで書くと，「OICに対するPAMORAのNMA」ということになり，もはや人間の言葉ではない気がするので，略語はなるべく使わないようにしましょう。

研究

図1 薬物療法のせん妄の発現に対するネットワークメタアナリシス

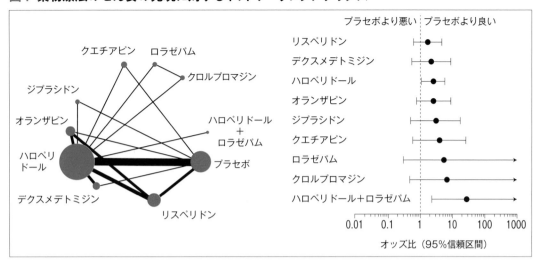

▶結　果

　せん妄のほうの結果を**図1**に，OICのほうの結果を**図2**に示します。

　いずれも，●の大きさは対象となった患者の数を示していて，線で結ばれているところは直接の比較試験があるところです。線のつながっていないところは，直接の試験がないところということになります。オッズ比はプラセボに比較した有効率で，1を超えていると効果があり，数値が大きいほど効果があったということになります。

　せん妄では，ハロペリドールが試験に使われていることが圧倒的に多くて，プラセボ，リスペリドン，クエチアピンがまあまあはありそうなことが分かります（**図1**）。今回話題にするハロペリドールとロラゼパムの併用はほんのちょこっとの患者数の試験がハロペリドールとの比較で行われているということが図を見ると分かります。さて，効果のほうは，数の少ない試験は信頼区間の幅が広く，数が多い試験は幅が狭いのですが，一番下，「ハロペリドールとロラゼパムの併用」の効果が一番ありそうだと結論しています（**図1**）。これを受けて，著者らは，結論のところで，「This network meta-analysis demonstrated that haloperidol plus lorazepam might be the best treatment for delirium（ハロ

ペリドールとロラゼパムの併用がせん妄には最もよい治療である可能性がある）」としています。

　オピオイド誘発性便秘症では，結果的に薬剤間の比較がなかったので，すべてプラセボ試験の比較になっています（**図2A**）。効果はメチルナルトレキソンの注射（日本では治験で有害事象があり開発が中止されました）が一番，次にナルデメジンのような並びになりました（幅が広いですが。**図2B**）。副作用はナルデメジンが最も多くなりました（**図2C**）。

▶背景までよく分かる解説

ネットワークメタアナリシスとは？

　「あんなに細かく患者集団もアウトカムも規定したのに，大ざっぱに効く・効かないでメタ分析されるとクラクラする」とかなんとか，臨床試験系の先生がつぶやいているのを聞くことがあります。緩和ケア業界でもメタ分析が多くなっているのですが，本当に一緒に解析していい研究なのか？という視点が大事だということが，今回の焦点です。

　ネットワークメタアナリシスは，ちょっと聞きなれない言葉だと思いますが，「3つ以上の介入をつないで，3つ以上のランダム化試験から構成されるメタアナリシス」が定義のようです。従来のメタ分析

図2 オピオイド誘発性便秘（OIC）に対するネットワークメタアナリシスの結果

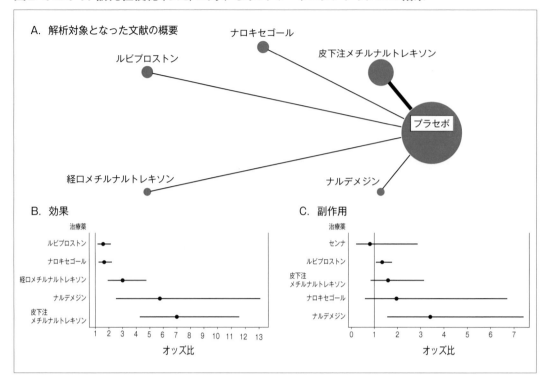

A. 解析対象となった文献の概要

ナロキセゴール
皮下注メチルナルトレキソン
ルビプロストン
プラセボ
経口メチルナルトレキソン
ナルデメジン

B. 効果

治療薬
ルビプロストン
ナロキセゴール
経口メチルナルトレキソン
ナルデメジン
皮下注
メチルナルトレキソン

1 2 3 4 5 6 7 8 9 10 11 12 13
オッズ比

C. 副作用

治療薬
センナ
ルビプロストン
皮下注
メチルナルトレキソン
ナロキセゴール
ナルデメジン

0 1 2 3 4 5 6 7
オッズ比

図3 ネットワークメタアナリシス

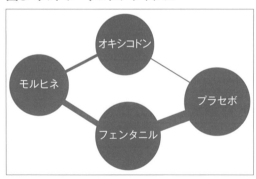

オキシコドン
モルヒネ
プラセボ
フェンタニル

と比べて良いことは，直接比較した試験がなくても他の薬剤を介して比較できる，ということです。オピオイドで書いてみると，モルヒネ，オキシコドン，フェンタニル，プラセボで（突出痛に対して）効果がどれくらい違うかに関心があるとします（**図3**）。モルヒネとプラセボを比較する試験は昔々のことなので行われていませんし，これからも行われなさそうです。一方，フェンタニル舌下錠は最近のFDA（food and drug administration；アメリカ食品薬品局）の傾向からして，プラセボ比較試験を行っ

て薬効があることを示してマーケットに出すことを前提としています（既存薬との比較ではなく）。そうすると，どの領域でも，「新しい薬剤vs.プラセボ」のランダム化試験は多くあるけれど，モルヒネのような「古典的な薬剤vs.新しい薬」の比較試験や，「古典的な薬剤vs.プラセボ」はあまりデータがないという感じになってきます。それで，ネットワークメタアナリシスの利点として，ほかの薬剤を経由して各薬剤の対プラセボの効果も推定できそうだというロジックになります。

対象患者やアウトカムがばらばらのネットワークメタアナリシスは危険な面がある

ネットワークメタアナリシスは一見魔法の方法のようですが，潜在的な危険な面があります。つまり，対象となる研究を広げた分，解析される研究がすべて「同じような研究」でないのに，あわせて解析してしまう可能性があります。つまり，少数の異質な研究に全体の結果が引っ張られてしまう可能性があり，これを研究の類似性（⇔異質性）といいま

表1 解析された研究の一覧：アウトカムの定義が1つだけ大きく異なっている

著者 掲載雑誌	比較された治療	対象患者	アウトカム
プラセボとの比較			
Agar MR（2017） *JAMA Intern Med*	リスペリドン ハロペリドール プラセボ	緩和ケア	RASS＝0（せん妄なし）
Reade MC（2016） *JAMA*	デクスメデトミジン プラセボ	ICU	CAM-ICUでせん妄なし
Page VJ（2013） *Lancet Respir Med*	ハロペリドール プラセボ	ICU	CAM-ICUでせん妄なし
Hakim SM（2012） *Anesthesiology*	リスペリドン プラセボ	術後	DSM-IVでせん妄なし
Devlin JW（2010） *Crit Care Med*	クエチアピン プラセボ	ICU	臨床診断でせん妄なし（no longer demonstrate signs of delirium）
Overshott R（2010） *Int Psychogeriatr*	リバスチグミン プラセボ	一般病棟	CAMでせん妄なし
Tahir TA（2010） *J Psychosom Res*	クエチアピン プラセボ	一般病棟	DRS-R-98でのせん妄の改善
Hu H（2006） *Chinese Journal of Clinical Rehabilitation*	オランザピン ハロペリドール	一般病棟	臨床診断でせん妄の改善（completely alleviated and significantly improved）
薬剤と薬剤の比較			
Hui D（2017） *JAMA*	ハロペリドール ハロペリドール and ロラゼパム	緩和ケア（死亡直前期）	RASS低下（実際上はRASS－3＝意識がなくなっている）
Bakri MH（2015） *Anaesthesia, Pain and Intensive care*	デクスメデトミジン オンダンセトロン ハロペリドール	一般病棟	ICDSC scaleで4点以上のせん妄の改善
Maneeton B（2013） *Drug Des Devel Ther*	クエチアピン ハロペリドール	一般病棟	DRS- R-98 が50%以上低下のせん妄の改善
Tagarakis GI（2012） *J Cardiothorac Surg*	オンダンセトロン ハロペリドール	術後	臨床診断でせん妄なし（No delirious after the pharmaceutical application）
Grover S（2011） *J Psychosom Res*	リスペリドン オランザピン ハロペリドール	一般病棟	DRS-R-98 で10点未満（せん妄なし）
Girard TD（2010） *Crit Care Med*	ハロペリドール ジプラシドン プラセボ	ICU	CAM-ICUでせん妄なし
Kim SW（2010） *Hum Psychopharmacol*	リスペリドン オランザピン	一般病棟	DRS- R-98 が50%以上低下のせん妄の改善
van Eijk MM（2010） *Lancet*	ハロペリドール ハロペリドール and リバスチグミン	ICU	CAM-ICU でせん妄なし
Reade MC（2009） *Crit Care*	デクスメデトミジン ハロペリドール	ICU	臨床診断でせん妄の改善（calm and no need for restraint）

Lee KU (2005) *Int Clin Psychopharmacol*	アミスルプリド クエチアピン	一般病棟	DRS-R-98 が 50％以上低下のせん妄の改善
Han CS (2004) *Psychosomatics*	ハロペリドール リスペリドン	一般病棟	DRS-R-98 が 50％以上低下のせん妄の改善
Breitbart W (1996) *Am J Psychiatry*	ハロペリドール クロルプロマジン ロラゼパム	HIV脳症	DRS-R-98 が 10以下（せん妄なし）

RASS：Richmond agitation-sedation scale
CAM：the confusion assessment method
DSM：diagnostic and statistical manual of mental disorders

す。研究が類似であるというためには，対象集団が同じで，同じアウトカムでなければいけません。

　緩和ケアではここが難しいところで，ICUのせん妄患者はがんのせん妄患者と同じなのか，がんのせん妄でも臓器不全に伴うせん妄（俗にいう終末期せん妄）は普通のせん妄と同じに扱っていいのか，意見が分かれそうです。アウトカムにしても，せん妄がなくなったということは，どれで測ってもまあ同じな気がします（CAMでもDSMでも）が，せん妄の重症度が減ったこととせん妄から回復した（せん妄がなくなった）ことは同じアウトカムとして考えていいのか，終末期せん妄で（治せないので，やむを得ず）患者が眠れることをゴールに置くことはありますが，これはICUでせん妄が治ったことと同じエンドポイントとしていいのか，これも意見は分かれるところでしょう。

せん妄の薬物療法のメタアナリシスの問題点：異質性

　せん妄の薬物療法のメタアナリシスをみて筆者が「え？」と思ったのは，ハロペリドール／ロラゼパムの併用を最も効果の高そうな治療として結論にしていたことです。この研究のおおもとはHui Dが行った，死亡前のせん妄でハロペリドール単剤で落ち着かない患者に対して，「眠る」ことを目的としてロラゼパムを単回投与したら，ハロペリドールだけ使っているよりも「眠れた」という研究です[3]。「眠れた」であって，「せん妄が回復した」わけではなく，その後多くの患者が死亡しています。薬物的に睡眠薬を投与したら数時間患者が眠れた

というだけなので，薬学的には，それはそうだろうともいえます。終末期の緩和できないせん妄に対して，就眠を目的とするというセッティングで行われた研究と，ICUでせん妄を生じさせずに早く回復させるセッティングで行われる研究を一緒にしていいのかな？　が，筆者の感じた最初の違和感でした。たとえば，ICUセッティングでも同じように「眠る」を目的とするならば，ロラゼパムを投与すれば患者は眠るでしょうが，ICUや術後ではなるべく鎮静を浅くすることで術後の回復を早めたいという意図がありますから，終末期せん妄での眠るとは状況が違いそうに筆者には感じられます。

　で，今回レビューされた個々の研究を一覧にしてみました（**表1**）。ほとんどの研究が，「せん妄の回復」をエンドポイントにしています。回復の定義はいろいろで，CAM（the confusion assessment method）でせん妄でないことを示すもの，DSM（diagnostic and statistical manual of mental disorders）を満たさないとするもの，DRSが閾値以下になったとするものなどいろいろですが，いずれにしろ，「せん妄が治っている」を前提としています。ハロペリドール／ロラゼパムの研究は，RASS（Richmond agitation-sedation scale）が−3と眠ることですので，「就眠が目標」の研究が入ることはやはり違和感が強いですよねぇ…。同時期に行われたオーストラリアの緩和ケア領域の試験は，せん妄を治すことをエンドポイントにしていますから，その判断はRASS＝0にしており，これは妥当だと思います。ありていにいえば，もし，眠ることが目的なら，他の研究でもロラゼパ

研究

ムを投与すれば，その時は（数時間は）もちろん就眠はできるでしょうが，それが本来的なエンドポイントではないという考えになっていると思えるので，分析した研究の類似性として問題があるように思います。

オピオイド誘発性便秘症の薬物療法のメタ分析の問題点：「副作用」って何？

こちらでは，研究の異質性ということはないのですが，「副作用」のメタ分析がちょっと気になります。効果があるのはメチルナルトレキソンの注射薬であるのは当たり前といえば当たり前で，「打てばその場で確実に効く状況」を想定して開発された注射薬で，便秘がとてもひどい時に単発で投与することを前提としています。長期投与するわけではないので，開発された意図からして効果は最も高そうです。

副作用についても，ナルデメジンが多いとあり，図だけ見ると「ナルデメジンって副作用が多いんだ〜」と思いますが，実際に報告されている「副作用」のほとんどが下痢，つまりは，効果があったということを示しているだけともいえます。思いがけない便通以外の副作用がすごく多い，というわけではないです。副作用を十把一絡げにしてしまうと，へんに解釈する人がいそうだなぁと思います。

{ *Clinical Implications* }
臨床での意義

せん妄に関しては，前記のように，どんなせん妄にもハロペリドールとベンゾジアゼピンを併用すればせん妄が早く治るぜ！ ということではないので，特に，回復が目的の場合にベンゾジアゼピンを併用するほうがいいとまではいえないというところが妥当なところでしょう（結論は"might"で弱めてありますが）。もともとの研究の対象から考えて，死亡直前期で就眠が目的であれば，ハロペリドールとベンゾジアゼピンを併用することは理にかなっていると思います。

オピオイド誘発性便秘症に関しては，「副作用が多い」からナルデメジンを使用しない，というのは副作用の中身を考えなさすぎで，ナルデメジンの主たる副作用は下痢ですから，臨床上はほかに使っている下剤を減量するなどして効きすぎに注意して使用すればよいといえます。

✔ 死亡直前期で就眠が目的であれば，ハロペリドールとベンゾジアゼピンを併用する。
✔ ナルデメジンの主たる副作用は下痢なので，効きすぎに注意して使用すればよい。

✔ どんなせん妄にもハロペリドールとベンゾジアゼピンを併用する。
✔ 「副作用が多い」からナルデメジンを使用しない。

研究

文献

1) Wu YC, Tseng PT, Tu YK, et al：Association of Delirium Response and Safety of Pharmacological Intervention for the Management and Prevention of Delirium. A Network Meta-analysis. *JAMA Psychiatry* **76**(5)：526-535, 2019.doi:10.1001/jamapsychiatry. 2018.4365. ［Epub.2019.Feb.27］

2) Sridharam K. Sivaramakrishnan G.：Drugs for Treating Opioid-Induced Constipation：A Mixed Treatment Comparison Network Meta-analysis of Randomized Controlled Clinical Trials. *J Pain Symptom Manage* **55**(2)：468-479e1., 2018. doi:10.1016/j. jpainsymman. 2017.08.022. ［Epub.2017.Sep.15］

3) Hui D, Frisbee-Hume S, Wilson A, et al：Effect of Lorazepam with Haloperidol vs Haloperidol Alone on Agitated Delirium in Patiens with Advanced Cancer Receiving Palliative Care.A Randomized Clinical Trial. *JAMA* **318**(11)：1047-1056, 2017. doi:10.1001/jama.2017.11468.

研究

8 「やめどき」研究とは何か？

✔ 誰もが悩む「やめどき」に関する無作為化比較試験を扱います。「やめどき研究」と呼ばれます。

Key Article[1]

Kutner JS, Blatchford PJ, Taylor DH Jr, et al：Safety and benefit of discontinuing statin therapy in the setting of advanced, life-limiting illness; a randomized clinical trial. *JAMA Intern Med* 175（5）：691-700, 2015. doi: 10.1001/jamainternmed.2015.0289.

「やめどき」は，緩和ケア（というかターミナルケア）において，非常に重要なテーマです。緩和ケアでは「いつまで続けるべきか」「いつやめてもいいのか」は，切実な問題です[2]。

「糖尿病の薬はいつまで続けたらいいのか」「胃潰瘍の薬は，高血圧は…」。より終末期だと，「痙攣の予防薬を飲めなくなったらどうするか」「ステロイドはどうするか（日本だと注射に変えている施設が多いと思いますが，外国では内服できないとそのままやめる場合もあります）」「NSAIDs（非ステロイド性消炎鎮痛薬）使用時のPPI（プロトンポンプ阻害薬）はどうするか…」。少し話題になったテーマでは，「経口抗がん剤（分子標的治療薬）はどうするのか…」（タルセバは継続したほうがいいとの比較試験があります）。

このように，「やめどき」には多くのテーマがあり，切実な課題である割に，ほとんど分かっていませ

ん。ここでは，高脂血症治療薬を終末期に中止する群と継続する群とを比較した無作為化比較試験を紹介します。

米国で初めての本格的な多施設の無作為化比較試験研究で，オーストラリアのCurrowと仲良しのAbernethyが立案計画したものです。共著者に，Portenoy RK（*Journal of Pain and Symptom Management*の編集長）やVon Gunten CF（*Journal of Palliative Medicine*の編集長）の名前もあります。

▶ 対象と方法

無作為化比較試験で，米国の15の緩和ケア研究ネットワークで実施されました。患者の同意（認知機能障害のある患者の場合は代諾者の同意）を得て，高脂血症治療薬を中止する群と，継続する群とに無作為に割り当てられました。

対象患者は，「なるべく広く対象とする方針」としています。「終末期患者」の適格基準を設けるというのは，なかなか決まった方法がありませんが，この研究では**surprise question**（「**この患者が1年以内に亡くなったとしたら驚きますか**」）を使用しています。「surprise question」はもともと，イギリスのGold Standard Frameworkでadvance care planningの必要な患者をみつけるための臨床ツー

研究

ルとして使用されていたものですが，死亡する患者をみつける感度（sensitivity）が高いことが分かってきたので，実証研究の適格基準に使用されるようになりました。国内でもsurprise questionの感度が90％以上あることが確かめられています[3]。

　対象患者は，がん患者だけではなく，半数ががん患者，半数が非がん患者になりました。

　主要評価項目は生存期間で，**副次評価項目**としてQOLを，マギルの調査票（McGill Quality of Life Questionnaire）で取得しました。また，症状は，ESAS（Edmonton Symptom Assessment System）9項目に，高脂血症治療薬の副作用として筋肉痛・筋脱力・頭痛・発熱4項目を追加したものを用い，さらに，処方薬の量と費用を取得しました。QOLは24週まで7回（！）取得しています（**表1**）。

　主要評価項目の生存期間については，当初のプロトコールで生存日数の比較が計画されていて，対象患者の平均生存日数を13週として，2週間の差（がないこと）を検出するために必要な患者数が1,200人（各群600人）とされていました。

　ところが，（生存日数が予想のとおり入ってくるか分からなかったので，最初から中間解析が計画されていて）中間解析をしたところ，試験に実際に登録された患者の生存期間の中央値は9カ月と，最初の想定よりも非常に長いことが分かりました。

　そこで，サイズ計算をし直したところ，生存期間の2週間の差（がないこと）をみようとすると，必要な患者数が3万人以上になってしまったので，途中でプロトコール改訂を行い，「60日以内に死亡する患者の割合が5％以上増えないこと」を仮説検定することとしました。

　この研究では，ここで学ぶことが2つあります。1つは，（初学者としては）この研究は「**非劣性試験**」（高脂血症治療薬を中止しても，寿命が縮まらないことを検定するもの）だということです。非劣性試験は，一般的に，「何よりも上回る」ことを検出しようとする試験よりも，多くの症例を必要とし，解析も複雑です。

　「AがBよりも○％上回る」ことを検定しようとし

表1　QOL・身体症状・処方薬の量と費用

	中止群	継続群	*P*
QOL[*]			
合計得点	7.11	6.85	0.04
身体サブスケール	5.43	5.51	0.64
身体症状[†]			
基本の9項目	25.2	27.4	0.13
治療薬副作用の4項目	7.0	7.2	0.71
処方薬の量	10.1	10.8	0.03
費用軽減（ドル／日）	3.37	—	

[*] McGill Quality of Life Questionnaire　　　（文献1より）
[†] Edmonton Symptom Assessment System

て有意差がなかったことは，「AとBとが○％以内で差がない」ことと同じではないことに注意してください。もし，「何かはこれと同じくらい有効」ということを研究したいと思っている読者がいれば，それは非劣性試験ですから，検定方法は難しいと理解しておく必要があります。

　もう1つは，最初からどのような対象が登録されるか，いまひとつ分からなかったので，中間解析を最初から想定して，**主要評価項目を変更したこと**です。「こういうことがないように，前調査を十分に行ってから本試験を組むべきだ」という意見もあると思いますが，実際には，時間や費用の点から（あるいは予備調査を行ったとしても，結局本試験で同じ患者が登録されるとは限らないことから），このような試験が増えています。

　検証的な比較試験を組む時に，これまではいわゆる2相（対照群のない介入群だけの試験）を行ってサイズ計算をしていました。しかし，結局，自然効果も分からないと，介入群だけの結果から行ったとおりには，本試験で患者が登録されないことが多いので，予備試験も無作為化を行うことがあります。

▶結　果

　さて，結果です。やり直したサイズ計算での360名に従って，381名が登録されました。36％がホスピスに登録されていますが，Karnofsky per-

研究

formance statusの平均値が50前後，生存期間の中央値が30週（210日）前後ですから，「非常に終末期」というよりは，少し余裕のある患者が対象になりました。

「60日以内に死亡する患者の割合」は，高脂血症治療薬を中止した群で23.8%，継続した群で20.3%でした。この差の95%信頼区間は-3.5〜10.5%でしたので，信頼区間の上限値が5%以内に収まらなかったので，非劣性は証明されませんでした。

少し分かりやすくいうと，継続群（コントロール群）で20.3%死亡の割合です。中止すると，死亡割合は23.8%ですから「3.5%増加」しています。この「3.5%増加した」という「3.5%」の真の値がどれくらいにあるかを予測するのが，**95%信頼区間**です。

信頼区間は，症例数の関数であり，症例数が大きいと信頼区間は小さく，症例数が小さいと幅が広くなります（直感的に，「あなたは今の総理大臣を信頼しますか?」という質問に10人の回答を得ただけだと，人数を増やすとまだ%は変わりそうですが，1万人に聞くと%はもうそれ以上変わらなそうですよね。これを計算するのが信頼区間です）。

今回の「3.5%増加」の信頼区間が「-3.5〜10.5%」ですので，ひょっとすると，（症例数をさらに増やすと）-3.5%になる（=中止したほうが生存期間が長くなる）かもしれないけれど，10.5%になる（=継続していると20%の死亡だけれど，やめると30%の死亡になるかもしれない）ということです。**この増える幅が5%未満に収まれば，「やめても生存期間に変わりはない」との結論が得られ，非劣性が証明されたといいますが，今回は非劣性は示せなかったということになります。**

両群の生存期間は**図1**のようになり，群間差はありません（が，前述のとおり，そもそも検出できるだけのサイズが小さいので，生存期間の比較はあくまでも副次的評価です）。「新しい心血管イベントまでの日数」も，副次評価項目として取得していますが，新しいイベントを起こしたのは24名（6%）にすぎないので，これはサンプルサイズからみて

図1　両群の生存期間

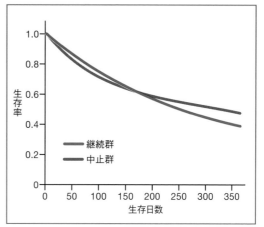

（文献1より）

検出力が不足しており，よほど大きな差がないと「有意」にはなりません（数の少ない事象をエンドポイントとする時は，相当多い患者数が必要で難しいです）。

生存期間以外の副次評価項目では，McGill Quality of Life Questionnaireの心理社会的サブスケールに差がついたようですが，身体症状にははっきりした差がありませんでした（**表1**）。（当たり前かもしれませんが）高脂血症以外の内服薬の数も少なくなり，費用は下がりました。下がった費用は1日あたり3.37ドルで，生存期間を合計すると716ドルとのことです（これが大きいのか小さいのかはその人次第か…）。

▶EBM(evidence-based medicine) とSDM(shared-decision making)

この研究の要約は，（非劣性が証明されたわけではないので，はっきりとはいえませんが）**「たぶん高脂血症薬をやめても著しい害があるということはなく，ひょっとしたらQOLが少し良くなって，内服する薬剤や医療費負担は減るよ」**というものです。

考察で目を引くパラグラフがあります。しばしばみるのですが，多数例を対象とした比較試験の「平均的な結果」を，どのように個々の患者に適用するかについての考察がされていることです。

研究

「How can we make a decision together about the management of your statin medication based on your personal wishes, circumstances, and the evidence?」と記載されています。ちょっとアレンジして訳すと，「今飲んでいるコレステロールの薬なんだけど，このまま続けるかやめるか，お医者さんのもっているデータで"ああなる""こうなりそう"っていうのはあるんですけど，大事なのは患者さんの考え方や大事にしていることだから，ちょっと相談していいですか」という感じでしょうか。「EBMとSDMをどうやって融合するか？」という論調をみかけるようになってきました。この2つのパラダイムは，別々に発展してきたものですが，結局，「集団を対象とした平均値の結果であるEBMを"その患者"に最もよく活かすために，どのようなSDMが必要か」という方法論はあまり論じられてきませんでした。

この論文でも，「これこれの研究結果があるから（全員が）こうするべき」と結論しているのではなく，研究知見を患者に活かすためには，「患者の価値観に合った選択をサポートするべき」としています。論文中の記載をまとめると，**「患者が，状態が悪く内服薬を飲むのが負担で，どちらかというと苦痛なく過ごせることを第1に希望しているなら，医師は，高脂血症治療薬をやめてもはっきりした害は出ないだろうし，むしろ精神的にも良いだろうから，やめることをサポートできる」**。一方，**「患者が高脂血症治療薬を続けたいと考えているなら，続けることで害はなかったことをこの研究からは示せる」**と記載しています。

比較試験で，ある結果が得られたとして，その

結果をそのまま目の前の患者に適用しても，患者が納得して幸せになるとは限りません。患者の価値観や大事にすることとのバランスを論じている点で，「緩和ケアっぽい比較試験（の解釈）」だと思います。

▶QOLが向上した理由/日本人への適用

この研究の中止した群でQOLが良くなっている理由は，いまひとつはっきりしません。特に，身体的QOLや身体症状にほとんど差がみられていないので，何かあるとすると，「余分な薬剤を飲まなくてもいい」精神的影響でしょうか。

本文中の「limitation」に記載がありますが，中止群にもともとベースラインで認知機能障害のあった患者が多かったため，ひょっとすると質問紙に回答できた患者に，系統的な差が生じた可能性があります。ほかに，盲検化されていないことや，もともとこの研究に参加する時点で「やめてもよい」患者だけが登録されていることにも注意が必要です。

「日本と違って，薬剤費の与える影響が精神的QOLに影響するほど大きいのか」とも少し思いますが，いずれにしろ，「高脂血症薬をやめるとQOLが良くなった」という結果は，副次評価項目でもあり，あまり強調されるべきではないでしょう。

また，この研究結果は日本人には当てはまるでしょうか。高脂血症や心血管イベントに関するリスクが異なるので，そのまま当てはめることは難しいと考えるのが普通でしょう。日本では日本の研究が必要です。

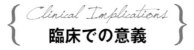

臨床での意義

本研究の結果は，検証試験が組まれたものの，登録された患者の生存期間から計算したサンプルサイズの影響で主要評価項目は変更され，しかも，新しく設定された主要評価項目についても，

非劣性は証明されませんでした。

　大まかにいえば，「高脂血症薬をやめても，おそらく60日以内の死亡が10％以上増えることはなく（20％ vs. 30％以下），医療費や精神的QOLで利益があるかもしれない」というものです。この集団での結果を個人の患者に適用するには，患者の価値観，特に，「1錠飲むだけなら負担にならないので続けておく」か，「そんなに効果に差がないなら，飲むのも負担だからやめたい」かを聞くことが不可欠ということでしょう。緩和ケアっぽく，もやっとしますが，それでも，その判断の基準となる「エビデンス」を手に入れた分，「もやっ」を少し自信をもってナビゲートできるのかなと思いますが，皆さんはどう思われますか？

✔ 高脂血症治療薬を続けるか中止するかは，
　患者の価値観や大事にしていることを踏まえて，相談して決める。

✔ 「高脂血症治療薬を続けたほうが心筋梗塞などのリスクが減る」といって，
　終末期でも一律に継続を勧める。

✔ 「高脂血症治療薬を中止しても心筋梗塞などのリスクは大きくは増えず，
　費用や生活の質が向上する」といって，終末期に一律に中止を勧める。

文献
1）Kutner JS, Blatchford PJ, Taylor DH Jr, et al：Safety and benefit of discontinuing statin therapy in the setting of advanced, life-limiting illness；a randomized clinical trial. *JAMA Intern Med* **175**（5）：691-700, 2015. doi: 10.1001/jamainternmed. 2015.0289.
2）森田達也，木澤義之，田村恵子 編：緩和ケア臨床 日々の悩む場面のコントラバーシー――続けるのかやめるのか，治療するのかしないのか，難しい場面でわたしはこうしている．緩和ケア **25**（Suppl）：2-214, 2015
3）Hamano J, Morita T, Inoue S, et al：Surprise questions for survival prediction in patients with advanced cancer；a multicenter prospective cohort study. *Oncologist* **20**（7）：839-844, 2015. doi: 10.1634/theoncologist. 2015-0015.［Epub 2015 Jun 8］

研究

9 基礎研究と臨床の困りごとはつながるか？

> ✔ 意外と知られていない「モルヒネはがんの成長を促進する」らしい基礎の知見と，臨床をつなぐ
> 研究を読んでみます。「そこでつながるか〜」という気になります。

Key Article[1]

Janku F, Johnson LK, Karp DD, et al：Treatment with methylnaltrexone is associated with increased survival in patients with advanced cancer. *Ann Oncol* **27**(11)：2032-2038, 2016. doi：10.1093/annonc/mdw317

「モルヒネはがんの成長を促進する」という知見が基礎から出されるようになってきたのが2007〜08年頃からになります。臨床のデータベース研究では「オピオイドは生命予後に影響しない」と重ねていわれているものの，こういった基礎の知見をどのように臨床に反映するべきか戸惑っていたところに，方向性を示唆する，臨床的にというより科学的に興味深い研究が公開されましたので，読んでみます。

これは研究の知見そのものがどうということではなく，自分の考えの枠にとらわれずに新しい考えを試していくという姿勢をみてもらえればよいと思います。

▶ 対象と方法

本論文は，メチルナルトレキソンの便秘に対する効果を示した比較試験の2次解析で，患者の生命予後をエンドポイントにして解析し直したもので

す。解析はもともと計画されていたものではなく，後日行われたもので，結果が本当かどうかはまだ分からない水準の解析方法ということになります。

メチルナルトレキソンとは，通常の下剤でうまく対応できない便秘に対して使われる末梢性のμオピオイド受容体拮抗薬です。痛みをブロックする中枢では働かずに，便秘を起こしている腸管でのみ働いて便秘を特異的に改善します。世界で使用されるようになってきました。

対象は進行がん患者229名と，がん以外の患者134名で，いずれもオピオイドによる便秘があり，通常の下剤では治療が難しかった患者です。生命予後がエンドポイントというわけではないので，生命予後を規定する要因についてそろえて取得しているわけではないところが痛いところです。年齢，性別，がん種，アルブミン値くらいが取得されていますが，「臨床病期IV期の肺がん」などのように規定された患者がリクルートされたわけではありません。

患者はメチルナルトレキソンかプラセボの治療を受け，数週間のみフォローアップされました（便秘が治ったかどうかが関心のため，死亡までフォローする予定があったわけではないからです）。

データベースから，メチルナルトレキソン/プラセボを内服してから死亡までの期間を取得して，比較

図1 メチルナルトレキソンの投与の有無による
　　生命予後の差：がん患者

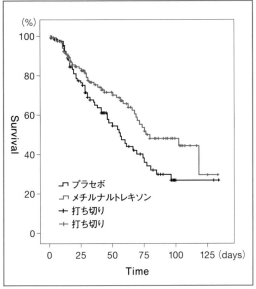

図2 メチルナルトレキソンの投与の有無による
　　生命予後の差：非がん患者

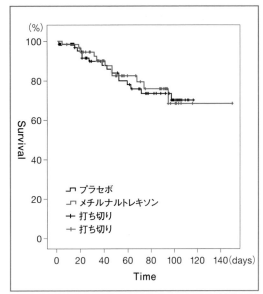

（文献1より）

（文献1より）

しました。患者背景での違いは，Cox回帰分析で補正したり，（患者数が少なくなりますが）がん種を固定して層別の解析を行ったりしました。がん患者と非がん患者で大きく分けた解析を行っています。

▶ 結　果

　がん患者は229名（117名がメチルナルトレキソン，112名がプラセボ），非がん患者は134名（62名がメチルナルトレキソン，72名がプラセボ）でした。

　ランダム化してありますので，背景で年齢，性別，原疾患，アルブミン値に明らかな群間差はありませんでした。がんでは，肺がんが25%，次いで（臨床試験に登録しやすい，全身状態が比較的安定している）前立腺がんが13%，乳がんが10%，膵臓がんが7%でした。非がんでは，COPD（chronic obstructive pulmonary disease：慢性閉塞性肺疾患）が29%，動脈疾患が27%，神経疾患が12%，心不全が12%でした。

　さて，研究の主たる結果は1つしかありませんが，図1に示すように，がん患者ではメチルナルト

レキソンの投与を受けた患者のほうが予後が良く，対照群では56日（95%信頼区間43〜69日）に対して，メチルナルトレキソン投与群では76日（43〜109日）と，20日程度の延長が認められました。興味深いことに，非がん患者ではこのような差は認められませんでした（図2）。

　生命予後への影響は，患者背景を調整してもこの傾向は確認され，がん種別の層別解析では膵臓がん患者で生命予後が延長する傾向が確認されました。

▶ 背景までよく分かる解説

「意外な知見」の価値

　この研究の価値を理解するには，この10年ほど話題になっている基礎領域での研究を知っている必要があります。

　もともと，「麻薬を使ったら寿命が縮まるのか」という問題は，緩和ケア領域では昔からある課題でした。これは古く戦時中には，痛みが激痛になってからモルヒネを大量に注射すると，（死亡直前の）患者が死んでしまうという臨床体験があったわ

研究

けですが，そこに，Twycrossをはじめとしてオピオイドを少量ずつ定期投与すると「患者の具合も悪くしないし，痛みが取れるじゃん！」という発見をもたらしたわけです。ブロンプトンカクテルの時代です。この検証として，緩和ケア領域では，終末期のオピオイドの使用は患者の生命予後を短縮しない（しなさそうだ）とする観察研究が繰り返して発表されています[2]。しかし，これらの研究は生命予後をエンドポイントとしているわけではないので，いろいろな疾患・いろいろな病期の患者が含まれているデータをもとにした観察になります。

　本論文に対するコメントで，今回の解析が行われた学術的背景が紹介されていますが，2016年前後，*in vitro*や*in vivo*（マウス）で，モルヒネの投与によってがんの進行が促進されるという基礎研究からの知見が出ていました[3]。疫学研究でも，術後に使用されるオピオイドによっては再発率が高いといった予備的な観察研究もちらほらみられるようになりました[3]。

　がん疼痛に対する治療の主体はモルヒネなどのオピオイドですが，それで「がんが進行している！」となると大ごとでもあり，社会的なインパクトが大きいために「どうすんねん」と話題になっていたわけです。そこに，2次解析ですが，メチルナルトレキソンを投与することで生命予後が延長するかも，という結果が示されたので話題となりました。

　「なんでこの論文が？」と思う論文に出合う時，背景というか，争点の流れを知っていると理解しやすくなります。そのためにも，普段から，どういうことが話題になっているのかの知識の蓄積が重要ですね。

相関がみられたことは因果関係があるということではない

　メチルナルトレキソンを内服していた群で生命予後が良かった，だから「メチルナルトレキソンを飲むと便秘が治るだけじゃなくて，寿命も延びる」と宣伝文句になりそうですが，科学的にはこれは正しくありません。今回の論文のタイトルをよーく見てください。「treatment with methylnaltrexone is associated with increased survival in patients with advanced cancer（メチルナルトレキソンによる治療は進行がん患者の生命予後が長いことに相関していた）」とされており，因果関係を示すような「メチルナルトレキソンの効果（effects of methylnaltrexone on patient survival）」や，「改善（methylnaltrexone improves patient survival）」とは表現されていません。これは医学論文としては非常に気を使うところで，「相関があった」と結論する場合には，まだまだ因果関係があるとはいえないよ，ということを示しています。「地方会くらいなら」とかいう言い方もなんですが，学術的な水準のあまり高くない学会では「メチルナルトレキソンで生命予後が改善した」とかいってしまっても許されるところもありそうですが，一流誌では，さすがにそうはいきません。

　今回は，さらに解析が予備的であることを示すために，unplanned post-hoc analysis（もともと計画していなかった，あとで思いついた解析）とも何度も紹介しています。また，もともと便秘が治るかどうかだけをみているので，患者の予後を長く追いかけておらず，半数は死亡イベントが生じていないままに解析されていることも限界です。

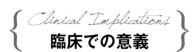

臨床での意義

この研究の臨床的意義です。

もともとこの研究を取り上げた意義は臨床的にどうこうということでもないのですが，「がん疼

研究

痛に対してはオピオイドを投与して，下剤は通常のものを使用する」という臨床を変えなければ
いけないというまでのエビデンスではないでしょう。実際，本論文の結論でも，「この知見は予備
的で仮説を立てるために行われたものであるので（hypothesis-generating），疼痛緩和が重要
な場面で現在の臨床を変える義務があるというところまでいうのは不十分である」としています。

　もし，もしもですが，患者がとても心配な方で，「動物実験でがんが進行すると聞いたからモル
ヒネは飲まない」と非常に強くおっしゃっていたら，（害がそうあるわけではないので）通常の下剤
ではなく，末梢性μ受容体拮抗薬を併用する選択肢を提示するのはありかもしれません。

　現状では，基礎実験でがんの進行を促進するという実験は確かにありますが，人間でもそうな
のかは確かめられていません。末梢性μ受容体拮抗薬を飲めばがんの進行が遅くなるとまでいっ
てしまうのは言いすぎ，というあたりが穏当な解釈ではあるでしょう。なので，「生命予後の延長
効果があるといって末梢性μ受容体拮抗薬をルーチンに投与するとまではいえない」というのが
穏当な考えかと思います。

✔ がん疼痛に対してはオピオイドを投与して，下剤は通常のものを使用する。
✔ 患者が動物実験の結果を非常に心配していて，モルヒネの内服を
　拒んでいる場合に，末梢性μ受容体拮抗薬を併用する選択肢を提示する。

- -

✔ 生命予後の延長効果があるといって末梢性μ受容体拮抗薬を
　ルーチンに投与する。

文献
1) Janku F, Johnson LK, Karp DD, et al：Treatment with methylnaltrexone is associated with increased survival in patients with advanced cancer. *Ann Oncol*　**27**（11）：2032-2038, 2016. doi：10.1093/annonc/mdw317.［Epub 2016 Aug 29］
2) Portenoy RK, Sibirceva U, Smout R, et al：Opioid use and survival at the end of life：a survey of a hospice population. *J Pain Symptom Manage*　**32**（6）：532-540, 2006. doi：10.1016/j.jpainsymman.2006.08.003.
3) Sjøgren P, Kaasa S：The role of opioids in cancer progression：emerging experimental and clinical implications. *Ann Oncol*　**27**（11）：1978-1980, 2016. doi：10.1093/annonc/mdw407.［Epub 2016 Aug 29］

研究

10 施策にもエビデンスは必要か？

✓ 最近 "いきなりな施策" が導入される日本の緩和ケア現場にとって，良い教訓となる「看取り
のパス（Liverpool Care Pathway；LCP）」を扱います。施策におけるエビデンスを考えるきっ
かけになればと思います。

Key Article [1]

Costantini M, Romoli V, Leo SD, Beccaro M,
Bono L, Pilastri P, Miccinesi G, Valenti D,
Peruselli C, Bulli F, Franceschini C, Grubich
S, Brunelli C, Martini C, Pellegrini F,
Higginson IJ, Liverpool Care Pathway Italian
Cluster Trial Study Group：Liverpool Care
Pathway for patients with cancer in hospital；
a cluster randomised trial. *Lancet*　383：226-
237, 2014. doi: 10.1016/S0140-6736 (13) 61725-
0. [Epub 2013 Oct 16]

　Liverpool Care Pathway（以下，LCP）は，看
取りのパスです。イギリスで，（十分なエビデンスの
ないまま）施策に導入されて，その後社会問題と
なったために中止が勧告されたことで有名になりま
した。今回扱うのは，LCPの効果を検証するため
に行われた「クラスターランダム化比較試験」で
す[1]。イタリアで実施されましたが，共同研究者に
イギリスのHigginson IJが入っており，*Lancet*に
掲載されています。施策に関する研究ではありま
すが，臨床家が知っておくことで，施策上のことや
システムに対する介入を，自分の施設で考える時
にも，役に立つと思います。

▶対象と方法

　この試験は，**クラスターランダム化比較試験**で
す。「クラスターランダム化」というのは，患者ごと
にランダム化せず，施設や治療者をランダム化す
る方法を指します。研究に参加した16の一般病
棟を，「LCPを使用する病棟」と，「パスは使用し
ないでそれまでの通常のケアを行う病棟」の2群
に割り当てました。同じ病棟内で，「LCPを使用
する患者・しない患者」のように，患者単位で分
けた場合では，同じ医療者によってケアが提供さ
れるので，標準的ケアの群にもLCPのケア内容が
影響する可能性があるからです。

　介入群では，死亡が迫っていると判断された患
者に対してLCPを使用し，医療者には，「事前に，
LCPと看取り期のケアや症状のアセスメントに関し
て十分に教育を受けること」が義務づけられまし
た。

　アウトカムは，「ToolKit」と呼ばれる米国の
Teno JMが使用している終末期ケアの質の評価
尺度を使用しています。ToolKitは，32項目から
なり，最期の2日間の状態を家族が評価するもの
です。「ケアの質」は，日本では比較的なじみのあ
る概念です。日本ホスピス緩和ケア研究振興財団

研究

表1 LCPのクラスターランダム化比較試験──大きな効果はなし

遺族による評価（0〜100）	LCP群 (*n*=119)	対照群 (*n*=113)	差 平均（95%信頼区間）	P	効果量
全体的なケアの質	70.5	63.0	7.6 (-3.6〜18.7)	0.186	0.33
説明	73.5	64.3	9.2 (-0.9〜19.3)	0.076	0.31
尊厳	78.8	7.04	8.4 (0.3〜16.6)	**0.043**	0.28
家族のサポート	46.6	38.6	8.1 (-4.3〜20.4)	0.203	0.29
継続性	81.4	76.8	4.5 (-3.9〜13.0)	0.296	0.19

症状コントロールできていた割合	LCP群 (*n*=119)	対照群 (*n*=113)	オッズ比（95%信頼区間）	P
痛み	70.7%	65.0%	1.3 (0.7〜2.6)	0.461
呼吸困難	54.4%	36.9%	2.0 (1.1〜3.8)	**0.026**
悪心・嘔吐	83.9%	77.2%	1.5 (0.7〜3.2)	0.252

が定期的に実施している「J-HOPE研究」（遺族によるホスピス・緩和ケアの質の評価に関する研究）や，「OPTIM研究」（緩和ケアプログラムによる地域介入研究）の主要評価項目で使用されている「care evaluation scale」も，ケアの質の評価尺度です。

日本国内では，遺族調査は郵送で行うことが多いですが，外国では，電話や訪問のインタビューで行われます。QOL尺度のように下位尺度に分かれていて，「全般的なケアの質」「説明（十分に説明していたか）」「尊厳（患者は尊厳を保って扱われていたか）」「家族のサポート（家族への配慮があったか）」「継続性（外来や在宅からの治療の計画に継続性があったか）」などを，それぞれ0〜100点の点数で評価します。

副次評価項目としては，症状がコントロールされていた患者の割合（痛み，呼吸困難，悪心・嘔吐）や，使用された薬剤などが調査されています。

▶結　果

さて，結果です（表1）。主要評価項目である「全体的なケアの質」は，介入群と対照群とで両群に有意な差はありませんでした。ただ，効果量が0.33あるので，もう少し症例数が多いとP値は下がりそうです。両群に有意な差があったのは，

「尊厳」の項目でした。このほかにも，全体的には有意差はついていないけれども，「**総じて多少効果はある方向**」の結果となっています（P値が0.1〜0.2程度にあることや，効果量が0.2〜0.3と少しあることが根拠になります）。

効果量というのは，平均値の差を標準偏差で割ったもので，変化の絶対的な大きさを示します。QOL得点や心理系のアウトカムなど，症状NRS（numerical rating scale）のように，絶対値でイメージしにくいものの変化の大きさの目安になります。「Cohenの基準」というのがあり，0.2が小さい効果，0.4が中程度の効果，0.8が大きい効果，くらいの目安です。

さて，患者の症状について，「痛み，呼吸困難，悪心・嘔吐はコントロールされていたか」という質問に対して，痛み，悪心・嘔吐には差はなかったのですが，呼吸困難がコントロールされていたと答えた割合は介入群で54%，対照群で37%と差がありました。

両群で行われた治療の内容では，オピオイドの使用に差はありませんでしたが，気道分泌抑制薬〔ハイスコ®〔スコポラミン〕です〕の使用が，LCP群で多くなりました（26% vs. 2.5%）。LCP群で薬物の皮下投与の割合が多かったことも挙げられました（8.1% vs. 2.2%）。ちなみに，両群で生命予

研究

後に差はなかったとのことです。

▶ 背景までよく分かる解説

緩和ケアにパスはありうるか？

緩和ケア，終末期ケアというと，個別性が強く，パスなどの統一は難しいという考えが一般的だと思います。しかし，最初と最後（看取りのところ）は，個人による差はあまりなく，「パス化できるのでは？」という考えはもともとありました。

パス"化"を考える時に，大きくいって2通りの考え方があって，1つは，看取りの過程すべて，（家族とのコミュニケーションや患者のケア，医学治療を含めて）症状緩和以外のところもパス化しようという考え方です。この代表選手が，LCPになります。

もう1つは，コミュニケーションや治療の選択はやはり個別性が高いので，そこはパス化せずに，何か症状が出た時の対応（痛い時，苦しい時，熱が下がらない時に何を使うか）だけをセットにしようという考えで，これを「**comfort order set**」といっています（効果があるかないか，実証研究ははっきりしません）。

LCP騒動の経過

LCPのエビデンスを解釈する前に，LCP騒動の経年的経過を把握しておきましょう（**表2**）。何ごとも，大きな枠組みの中で，森を知ってから木を調べることが大事だからです。

LCPは，2000年代初頭に，イギリスで開発された「看取りのケアのクリニカルパス」です。開発者は，Ellershaw Jという人で，死前喘鳴や終末期の輸液の研究があります。予後数日と予測される患者の看取りで，標準的な緩和ケアが提供できるようにパスを作成しました。領域は，「症状緩和」のみならず，「不適切な治療の中止」「心理社会的ケア」「家族ケア」に焦点を当てています。特に，「不適切な治療の中止」という介入があり，これが結局は致命傷になります。

様式としては，チェックリスト形式のクリニカルパスで，それ自体が経過記録にもなるように作成されています。ヨーロッパを中心に，世界20カ国以上で使用され，日本でも，2010年に，LCP日本語版がリリースされました。QOL調査票の「EORTC QLQ-C30」調査票や，緩和ケア領域ではおなじみのSTAS（support team assessment schedule）と同じように，本部があって本部とやりとりしながら各国版をつくってパイロットを行って，また修正して…というプロセスを繰り返します。

イギリス政府は，LCPを終末期ケアの重要な枠組みとして推奨してきました。特に，日本でも知られるようになってきた「Gold Standard Framework」の最終段階に，LCPを使用することが盛り込まれました。2006年前後のことと思われます。2011年には，イギリス全体の2,000施設（178病院）で採

表2 LCP騒動の経過

- 2003年に，（おもに）がん患者を対象に作成された死亡直前期のパス。
- 国際チームにより，世界20カ国以上にdissemination（普及）。
- 2006年にイギリスで設定された終末期患者のframework（Gold Standard Framework）にも採用。
- 2011年，「End-of-life Strategy」によって，イギリス全体の2,000施設（178病院）に採用。
- 2009年頃から，死が避けられる患者にも適用されているとの批判。
- 2013年，独立委員会が中止を勧告。
- 2015年，研究は続いている。

用されたと報じられています。その施設は，ホスピス・緩和ケア病棟だけではなく，急性期病院，施設，救急病院など多くのセッティングで採用されました。

ところが，運用している間に**「死ぬはずのない患者（助かるはずの患者，助けるべき患者）に使用されている」との批判**が高まりました。真実は闇の中ですが，メディアを通じても再三取り上げられました。結局，2013年に第三者評価機関が設置され，LCPを段階的に廃止するよう勧告を出しました[2]。

この報告はインターネットで見ることが可能ですが，医療者や遺族への聞き取り調査から"実態"をまとめています。「医師1人の判断で，輸液を中止していたケース」「病状に合わせて治療をせず，パスに沿った画一的な治療中止を行っていたケース」などが報告され，LCPの使用方法に関する教育が十分に行われていないことを指摘しました。さらに，（この時点で）LCPに関する研究において有用性を保証するエビデンスはなく，また，患者や家族をアウトカムとした実証研究が少ないことを指摘しています。

学術的には，*British Medical Journal*（以下，*BMJ*）でかなりの数のletterが投稿され，賛否の意見がありました[3]。たとえば，この期間に出た*BMJ*のコメントのタイトルを追いかけてみましょう。**「LCPは，スケープゴートにされた」**（Liverpool Care Pathway was made a scapegoat, says palliative care consultant）

「LCPは，通常のケアと比べて患者にとって恩恵がないことを研究が示した」（Liverpool Care Pathway offers no added benefits over usual care for dying patients, finds study）

「うまく使用されていないことが分かったので，LCPは廃止される」（Liverpool Care Pathway is scrapped after review finds it was not well used）

「LCPはいいアイデアだったが，実践に問題があった」（Liverpool Care Pathway is a nice idea—pity about the practice）

「LCPが有効だとした研究は，バイアスが大きい」（Likelihood is high that the BMJ's survey of the Liverpool Care Pathway is biased）

——議論が沸き起こった様子を感じることができます。

比較試験がLCP騒動をみたら，なんというだろうか？

LCP騒動は，僕たちに何を教えてくれたのでしょうか。検証試験の解釈に戻って考えてみます。*Lancet*で，Currow DCが，この論文にコメントを寄せているので見てみましょう（Currow先生の物事の捉え方はいつも適切で，すごいなと思います。筆者もそう解釈するので，Currow先生の見解を紹介します）[4]。

「検証試験の解釈として，イタリアの終末期ケアが優れているからとか，いろいろな理由が理論上考えられるが，最もありそうな結論は，"あったとしても効果の幅は小さい"ことだ」とCurrowは述べます。だから（＝効果の幅があったとしても小さいのだから），**「患者に害を及ぼすようなことはあってはいけない」**。彼いわく，「Benefits generated by the systematic implementation of the pathway are at best slight. In view of the little benefits compared with standard care, any harms to individuals exposed to LCP, including premature death, are unacceptable.」（効果があまりないかもしれないものであるのだから，どんな害でも生じてはいけない。もし，検証試験で認められた効果の幅がかなり大きいものであるならば，"ある程度の害"は，それでも許容される余地はあるかもしれない〈あるかな?〉，だけど，有効性そのものも，あったとしても小さいのだから，害は，少なくとも許されない）。

なかなか分かりやすい解釈だと思います。

「比較試験」がしゃべれるなら，きっとこうしゃべるでしょう。**「え? 僕が全国に普及?? いや，ちょっとまだ修行中の身で，役に立つかどうかも分からないから，もう少ししっかり検証してもらってからのほうがよくないっすか?」**

研究

その後も，LCPに関する研究は続いています。なぜなら，LCPの急速な普及（implementation）がうまくいかずに中止になったからといって，LCP自体を（またはLCPの運用を）改善して，「どうやったら患者の幸福に寄与するか」を研究すること自体にも，価値がないとはいえないからです。「臨床活動」と，「研究として行うもの」をきちんと区別して，**「研究としてどういうことがいえて，それを実臨床にもっていく時には何を考える必要があるのかを区別することが重要」**ということです（いまいち日本では，この区別が意識されない気が，この頃とみにします）。

LCP騒動が教えてくれたもの―パスは運用が大事

全体を通してみると，LCP自体に問題があるというよりは，不適切な"使用方法"に問題がありました。たとえば，「予後数日」と予測していた患者が予測した以上に生存していても，病態の再評価をせずに「パスの適応」とされていた例が挙げられていますが，このような場合は，患者の病態を再評価してパスの使用を一時中止する判断が必要でしょう。「DNR（do not resuscitation）に同意したことを，LCPに同意したこととみなして，輸液をはじめすべての治療が中止されたケース」も多くみられたと報告されていますが，「DNR＝すべての治療を必要としない」というわけではありませんから，輸液やそのほかの治療をどこまで行うかは，患者・家族の意向に沿って決定しなければなりません。

LCPの適応にあたっては，「予後が数日と予測される」病態の評価がきちんとできるような教育・トレーニングが必要です。そして，「パスに従ったケアではあるけれども，患者の個別性に応じて柔軟な対応が必要である」ことを十分理解しなければ，患者・家族のつらさを増してしまうリスクがあることを理解しなければなりません。

おそらくLCP自体は（少しは）「良いもの」で，十分に訓練を積んでその背景を知って使用すれば，患者に良い効果が（少しは）あるものなのでしょう。特に，**「きちんと適応になる患者を判断すること」**

「家族と患者の死についての合意を得るプロセスを踏み，コミュニケーションをとること」の2点が重要です。

LCP騒動から学んだ私たちの教訓は大きいものです。ただパスどおりに指示を出せば良い看取りができるツールというものは存在しない。**どのような場合でも，患者・家族との話し合い，十分なトレーニングこそが必要である**ということです。日本においても，何かと「パス」をすすめようとする向きがありますが，慎重でなければなりません。「仏作って魂入れず，パスを作って中身を入れず」――このことは，「Industrialization of palliative care does not work」と表現されることがあります。

緩和ケア施策の現在と将来

緩和ケアは，個々の薬物療法や精神的サポートと少なくとも同じくらい，「システム」に患者のアウトカムが左右されます。そのシステムは，通常，「施策」として患者に提供されます（「報酬」として提供される国もありますが）。Currowのコメント[4]から再びいくつか抜き出してみます（日本語訳としてはいまいちでも，真意としてはこんな感じかと思います）。

Every new intervention needs to be critically assessed. Often clinicians and policy makers focus on the perceived benefits without remembering to measure the harm.（どんな新しい試みも，注意深く評価しなくちゃ。臨床家も官僚も，「これやればよくなる！」って思い込みやすくて，「悪いことがあるかも」とは思わないから）

Good evidence is not being translated into policy. Policy makers have widely introduced a new method without adequate assessment.（エビデンスが施策に反映されることって，今のところ，まぁ世界中でないね。これまで施策をつくる人たちは，たいていエビデンスとか評価とか関係なく"新しい方法"ってやつを施策に盛り込んできたのだから）

Clinicians are increasingly asked to justify their practice against the best available evidence;

研究

by contrast, generally policy makers are not.（最近，臨床家は，自分のやっていることが「エビデンスからみて本当に正しそうか」って考えるようになってきたけど，施策をつくる人はまずそういうことは考えないねぇ）

　Government should assess initiatives in rigorous trials; if this cannot be achieved then a formal prospective assessment must be the minimum standard.（新しい施策を導入する時には，臨床試験のような試験を行うべきだし，行わないなら少なくとも前向きに評価をするのはマストじゃね？〈…という語尾では言わないと思いますが，should-mustの表現の仕方に注目してください〉）

「エビデンス施策国家」と（一般的には）いわれるイギリス系の国でも，まぁこんなものだと思うと，日本の状況もまぁ仕方ないのかなと，ちょっと納得がいきます。すべてがエビデンスに従った施策立案というのが，現実的なのか，ありうるのか，僕には分かりませんが，**少なくとも臨床家としては，「やれ」といわれた施策が，実は患者に効果があると分かっているものは少ないこと，むしろひょっとしたら害を与えることもあると**，知っておくといいと思います。新しく販売された薬剤を使用する時と同じような態度で，僕たちの目の前に広がっているreal worldを見る必要があります。

｛ *Clinical Implications* ｝
臨床での意義

- ✔ 緩和ケアにおけるパスをつくったあと，「実際の運用の仕方」や「適応となる患者」「患者・家族とのコミュニケーション」についての訓練を欠かさない。

- ✔ パスを大規模に導入する時には，正しく実施できることを，少人数のパイロット試験で必ず確かめてから導入する。

- ✔ 十分な実施可能性を確認せずに，十分な訓練や背景知識の提供を行わずに，パスだけを導入する。

- ✔ パスのとおりにやれば○○できると考える，パスを開発しようとする。

文献
1) Costantini M, Romoli V, Leo SD, et al：Liverpool Care Pathway for patients with cancer in hospital；a cluster randomised trial. *Lancet* **383**（9913）：226-237, 2014. doi：10.1016/S0140-6736（13）61725-0.［Epub 2013 Oct 16］
2) Department of Health：More care, less pathway；a review of the Liverpool Care Pathway. July 2013.
〔https://www.gov.uk/government/publications/review-of-liverpool-care-pathwayfordying-patients.〕（2015年4月10日アクセス）
3) たとえば以下のもの（前後に類似のものが複数あります。書誌事項のみ）
　BMJ 2013 Dec 19：**347**：f7559. doi：10.1136/bmj.f7559.
　BMJ 2013 Oct 15：**347**：f6200. doi：10.1136/bmj.f6200.
　BMJ 2013 Jul 16：**347**：f4568. doi：10.1136/bmj.f4568.
　BMJ 2013 Jun 11：**346**：f3702. doi：10.1136/bmj.f3702.
　BMJ 2013 Mar 26：**346**：f1825. doi：10.1136/bmj.f1825.
4) Currow DC, Abernethy AP：Lessons from the Liverpool Care Pathway—evidence is key. *Lancet* **383**（9913）：192-193, 2014. doi：10.1016/S0140-6736（13）62039-5.［Epub 2013 Oct 16］

研究

11 AIと行動経済学は緩和ケアを変えるか？

✔ 昨今のはやりで他領域からの研究方法論の持ち込みに関するAIと行動経済学について，ちょっとよたばなしをしてみます。他領域の視野をもつ面白さを味わってください。

Key Article[1, 2]

Avati A, Jung K, Harman S, et al: Improving palliative care with deep learning. https://arxiv.org/pdf/1711.06402.pdf
O' Connor AM: Effects of framing and level of probability on patients' preferences for cancer chemotherapy. *J Clin Epidemiol* 42 (2): 119-126, 1989

Article 1

　最初に，最近はやりの人工知能（AI）を使った緩和ケア領域での研究をみてみます。PubMedで人工知能，palliative careで検索しても臨床系論文はまだあまり出ていませんが，AI業界で目を引くものが1つありました。

▶方　法

　スタンフォード大学がトランスレーショナルリサーチで使用している臨床データベースを使用して解析をしてみました。日本でいうところのレセプト・NDB（ナショナルデータベース「レセプト情報・特定健診等情報データベース」といいます）のようなもので，患者は匿名化されていて，いろいろなアイデアを研究者が実際に臨床でどうなっているのかを探索することができます。

　著者らの関心事項は，PaP scoreやPPI，PSのような患者をみないと分からない指標ではなく，すでに通常診療として蓄積されているデータを用いて，患者の余命を予測するというものです。余命を予測する意義としては，緩和ケアへのアクセスが遅いことが問題であるのだから，一定の時期，たとえば，死亡3〜12カ月前に余命が予測できれば，その時に緩和ケアサービスも利用するかどうかを考えることができるだろう，と前置きして（rationaleを述べて）います。

　解析手法は，AI手法として現在はやりのディープラーニングを用いています。ディープラーニングそのものに筆者が詳しいわけではないので，読者はググって調べてほしいところですが，簡単にいえば，これまでの判断アルゴリズムは，あらかじめ「これとこれがあれば@点，だからA」のような具体的に明示できる予測式をもっていました。たとえば，予後予測でしたら，PPI（palliative prognostic index）で説明すると，せん妄と安静時呼吸困難があれば8点以上だから予測される余命は3週以下，と考えるのが普通でした。しかし，このような予想（判断）の仕方は人間の普通の思考経路では意識されません。僕たちは，（ごくまれな場合を除いて）犬と猫を見分けることが，まあできますが，

その時にアルゴリズムを使ったりはしません（体に比べる頭の比率が何%以下だ，とか）。「自然と」見分けることができます。ディープラーニングでは，人間の理解しようとするニューロンネットワークを層にして，あらかじめ設定したアルゴリズムではなく，「こんな感じ，犬」，「こんな感じ，猫」を繰り返して繰り返して，犬と猫が区別できるようにしていきます。生命予後予測でいうと，患者に関わるデータを重ねて重ねてみせることで，「生存」「死亡」を見分けられるようにしていきます。論文のタイトルが，ディープラーニングで緩和ケアを変える（improving palliative care with deep leaning）とあります。

対象患者・評価項目

22万人の患者データにアクセスし，17万人のデータで学習させ，2.2万人で確かに予測が合っているかを確認しました。このようにデータセットを分割して，片方で実験して，片方で本当に当てはまるかを確認する方法はtraining/validation法といって，予測をする研究領域では臨床医学でもよく使用する方法です。予測精度は医学研究者にはなじみのあるROCカーブを書いて確認していますが，これだと結論を見誤る（misleading）ことがあるので，area under precision-recall curve（AUPRC）でみた，としています（筆者は調べていません）。

評価項目はデータベースに残るようなものなので，病名，どんな治療をしたか，何日入院したかのようなデータを用いています。病名や治療の合計数などの副次変数（主たる変数から2次的に作成される変数）も組み入れています。ディープラーニングはブラックボックスのようなもので，「なんでそう判断したのかが分からない」との批判に対して，ランダムに抽出した患者でどのような項目が判断の根拠になったのかを臨床家の目に見えるようにした，としています。

▶結　果

ビッグデータの分析っぽく，大ざっぱな図表があるだけなのですが（原疾患などの患者の詳細な情報はありません），**図1**のように，予測精度はAUC（area under the curve）で0.90前後という予測モデルでした。ディープラーニングが専門家から批判される点として，「何を根拠に予測しているのか分からない」というものがあるので，患者で予測に使われた変数を表にして例示してくれています。**表1**の場合では，前立腺がん，術後の呼吸器合併症，脊椎の検査などが入っていますから，おそらく，前立腺がん骨転移の患者なのだろうな

図1 ディープラーニングに基づく生命予後の予測

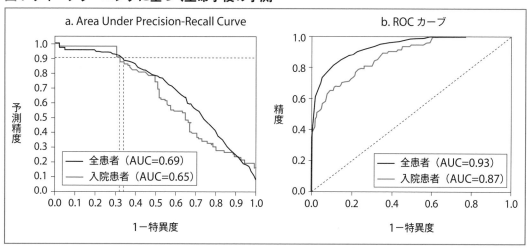

（文献1より引用）

表1 ある患者において予測に使われた変数

カテゴリー	寄与率	項目
診断に関わる変数	0.0051 0.00019 0.0012 0.0008 0.0006	膀胱がん 前立腺がん 術後の呼吸器合併症 呼吸器合併症（その他） 超音波検査（泌尿器）
処置に関わる変数	0.0017 0.0014 0.0013 0.0011	術中迅速検査 カテーテル造影 脊椎の MRI/CT すべての病名・処置コードの合計数
病歴に関わる変数	0.0012 0.0004 0.0002 0.0001	すべての画像検査の数 入院日数 1 日あたりの病名コードの数 病名コードが付けられた日数
患者に関わる変数	0.0010	年齢

（文献 1 より引用）

ということが想像されます。どんな病態かは分かりませんが，いろいろな診断がついたり処置がついていることで（合併症があったり，重篤だったりして）そろそろ危なそうだ，という「判断」につながるということではないかと思います。

Article 2

2つ目は，行動経済学の論文です。2017年度，リチャード・セイラー教授がノーベル賞を受賞したことで日本国内でも行動経済学の考えが一般的に紹介されるようになり，『あなたはこうして鴨（かも）られる』（だっけな）とか，『その損はこうして鮭（さけ）られる』（だっけな）のような本がよく売れていました。行動経済学は，心理学と経済学をあわせた学問で，もともと経済学では人間は合理的な判断をする（確実に利益になることを選択する）ことを前提として研究が行われていたわけですが，経済学者が心理学者と交流するなかで，「いや，人間，合理的に決めるなんてできるわけないじゃん」という話になり，人間は合理的な判断なんてできないことを前提に，どういう意思決定バイアスがあるかが調べられるようになりました。

バイアスのうち医学研究で分かりやすいのはフレーミングです。たとえば，「90％治る」というのと「10％死亡する」というのは明らかに同義ですが，実臨床でもフレーミングの仕方によって意思選択は変わるのでしょうか？　これをみた初期の研究を紹介します。*New England Jornal Medicine*に出ている有名なものもあるのですが[3]，やや分かりにくいので，その前の疫学系の雑誌に出たものを紹介します。

▶ 対象・方法

がん患者154名，健常者128名を対象としてインタビュー調査を行いました。治療を想定して，「＠％の確率で生存する」（ポジティブフレーム），「＠％の確率で死亡する」（ネガティブフレーム）に加えて，中立的フレームとして，「＠％の確率で生存，つまり，＠％の確率で死亡する」（中立的フレーム）を提示し，＠％のところを10％きざみで変更して患者の意向を聞いています。

意向の聞き方は，多少の計算上の処理をしていますが，大ざっぱに数字が0から減るほど「100％生存する」に比べて希望しなくなる，という指標だと理解しておいてください。

▶ 結　果

患者，健常者のいずれもが，フレームの影響を

研究

図2 フレーミングによる患者の治療の選択の変わり方

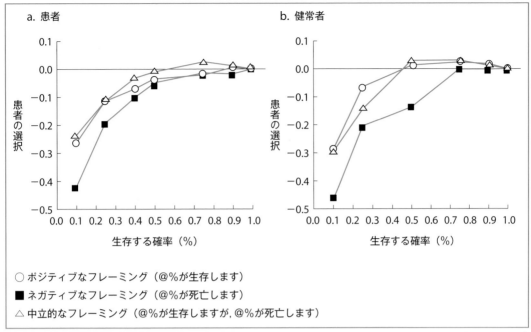

（文献2より引用）

受けていました（図2）。グラフが下にいくほど希望しない傾向になることを示します。2つの特徴が分かります。

　1つは，治る確率が大きいところではフレーミングの影響はあまりないけれど，治る確率が低くなればなるほどフレーミングの影響を受けやすい。つまり，「90％治る」（「10％死亡する」）とか，「80％治る」（「20％死亡する」）ではあまり差がないのだけれど，その逆の場合，治る確率が10％の治療を想定した場合は，「10％治る」と「90％死亡する」では大違いに聞こえるということでしょう。

　もう1つは，中立的なフレーミング（両方を言う）だと，ポジティブなフレーミングに近くなる。「20％治りますが，80％は死亡します」は，「20％治る」と割と近いけれど，「80％が死亡します」とはかなりの差がある，というところでしょうか。

▶ 背景までよく分かる解説

他領域との境界学問にどこまで首をつっこむか？

　今回のテーマは，個々の研究結果ということで

はなく，医学以外の研究領域との境界学問について考えることです。医学のことだけを毎日みていると，他領域の人からみると「え？　まだそんなこと言ってるの？」というところがあります。

　AI研究で紹介した論文は，グーグルにいたAI業界の中心人物の呉恩達（https://en.wikipedia.org/wiki/Andrew_Ng）の教室の大学院生が行ったもののようです。緩和ケア領域だけみていると，予後予測といえば，PaP score, PPI, PiPSと臨床モデルが地道につくられてきました。それはそれでいいのですが，おおむね，患者自身の臨床症状を観察したり判断するプロセスが必要で，予測性能という点だけみると「あたまうち」の感があります（もうこれ以上どういじっても，せいぜい白血球数を好中球数に置き換えたら予測精度が2％上がったくらいにすぎない）。さらに変数を増やしていけば予測精度は上がるでしょうが，手間も増えるので実臨床上自分で毎日使うという感じにはなりません。そうすると，中途半端に項目が増えるよりは，予測そのものは機械に任せてしまって，臨床家は「感覚的に分かる少数のもの」に限って使用

研究

するほうが，通常臨床ではいいのかもしれません。PPIの項目は，「食事が摂れなくなってきた」「動けなくなってきた」「足がむくんできた」「じっとしてても息が苦しいというようになった」「意識がおかしい」ですが，これなら毎日患者をみる臨床家であれば気がつく内容で，これくらいに留めて，さあ本当に予測が必要だという場合には機械がまとめてデータをみる時代になるのかもしれません。AI生命予後研究が教えてくれることは，「従来の研究方法で地道に予後予測の精度を高める」という方法論を，いっそのこと大きく飛び越えたほかの方法論をもってきたほうがいいだろう，という視点です。

行動経済学領域の研究は，インフォームド・コンセントと私たちが呼んでいるものに大きな疑問を示してくれます。医学研究が前提としているインフォームド・コンセントでは，そもそも「しっかりと説明をすれば，患者は合理的に選択するだろう」という前提に立っています。ところが実際には，「20%生存する」と「80%死亡する」といった，とても単純な内容でさえ，ちょっとフレーミングを変えることで患者の選択は違ってしまいます。患者だけならまだしも，訓練を受けた医師や医学生でもこのフレーミングのバイアスから逃れることはできません[3]。これらの研究は，すでに1980年代の研究にみることができます。

テクノロジーをどう使うのか？

ここでは個々の研究ではなく大きな研究の視点ということで，テクノロジーと臨床（人間の生活）という点を少し書いてみます。予測をするということについてAIは人間以上に優れていることが示されつつあり，生命予後の予測，せん妄（不穏）が生じる予測，痛みが強くなる予測など，臨床データや日々（時間の単位で）蓄積されるセンシングデータからいろいろな予測ができるようになると考えられています。

技術的には「自分がいつ死にそうか」，より正確には「自分は3カ月以内に死にそうか」を高い確率でAIが予測することは理論上は可能になります。さて，では，人間はこの技術にどのように向き合うことができるのでしょうか。

筆者の病院の抄読会でこの話題になった時に，「突然ウルトラマンのカラータイマーのようにぴこんぴこん鳴り出したらやだなあ」という感想が漏れました。人の多くが，叶う可能性の低い希望をもっていても幸せでいられる（希望はもっていることに価値があり，叶うかどうかは直接の問題ではない），ずっと生きていることは人の本質的な希望である（eternal lifeの希望である）といいます。人間にしか「研究」できないこと——それは，生命予後を予測する精度を上げることではなく，「もし高精度で生命予後の予測が可能になるとしたら，それをどのように用いることが人の幸せにつながるか」ということでしょう。

技術的に解決できる課題と，人間が「研究」（この場合は思索といってもいいかもしれません）で突き詰めなければいけない課題を区別することが求められ始めています。

意思決定の研究

昨今，アドバンス・ケア・プランニングがはやりで，時代の要請にも応じるものです。それはそれでいいのですが，アドバンス・ケア・プランニングは根本的な弱点が克服されていません。それは，disability biasと呼ばれるもので，行動経済学でいう参照点依存という概念と似ています。

「寝たきりになったら生きていたくない」という患者に臨床家はよく出会います。しかし，実際のところ，こういった方が実際に寝たきりになったら，「生きている意味がない」と全員が全員おっしゃるかというと，そういうわけでもありません。理由は簡明です。動けるうちには気づかないような，できていて当たり前の価値に気がつくようになるからです。「お水を飲めるのがこんなにうれしいって思ったことがない」「太陽ってこんなにあたたかだって，初めて気がついた」「自分って子どもに大事にされていたんだなあってつくづく分かった」…どうして今まで分からなかったねん！　って思いますが，悲しいかな，それが人間の性（さが）であり，ことごとく「現在の基準」でしか物事を決めることができません…。

表2　緩和ケアにおいて関連していそうな行動経済学上のバイアスと臨床的な対応

	もともとの意味	緩和ケアにおける意味	臨床的な対応
損失回避バイアス（現状維持バイアス）	人は得するものよりも損するものに鋭敏に反応して意思決定をする（「損しないように」意思決定する）	利益＝生存，損益＝死亡と考えるパラダイムでは，ACPをするということは損益を確定させることになるのでACPを行わない	ACPを始める＝損失（死亡する）と考えるなら先延ばしする理由になるが，ACPを始める＝利益（今の家族にとって負担が減る，今の自分にとって満足につながる）と考えるならやりやすくなる
デフォルト運用	デフォルトになっているものを選択しやすい（臓器移植で移植＋をデフォルトとしている国がある）	DNAR，ホスピスの選択は自分からの希望になるので選択されにくい	いつ？　話すかは決められないのでこれこれの時にまず1回話すというのをデフォルトとする（話さない権利はもちろんある）
フレーミング	効果がある，効果がないなどのフレーミングによって情報が異なる	「5％有効である」と「95％効果がない」は同じ情報のはずだが意思決定に大きく影響する	特に確率の低い治療の場合は，ほかのフレーミングに言い換えることで意思決定が変わる可能性を確認する
参照点依存・focusing illusion（disability bias）	意思決定する時の基準は，なんらかのその時の基準をもとにしていて，いざ意思決定する時には基準は変わっている	実際に将来にこうなったらといっても，そうなってみたら感じ方が違う（寝たきりになる前は寝たきりになったら意味がないと思っているけど，なったらほかのことに喜びを見出す）から，あらかじめ意思決定しておいても仕方ない	いざとなったら意思決定自体が変わることを当たり前だと思う。意向が変わったとしても，それ自体は問題ではなく，それまで考えていたことでより満足する意思決定ができるようになるかもしれないと考えるあらかじめ意思決定を行う時は，なるべく近づける手段をつくる（バーチャルリアリティなど）

ですから，「もしもの時にこれこれしておいてほしい」という希望は，いざその時になってみれば違う可能性が高いということになります。意思決定に関する学問は，どうみても医療領域では遅れており，経済・軍事といった勝ち負けのはっきりしている領域で死活問題として研究が先んじています。

表2に緩和ケア領域，特にアドバンス・ケア・プランニングにおいて課題となる意思決定上のバイアスについて記載しました。「しっかりと説明をす

れば，患者は合理的に選択するだろう」というインフォームド・コンセントを前提とした研究をするか，違う枠組みで研究をするか——研究者の価値観にもよると思いますが，何にせよ，違う領域では自分たちの研究の全体像は違うかもしれない，という認識は重要だなと思います。2018年に緩和ケア領域で行動経済学を紹介した論文も出ましたので参考にしてみてください[4]。

研究

{ *Clinical Implications* }
臨床での意義

　今回は研究結果そのものを臨床に活かすということではないので,「臨床的意義」というほどのものではありませんが,あえて挙げておきます。

　予測については,これからAIの仕事になっていくと思われます。多変数を用いれば予測精度が向上するのは当然のことです。人間が考えなければいけないのは,「予測したものをどのように用いるのか(人の幸せに寄与するのか)」。

　意思決定については,フレーミングをかえるだけで人間の判断は異なります。「80%に効果がある」と「20%で効果がない」では患者の受け取り方が違います。フレーミングをどのように用いたら患者の幸せに寄与するのか—ここを考えることが臨床上は重要でしょう。

文献

1) Avati A, Jung K, Harman S, et al：Improving Palliative care with deep learning. 〔https://arxiv.org/pdf/1711.06402.pdf.〕(2018年6月20日アクセス)
2) O'Connor AM：Effects of framing and level of probability on patients' preferences for cancer chemotherapy. *J Clin Epidemiol* **42**(2)：119-126, 1989
3) McNeil BJ, Pauker SG, Sox HC Jr, et al：On the elicitation of preferences for alternative therapies. *N Engl J Med* **306**(21)：1259-1262, 1982
4) Fridman I, Glare PA, Stabler SM, et al：Information Framing Reduces Initial Negative Attitudes in Cancer Patients' Decisions About Hospice Care. *J Pain Symptom Manage* **55**(6)：1540-1545, 2018. doi: 10.1016/j.jpainsymman. 2018.02.010. 〔Epub 2018 Feb 21〕

研究

第Ⅱ部

緩和ケアの研究
——どこからきてどこに向かうのか？

過去から将来へ
——緩和ケアの研究はどこに向かっていくのか想像をめぐらす

筆者の個人的な見解として，わが国の緩和ケア研究において何が行われてきたか，何が得意領域であるか，将来どのような方向性があるかを書いてみました。読み物としてお気楽にどうぞ。

〈日本の緩和ケア研究の歴史〉

1 日本の緩和ケア研究
——来し方を知る

✓ どのような領域でも，「何かを成し遂げよう」と思った時に，来し方 (そもそも今まで何がなされて いるのか) を知っておくことは重要です (過去に縛られすぎなければ)。特に，最近，「え？ また それやるの?」というようなことに出会うので，過去に何が行われてきたかを学ぶことがますます 必要になってきたと感じます。ここでは，わが国における緩和ケア研究の歴史 (といっても筆者 が知っていること) をまとめておきます。

最初に，わが国から緩和ケア領域で，*Lancet Oncology, J Clin Oncol, Ann Oncol*などに掲載 されて国際的に貢献した研究を**表1**にまとめてみ ました。これ以外に*Journal of Pain and Symptom Management, Palliative Medicine, Supportive Care in Cancer*など緩和ケア専門誌にはコンスタ ントに掲載はされており，中核となる (研究だけす る) 研究機関をもたない割には，日本の緩和ケア 業界はそこそこ健闘しているのではないかと思い ます。

▶ 歴史的な経緯

概 要

国内の緩和ケアに関する研究の30年ほどの歴 史を**図1**にまとめました。日本の緩和ケア研究の 大きな流れの特徴は，緩和ケア病棟を中心とした 遺族調査から始まり，次に観察研究が行われ，介 入研究がこれに続いていこうとしているとみること ができるかと思います。

世界に類を見ない大規模遺族調査の ネットワークを構築

初期から続く1つの流れは，遺族調査の大きな 大きな流れです (**図1**の一番上)。これは，もともと は研究として行われていたわけではなく，1992年 に緩和ケア病棟が診療報酬の対象になった頃に 数施設の有志で満足度調査を始めたというのが きっかけになっています。当時を思い起こすと，そ れ以前の10年ほどは診療報酬に「緩和ケア病棟」 という言葉がなかったわけで，通常の入院費で志 のあるいくつかの施設がホスピス精神に基づく手 厚い終末期ケアを展開しようと模索していました。 1980年代から1990年代前半のことになります。そ して，緩和ケア病棟が診療報酬の対象になった時 期に，情報交換のためにホスピス・緩和ケア病棟 連絡協議会が立ち上がりました。(当時) 淀川キリ スト教病院の柏木哲夫先生が会長で，事務局が 聖隷三方原病院にありました。そこで，自分たち のしていることの質を評価したい，という声が上が りました。緩和ケア病棟に入院される患者さんの 多くは亡くなってしまうので，「これでいいことがで

表1　主要雑誌に掲載された日本からの緩和ケアに関する研究論文

主要な著者	掲載雑誌	コメント
森, 森田, 内富	*Cancer* 2019；125：3320	日本人においても, 予後を質問した時にはあいまいではなく, ある程度明確に答えられることを好むことを示した。
浜野, 森田	*Eur J Cancer* 2018；105：50	客観的指標だけからなる進行がん患者の余命予測を変数変換を用いれば医師の診察結果を上回ることを示した。
山田, 森田	*Cancer* 2017；123：1442	予後予測尺度の簡易な方法を示した。
前田, 森田	*Lancet Oncology* 2016；17：115	鎮静が生命予後に影響しなさそうであることを, 傾向スコアマッチングを用いて示した。
浜野, 森田	*Cancer* 2016；122：1453	在宅診療を受けることで生命予後が少し長くなっている（少なくとも短くなっていない）ことを示した。
馬場, 前田, 森田	*Eur J Cancer* 2015；51：1618	2,000名のコホートから予後予測指標の信頼性・妥当性の比較を行った。
木下, 前田, 森田	*J Clin Oncol* 2015；33：357	死亡場所による患者のquality of lifeの違いを明らかにした。
森田, 宮下, 山岸, 江口	*Lancet Oncology* 2013；14：638	ミクスドメソッドによる地域介入研究により, 地域緩和ケアのアウトカムの向上とそれをもたらすプロセスを明確にした。
福井	*Ann Oncol* 2011；22：2113	全国調査により, 在宅の遺族は紹介の時期が遅かったと認識していることを示した。
新城, 森田, 宮下, 恒藤	*J Clin Oncol* 2010；28：142	全国調査により, 看取りの場面ですすめられる医師の行動を遺族の視点から明らかにした。
宮下, 平井, 森田	*J Clin Oncol* 2008；26：3845	10年にわたる全国調査により, 日本での緩和ケアの質評価の継時的推移を報告した。
宮下, 三條, 森田, 内富	*Ann Oncol* 2007；18：1090	全国調査により, 日本におけるgood deathの概念を明らかにした。
森田, 池永, 木澤, 内富	*J Clin Oncol* 2005；23：2637	全国調査により, 緩和ケア病棟の遺族は紹介の時期が遅かったと認識していることを示した。
森田, 兵頭, 安達	*Ann Oncol* 2005；16：640	多施設観察研究により, 終末期の補液が1Lを超えると体液過剰の苦痛が増えることを示した。
森田, 明智, 木澤, 内富	*Ann Oncol* 2004；15：1551	全国調査により, 抗がん治療を伝える時にすすめられる医師の行動を明らかにした。
福井	*Cancer* 2004；101：421	全国調査により, 自宅死亡の決定要因を明らかにした。
明智, 奥山, 志真, 内富	*Cancer* 2004；100：183	コホート研究により, 希死念慮の決定要因を明らかにした。
森田, 明智, 千原, 内富	*J Clin Oncol* 2002；20：758	全国調査により, 鎮静（セデーション）に関する腫瘍医の考え方を明らかにした。
森田, 志真, 安達	*J Clin Oncol* 2002；20：4699	全国調査により, 終末期の輸液に関する腫瘍医の考え方を明らかにした。

きているのか, 評価する方法がないよね」というのが始まりで, ご遺族に満足度調査をするようになったのです。初回の満足度調査の結果が論文にまとめられていますが, 著者が, 柏木先生, 千原明先生（聖隷ホスピスの2代目所長, 年を重ねても1臨床医として人に尽くして亡くなられました）, 森田と, 今となっては珍しい名前が並んでいます[1]。

遺族調査の活動はやがて東北大学の宮下光令

先生に引き継がれ, 何回かの満足度調査（のようなもの, 専門的には質評価といいます）を行いました。この経過を通していろいろな評価尺度が完成されたのも大きな意味があり, たとえば, 日本人にとってのgood deathを明らかにし, 測定可能な尺度を作成する「副次的な」成果ももたらしました[2]。

それと並行して, 臨床研究者側ではこれまた有志の緩和ケア病棟の遺族調査として, 「せん妄の

図1 日本における緩和ケア臨床研究の経緯

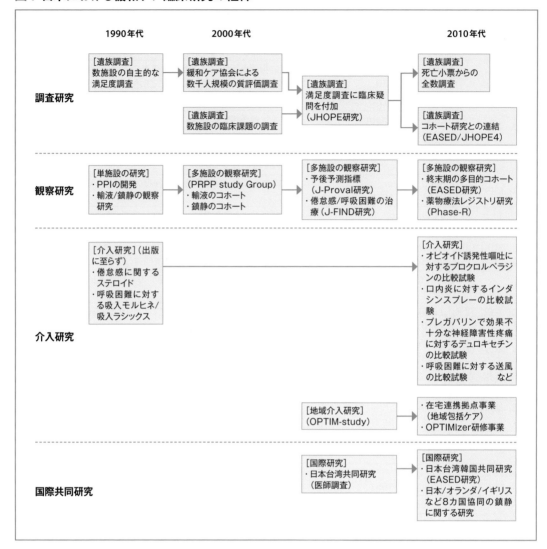

患者・家族にどのように対応したらいいか」「食事ができなくなった時期の患者・家族にどのように対応したらいいか」「看取りの時期の患者・家族にどのように対応したらいいか」といった臨床課題に取り組み始めました。これらは緩和ケアにおいて多くの臨床医を戸惑わせるものですが，これまで経験的な記述はあっても，実証的に扱った研究はほとんどありませんでした。1つの研究案として，遺族を対象とした質問紙調査によって，個々の現象のつらさと改善の必要性（perceived necessity for improvement：満足度に近い概念である）を

目的変数として，説明変数に医師や看護師の行動や態度を用いて回帰させることで，つらさや改善の必要性に関係している医師や看護師の行動や態度を同定する研究枠組みを試してみました（図2）。

ひと口に質問紙調査といっても，成功させるためには，質問項目を決める段階での徹底的な準備が必要です。文献を検討することはもちろんですが，最も重要なのは，対象者にしっかりとしたインタビュー調査（質的研究）を行い，概念的枠組みについての洞察を得ておくことです。研究者が「あ

図2 「1つの方法」としての遺族調査

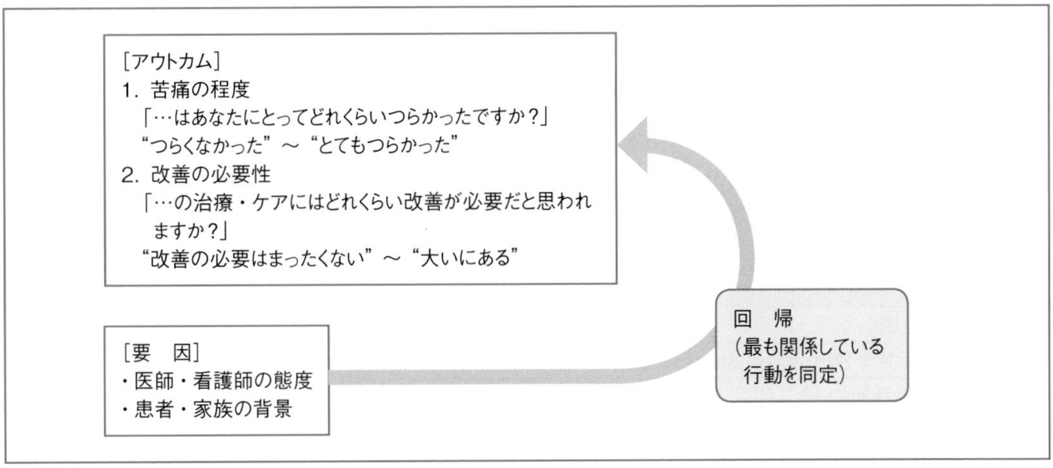

［アウトカム］
1. 苦痛の程度
   「…はあなたにとってどれくらいつらかったですか?」
   "つらくなかった" ～ "とてもつらかった"
2. 改善の必要性
   「…の治療・ケアにはどれくらい改善が必要だと思われますか?」
   "改善の必要はまったくない" ～ "大いにある"

［要　因］
・医師・看護師の態度
・患者・家族の背景

回　帰
（最も関係している行動を同定）

図3 「終末期せん妄の緩和ケアとして何が求められるか?　を探る調査研究

対象：7つの緩和ケア病棟の遺族560名
方法：質問紙調査
　　　「終末期にせん妄を生じた時のケアに改善が必要か，つらかったか」を目的変数として，関連する患者の状態，家族の認識，医師・看護師の行動を同定

結果

	つらさ		改善の必要性	
	Odds比	P	Odds比	P
患者の状態 　不穏	1.5	0.063		
せん妄になった原因に関する家族の認識 　痛みのせい 　薬のせい 　気持ちの弱さ	1.3 1.3	0.099 0.078	1.5	0.014
医師・看護師の行動 　心配な時にそばにいた 　つじつまが合わなくても患者に合わせた 　予想される経過を説明する 　家族も休めるように配慮する	0.49	0.068	0.35 0.16 0.13 0.84	0.053 0.088 0.011 0.025

たまのなかで」設定した概念的枠組みは実証的に再現されるとは限りません。薬物療法において「成功する」検証試験を行うためには，十分な探索試験が行われていることが必要であるように，質的研究が十分に行われて初めて意義のある質問紙調査を行うことができることが経験を通して分かりました。

この試みの初回の研究は，「せん妄の患者・家族にどのように対応したらいいか」の洞察を得るこ

とを目的として，2005年に7つの緩和ケア病棟で行われました[3]。その結果，経験的にいわれていた，1)（落ち着いてほしいが話ができなくなることもつらいという家族のアンビバレントな気持ちに配慮しながら）不穏のコントロールを行うこと，2) せん妄の原因は（多くの場合）痛みやオピオイド，「こころが弱いせい」ではなく，肝不全など臓器障害であることをはっきり説明すること，3) つじつまの合わない話でも否定しないで患者さんの世界に付

図4 抗がん治療の中止を伝える時にどうしたらいいかを探る調査研究

対象：がん患者の遺族630名
方法：質問紙調査
　　　「抗がん治療の中止を決めた時のコミュニケーションに改善が必要か，つらかったか」を目的変数として，関連する
　　　医師の行動を同定

結果：「つらさ」と「改善の必要性」の決定因子

	つらさ		改善の必要性	
	Odd比	P	Odd比	P
「何もすることがない」という	2.1	0.017	3.5	0.001
つらい気持ちを聞く	0.59	0.046		
予後を限った数字で（幅や可能性ではなしに）いう	4.3	0.002		
今後の目標を具体的にいう			0.47	0.067
質問できる			0.34	0.009
心の準備に合わせて説明する			0.40	0.061
治療について最新の知識がある			0.46	0.058

き合うこと（場所や時間を修正しないほうがよいこと），が家族への支援となることが実証的に示されました（図3）。これに引き続いて繰り返し同様の枠組みでの研究が行われ，たとえば，抗がん治療の中止を伝える時の指針として，「何もすることがない」（nothing can be done）と言わずに具体的な目標を相談することの重要性が示唆されました（図4）[4]。この研究方法は国際的にも初めての方法でしたが，幸いにも多くの医学雑誌でのpeer reviewの結果，価値があり，妥当であると評価されたようでした。

　研究上の大きな転機は，リンクしながらも別々に動いていた，緩和ケア協会の質評価のための満足度調査と，臨床課題の質問紙調査を同時にあわせて系統的に行うようになったことです。これは両方の活動の中心となっていたメンバーが重なっていたことも大きく，筆者と宮下先生（東北大学）のさらに1つ「上層部」で志真泰夫先生（筑波メディカルセンター）や恒藤暁先生（淀川キリスト教病院）が組織づくりを応援してくれたおかげでもあります。団体としては，日本ホスピス緩和ケア協会と日本ホスピス・緩和ケア研究振興財団からの全面的なバックアップで行われた研究は，Japan Hospice and Palliative Care Evaluation Study

（J-HOPE研究）と名付けられました。これによって，定期的に，全国の緩和ケア病棟の遺族を対象とした質管理調査として研究参加施設全体に満足度調査を行いつつ，同時に，臨床研究として策定した複数の質問紙調査を組み合わせて行うことができるようになったのです（図5）。

　J-HOPE研究では，遺族調査ながらも*Journal of Clinical Oncology*に受理される研究もありました[5]。「看取りの時に医師・看護師に求められる行動・態度はどのようなものか」を研究課題としたこの研究は，国際的にも初めての看取りの際の医師の行動を示唆する実証研究の1つとなりました。この研究では，以下の4点が有用だと示唆されています。

　①苦痛を気にかけ，患者に苦痛がないことを言葉で伝える（下顎呼吸や目があいている時の説明）。

　②（看護師と）患者への接し方を相談に乗る（耳は聞こえていると思うのでお話しされてくださいね，手を握ってあげてもらってもいいですよ，などと声をかける）。

　③話に配慮をする〔外から医師や看護師の（笑い）声が聞こえないようにする，意識のある時と同じように患者に接する，部屋の中で患者が聞いて

図5 J-HOPE studyの構造

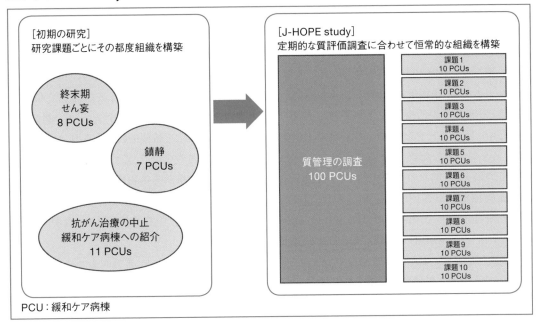

PCU：緩和ケア病棟

いたらしないような会話をしない，など）．

④（看護師は）患者が亡くなったあと，患者と家族で過ごす時間をもてるようにする．

これらの一連の研究枠組みは，現在も，日本ホスピス・緩和ケア研究振興財団の資金支援のもとに，日本ホスピス・緩和ケア協会に加盟する全国100以上の施設の自発的な協力のもとに行われています．J-HOPE研究は2018年に4回目の全国調査が実施され，参加施設も年に1万人，世界で最大規模の遺族調査の枠組みになっています．

さらなる拡張としては，遺族調査はご家族の記憶に頼るというところがあるため，2018年に最初の取り組みとして，別に行った緩和ケア病棟のコホート研究（EASED研究：East-Asian collaborative cross-cultural study to elucidate the dying process）2,000名の国内データとの連結も行われています．遺族調査の経験を生かすということでは，海外でmortality follow-back surveyと呼ばれる死亡小票から遺族にアプローチして日本全体の代表性のある集団を得ようとする試みも，2016年から行われています．順次，拡張されていく，という大きな方向性をみることができます．

今後とも，遺族研究は1つの大きな流れとしてあ

り続けるでしょう．今後はさらに緩和ケア病棟以外の施設，コホート研究やレセプトデータとの連結，非がん疾患への拡大などが見込まれます．そうそう，遺族調査の日本の利点というのは，本当に頭が下がることなのですが，ご遺族の方がみんな丁寧に回答を送り返してくれることです．良いサーベイランスの回収率は60％程度を目安とすることが多いですが，国内の遺族踏査では課題によっては80％以上の回収率になることもあり，海外の人には不思議がられる（うらやましがられる）ところです．得意なところを伸ばす，ということも大事だなと思います．

緩和ケア病棟ネットワークでの終末期の多施設観察研究

もう1つの太い流れは，緩和ケア病棟をおもな参加施設とする終末期の多施設観察研究の枠組みです（図1の上から2番目）．

当初（1990年代後半から2000年前半）は，国際的にコンセンサスがなく，話題になっていた鎮静や終末期の輸液など，比較試験で結果の出にくいものや複雑な課題に対して，筆者を中心として調査研究，観察研究，時には質的研究も組み入れ

て知見を集めていったという流れから始まりました。これらは国際的にも最も早く策定されたガイドラインに反映されるなど，世界でガイドラインの作られるきっかけとなったものです[6,7]。

その後この流れは，2,000名が登録された大規模コホートとなった予後予測指標（J-Proval研究），倦怠感／呼吸困難の治療（J-FIND研究），台湾・韓国とも一部のデータを共通して集めて3国で3,000名を対象とした終末期の多目的コホート（EASED研究），個々の薬剤の治療効果を集約する薬物療法レジストリ研究（Phase-R：Japan Pharmacological Audit study of Safety and Efficacy in Real world）に世代交代をしながら引き継がれています。EASED研究は森雅紀先生（聖隷三方原病院）が研究責任者をしており，「気楽にいこうぜ」という意味も込めてEASED研究と名付けられています。Phase-R研究は前田一石先生（当時ガラシア病院）が研究責任者をしており，薬物療法試験でPhase1→Phase2→Phase3というその次を，普通は4相というところを少しもじってPhase-R（Rはリアルワールドの意味）と名付けられています。参加施設・共同研究者も徐々に1世代下がっており，継承されていきそうな感じです。

一連の観察研究でちょっと目を引くものを挙げると，予後予測研究の領域があります。終末期の予後予測は経験的に行われてきましたが，経験的な予後予測を補完する指標が求められていました。筆者の勤務する1施設でPalliative Prognostic Indexのvalidationが行われたことがきっかけでしたが，その後，国際的に多施設研究によって予後予測の標準的な指標の1つとされるようになりました。「日本初」となって定着した数少ない臨床ツールの1つといえます。予後予測研究はその後ひょんなことから大きな研究となったJ-Proval研究（Japan Prognostic measurement tools Validation Study）を展開し，各予測指標の精度の比較を行いました[8]。サブ解析として，鎮静の生命予後に対する影響の推定を行った研究が*Lancet Oncology*に，血液検査と心拍数で医師の診察の予測精度を上回る予測モデルができそうな

ことを示した研究が*Eur J Cancer*に掲載されるなどの広がりを見せました[9,10]。

これらの経験からいえるのは，コホート研究で（目的にもよりますが）数は大きなアドバンテージであり，1,000人，できれば2,000人のコホートがあると，多くの仮説を検証することができます。似た研究課題をもっている人を見つけたら，「一緒に大きなnにする」ことを積極的に考えるといいと思います。この経過のなかで，これまではできなかった先進的な統計解析を生物統計の専門家（東北大学の山口拓洋先生）の応援を得て次々と試すことができているのも，国際的な評価につながっていると思います。

今後の展開としては，遺族調査との連結，データの自動集積化（治療アウトカムは毎日の診療で得られるSTAS/IPOS*から取得し，介入は電子カルテの記録から取得するなど）によるビッグデータの作成，推論に用いる統計解析手法の向上あたりがあると思います

*STAS：support team assessment schedule
　IPOS：integrated palliative care outcome scale

介入研究
──なかなかだったが最近明るい兆しが！

介入研究については，1990年代に倦怠感に関するステロイド（当時，四国がんセンターの江口研二先生，兵頭一之介先生がおもな企画者だったと思います），呼吸困難に対する吸入モルヒネ／吸入ラシックス（都立駒込病院の田中桂子先生，広島県立病院の小原弘之先生が国立がん研究センター時代に行ったものだったと思います）などが行われました。残念なことに登録患者が足りずに中断となったか，終了はしたのですがunpublishで終わっていました。当時を振り返ると，やはり，ランダム化試験を行うには体制が脆弱であったことや，それまでの緩和ケア領域の臨床研究者が薬物介入の研究を行うことにあまり積極的でなかったことが理由としてあったと思います。

しかし，この4〜5年，状況は変わりつつありま

す。医学治療の効果の検証（つまりはランダム化試験）に関心がある緩和ケアの臨床家が増え，一方で，研究したい臨床家をサポートする研究支援組織もできてきました。東京大学（現在は埼玉医科大学）の岩瀬哲先生が精力的に立ち上げたJORTC（日本がん研究・治療機構，https://www.jortc.jp/index.html），これまで脆弱であった支持療法・緩和治療の臨床試験を行うことを支援する目的で国立がん研究センター内に立ち上げられたJ-SUPPORT（日本がん支持療法研究グループ，https://www.j-support.org/index.html）が研究支援を行っています。観察研究までは，なんとか研究者で臨床をしながらでもできないことはない（それでもちょっと大変です）が，介入試験になると，実際上も倫理上も研究者が運営をすることはかなり「できなそう」感が上がります。

データマネージャー・生物統計家・運営事務局からなるデータセンター，PRC（プロトコルレビュー委員会）や効果安全委員会の設置など，多くの機能を研究支援組織がサポートしてくれています。立ち上がった研究のなかには患者登録が届かず中断したものもありましたが，最近，オピオイド誘発性嘔吐に対するプロクロルペラジンのプラセボ対照比較試験（名古屋大学で実施，研究支援組織も同大学）が完遂したのを筆頭に，口内炎に対するインダシンスプレーのプラセボ対照比較試験（筑波大学で実施，研究支援組織はJORTC），プレガバリンで効果不十分な神経障害性疼痛に対するデュロキセチンのプラセボ対照比較試験（近畿大学など多施設で実施，研究責任者は近畿大学の松岡弘道先生，研究支援組織はJORTC），呼吸困難に対する送風の比較試験（国立がん研究センター東病院）などが終了しています[11~13]。また，J-SUPPORTの全田貞幹先生のあふれる熱意を受けて，臨床試験を行ううえでの研究ポリシーも出版されました〔「支持療法・緩和治療領域研究ポリシー（総論）」https://www.ncc.go.jp/jp/ncch/division/icsppc/020/Policyver10.pdf〕。

わが国において緩和ケアの介入研究はまだ発展途上の途についたところという感じですが，患者の登録できるテーマで臨むことさえできれば，きちんと結果を出すことができると考えられます。今後は少しずつ完遂する研究を積み重ね，完遂するためのノウハウ（実施前に患者数を見積もるなど）を充実させていくことが課題です。

地域介入や国際共同研究

個々の臨床実践の研究以外に目を向けると，地域介入研究であるOPTIM研究が2007～10年に実施され，地域包括ケアの学術的な基盤にある程度なりました。また，海外に出ることがそれほど億劫でも苦手でもない若い先生が増えてくるにつれて，国際研究としても東アジアの共同研究（日本・台湾・韓国）や，8カ国で行われている鎮静に関する国際調査も進んでいます。

国際研究の進展は，MD Anderson Cancer CenterでHui D先生とも盟友関係で一緒に汗を流した森雅紀先生が帰国したのが，なんといっても大きく，世の中の変化を感じます。

文献

1) Morita T, Chihara S, Kashiwagi T：Quality Audit Committee of the Japanese Association of Hospice and Palliative Care Units: Family satisfaction with inpatient palliative care in Japan. *Palliat Med* **16**（3）：185-193, 2002
　　柏木先生，千原先生，森田が著者の，本当に初期の論文です。

2) Miyashita M, Sanjo M, Morita T, et al：Good death in cancer care: a nationwide quantitative study. *Ann Oncol* **18**（6）：1090-1097, 2007
　　現在終末期のQOL評価で使用される尺度開発を行い始めたはしりの研究です。

3) Morita T, Akechi T, Ikenaga M, et al：Terminal delirium: recommendations from bereaved families' experiences. *J Pain Symptom Manage* **34**（6）：579-589, 2007
　　せん妄に対するケアのあり方を遺族調査の切り口で見てみた遺族調査系の初期のものです。

4) Morita T, Akechi T, Ikenaga M, et al：Communication about the ending of anticancer treatment and transition to palliative care. *Ann Oncol* **15**（10）：1551-1557, 2004

研究の歴史

遺族調査系の初期のもので，この時期は有志の緩和ケア病棟施設で行う体制でした。

5）Shinjo T, Morita T, Hirai K, et al：Care for imminently dying cancer patients: family members' experiences and recommendations. *J Clin Oncol* **28**（1）：142-148, 2010

JHOPEになってからの遺族調査系の論文です。看取りの論文が*JCO*に受理？ は，当時なかなか衝撃的でした。

6）Morita T, Bito S, Kurihara Y, et al：Development of a clinical guideline for palliative sedation therapy using the Delphi method. *J Palliat Med* **8**（4）：716-729, 2005

鎮静に関する世界で初めてのガイドライン。2005年に出ています。EAPCのガイドラインは2009年に出しました。

7）Morita T, Bito S, Koyama H, et al：Development of a national clinical guideline for artificial hydration therapy for terminally ill patients with cancer. *J Palliat Med* **10**（3）：770-780, 2007

終末期の輸液に関するガイドライン。ガイドライン作成へ向けて総合的な研究を行った時期です。

8）Baba M, Maeda I, Morita T, et al：Survival prediction for advanced cancer patients in the real world: A comparison of the Palliative Prognostic Score, Delirium-Palliative Prognostic Score, Palliative Prognostic Index and modified Prognosis in Palliative Care Study predictor model. *Eur J Cancer* **51**（12）：1618-1629, 2015

大規模コホートのメインの論文です。

9）Maeda I, Morita T, Yamaguchi T, et al：Effect of continuous deep sedation on survival in patients with advanced cancer（J-Proval）：a propensity score-weighted analysis of a prospective cohort study. *Lancet Oncol* **17**（1）：115-122, 2016

コホート研究の付帯研究ながら*Lancet Oncology*に掲載されました。

10）Hamano J, Takeuchi A, Yamaguchi T, et al：A combination of routine laboratory findings and vital signs can predict survival of advanced cancer patients without physician evaluation: a fractional polynomial model. *Eur J Cancer* **105**：50-60, 2018

コホート研究の付帯研究ながら*Eur J Cancer*に掲載されました。発想勝負です。

11）Tsukuura H, Miyazaki M, Morita T, et al：Efficacy of prophylactic treatment for oxycodone-induced nausea and vomiting among patients with cancer pain（POINT）：a randomized, placebo-controlled, double-blind trial. *Oncologist* **23**（3）：367-374, 2018

国内の比較試験で本当に久しぶりに（初めて？）完遂した比較試験です。名古屋大学の十九浦宏明先生が研究責任者として汗を流し，薬剤部の全面的なバックアップがありました。

12）Kako J, Morita T, Yamaguchi T, et al：Fan therapy is effective in relieving dyspnea in patients with terminally ill cancer: a parallel-arm, randomized controlled trial. *J Pain Symptom Manage* **56**（4）：493-500, 2018

これも完遂した比較試験。国際的に話題になっている送風の試験です。

13）Matsuoka H, Iwase S, Miyaji T, et al：Additive Duloxetine for Cancer-Related Neuropathic Pain Nonresponsive or Intolerant to Opioid-Pregabalin Therapy: A Randomized Contolled Trial（JORTC-PAL08）. *J Pain Symptom Manage* **58**（4）：645-653, 2019

国内で久しぶりの久しぶりに完遂した比較試験。

2 緩和ケア研究に関する ナラティブストーリー

> ✓ 読者にはどうでもいいかもしれませんが，講演会とかで（講演会のあとの飲み会で?）よく聞かれるので，筆者自身の研究との関わりを少し書いておきます。これから緩和ケアの研究をしてみたい！　という人には何かの役に立つところもあるでしょう。一部前の章と被りますが，こっちはさらに正直（裏事情込み）です。

▶ 医者になってからしばらく —— 1990年代前半

なぜ「研究」し始めたのか?

筆者はもともと「研究者になろう」と思ってホスピスで働くことを志したわけでは，もちろんありませんでした（今でも研究者としてのアイデンティティはまったくといっていいほどないです）。1990年代にホスピス・緩和ケアを志した多くの医師（筆者と同世代だと，木澤義之，池永昌之）がそうであったように，「苦しんでいる人がいて医師が必要らしいが，ターミナルケアをやる医師というのはいないらしい。何か役に立てることもあるだろう」と思って，ホスピスに入ったのが始まりです。

当時の参考書といえば，WHO方式がん疼痛治療法を日本語に訳したものや，淀川キリスト教病院ホスピスのマニュアル，それと，取り寄せた英語の（筆者が使っていたのは，なぜかニュージーランドの）マニュアルでした。オキシコドン製剤もフェンタニル貼付薬もガバペンチンもなく，モルヒネ徐放剤も販売されて数年でした。したがって，（現在では使っている施設は少数派だろう——ないかもしれ

ない?）モルヒネ水を調剤して投与するのが主たる鎮痛法でした（モルヒネ24mg/日 分6，眠前に2回分，疼痛時は1回分を内服，とかになるんです）。

さて，何年か臨床経験を積んでいくと，筆者はある「壁」にぶち当たりました。マニュアルや書籍に書いてあるとおりにしても，「予想より症状コントロールができない」のです。WHO方式のところによく書いてある「80%鎮痛できる」からイメージするものは，8割の人は痛みが「まったく」なくなって動けるようになってニコニコしている状態でしたが，そういうわけではないようでした。確かに，痛みを耐えられるくらいには鎮痛できるが，それでも，動きが制約されたり，ご飯を食べると痛くなったり，お風呂に入ると痛くなったり…。それが，「80%鎮痛できる」の，筆者が体験した真実でした。「80%で鎮痛できる」といわれれば，そのとおりではあります。治療が比較的確立している疼痛でさえその状態で，呼吸困難，せん妄に至っては，そもそもどういう方法で苦痛を緩和すればいいのか，どのくらいが治療ゴールなのかもはっきりしない状態でした。

筆者が最初に思ったのは，「これは自分の技術が足りないのではないか」ということでしたが，先

輩や同僚に聞いてもどうやらやっていることは標準的（という言葉は当時なかったので，普通にはできている）らしいようでした。そこで，ふと思い立ち，「外国ではどうなのだろう？」と図書館に行ってMEDLINEを調べてみました。

インターネットのない時代だったので，医学論文はMEDLINEというCD-ROMの詰まった箱のようなものをおっきいパソコンに読み込んで検索してみました。Pain, dyspnea, difficult（今ならrefractoryと打つところ），opioidと打ち込んでみると，出るわ出るわ，「苦痛が取れないからどうしたらいいか」という文献が多くみつかりました。筆者には，これはかなりの驚きでした。自分の悩んでいることは，外国ではもう解決されていて，痛みが取れない人などいないのだろうと思っていたら，そんなことはなく，自分の抱えている悩みは世界共通だったのです。

そこで，普段自分が感じているほかの疑問を入れてみたら，それも次々と，実は，世界でも回答がないものが多いのだということを発見しました。輸液はするほうが苦痛は減るのか，しないほうがいいのか。せん妄はどのような対応がいいのか。苦痛が取れない時に鎮静薬を投与する場合はどのくらいの頻度が必要で安全なのか…。その疑問がすべて疑問のままそこにありました。悩んでいるのは自分だけではなく，自分の悩みは世界の中身と同じでした。自分の勉強が足りない，それだけのことでした。そこで，より良い方法をみつけるために，研究「も」していこうと考えました。

自分の体験を日本の雑誌にまとめて投稿してみる

といっても，何をどうして研究していいか分かりませんでしたから，日本語の雑誌に自分の出会った経験をまとめて投稿する，という作業をこの頃はしていました。「教科書に書いてあるけど，本当なのか？」と思うことを，臨床でよく体験したのです。

今思うと，「体験をまとめる」という作業は「研究」とは少し違いますが，論文を作成するという過程を通して「教科書に書いてあることの多く（ほ

とんど？）は，実はほんとにほんとかどうかは確かめられていないんだ」と知ることができた良い経験でした。筆者は内科医ですが，もともと関心がどちらかといえば「こころ」のほうにあったので，課題は「からだ」と「こころ」の両方が絡むところがほとんどでした。

たとえば，「モルヒネを拒む患者の背景」は，「モルヒネの誤解を解くように説明すれば，みんな飲んでくれるよ」のように教科書に書いてありました。それで実践でもそうしていたのですが，患者さんで「はい，そうですか！（いいこと聞いたわ）」という人はほとんどいませんでした。で，何かもっと違う深い理由があるに違いないと思って調べ，心理的否認という概念にたどり着きました[1]。その後ヨーロッパで Hanks GW（Oxford Textbookの初版の編集者です）の教室でも同じような研究を出しており，われながら先見の明があったと思います[2]。「臨床で起きている課題は世界中でそんなに変わらない」「人のこころは何十年たっても，まあ似たようなものだ」と，今になって思います。このほか，「せん妄」「希死念慮」など，毎日よく出会うにもかかわらず，教科書を見てもいまひとつ「僕（医者）はいったい，どうしたらいいのか」の「出どころ」が分からない現象をまとめていくという作業をして，手探りを続けていました。

「終末期がん患者にみられる○○」というタイトルの論文をまとめて，（出すところがないので）「精神医学」という雑誌に出し続けていたら，何回目かに，「同じような論文が次々きても困るので，今回は謝絶にさせてください」というお返事をもらったこともありました[3]。その時は「ああ，そんなものか」と思いましたが，今思うと，なんだか変な理由のような気はします。

この時期，痛み＋せん妄になった時の対応，せん妄の時に「お迎え現象」を体験する患者さん，高齢者の緩和ケアの特徴などをまとめていますが[4]，振り返ってみると，現代の課題としても通用する内容だなぁと思います。臨床から疑問をつくっていく，ということを臨床家は離れてはいけないと思います。

著者名が，森田，井上聡先生（現・聖隷三方原病院ホスピス所長，3代目），千原明先生（同2代目）の3名でした。3名で病棟も在宅もやっていたのに，今より（こころにもからだにも）余裕があったなぁ，いい時代だったなぁ，と思います。

▶聖隷三方原病院で「世界に通用する単施設の研究」に取り組む —— 1990年代後半

自分なりにできることはして，何かほかの方法はないのかなと思って，当時，筆者より「研究のことを知っていそうな」（事実，知っている）内富庸介先生，明智龍男先生に会いに出かけました。東京の市ヶ谷で開かれていた総合病院精神医学会でのシンポジウムだったと思います。筆者がある程度日本語で論文を書いていたので（おそらくはそれを査読するか，目にはしてくれていたのでしょう），「あ〜先生が森田先生かあ〜。どうせ書くなら英語で書かんといかんじゃろ！」とかる〜く言われ，研究方法を学ぶために国立がんセンター精神腫瘍学研究部で（時々ですが）教えを乞うことができました。

とはいえ，研究方法も決まったものは何もなかったので，本当に試行錯誤で「研究」に取りかかるようになりました。当時，精神腫瘍学研究部は，終末期患者のquality of lifeに関わる臨床研究を行っている国内唯一の研究機関でした。たいていの医師がそうであるように，症例報告を見よう見まねで英語で書いたりしてみました。よく誤解されるのですが，筆者は英語はもともとほとんどできない（受験科目で最も苦手）ので，取りかかりはなかなか大変でした。

症例報告で印象に残っているのは，「がん性腹膜炎だと，穿孔していても，おなかはやわらかい」事例を立て続けに経験し，「無症状」の方も多くてびっくりしました。症例報告を書いたのですが，どこに投稿するのか分かりませんでしたので，図書館にあった *The American Journal of Gastroenterology* に出したら，受理されました（今調べたらIFが10くらいの雑誌のようです）[5]。

何か本格的に研究するテーマを決めようと思って，日々出会う4つほどのことに絞りました。予後予測，鎮静，せん妄，輸液です。特にこれらに以前から関心があったということではなく，緩和ケア病棟で働いていましたので，日々直面する臨床的な困難は鎮静・せん妄や輸液・予後予測に関することが多かったというだけのことです。それで，分かっていることと分かっていないことを整理して少しでも解き明かしておければと思い，自施設の経験だけでいくつかの研究を行いました。自分の施設でできるテーマ，自分にとっても重大な課題（＝つまりは今自分が困っていること）を選択したら，たまたま世界に回答がないものを結果的には選択することになりましたが，当時，大きな見通しをもっていたわけではありません。

予後予測について，「あと，どれくらいですか？」と，ご家族からたびたび聞かれて困ったのですが，何を調べても書かれていませんでした。「だいたいこれくらいからこれくらいだと思いますが，こればっかりは…」とお伝えするのも心苦しく，せめて何かの目安くらいはないものと思ってのことでした。それなりには余命を予測する方法はないものかと調べてみました。もちろん，余命についての推測をどの程度伝えるかはサイエンスの領域ではないことは分かっていましたが，医師として「まったく分からない」のと，「だいたいはどれくらいだ」と分かるのとでは，知ったうえでどうするかの行動の点で深みが違うだろうと思ったからです（たぶん。今となっては記憶があいまいですが）。MEDLINEで（この頃から徐々にPubMedになっていく）調べていくと，医師の主観的な予測というのは，楽観的に予測しすぎるバイアスが常にあり，より客観的な指標が求められているということが分かりました。そこで，統計学的なことを，当時，気楽に聞ける人がいなかったので，なんとかそれなりに勉強して，Palliative Prognostic Index（PPI）を開発しました[6]。名前をどうするか悩んだのですが，出たばかりのプロトンポンプ阻害薬と同じにしておけば覚えてもらえるかと，同じ名前のPPIにしたのを覚えています。

ちょうど同じ頃，イタリアのMaltoniのグループが同じコンセプトでPalliative Prognostic Score（PaP Score）を発表しており[7]，「へえ〜，同じようなことをみんなやるんだな」と思いましたが，その後，自分が何かすると前後で世界の誰かが同じことを発表するということが多くなっていくにつれて「自分の困っていることは世界も困っていること」の確信を得るようになりました。幸いにもPPIはその後，国内外の多施設研究によって予後予測の標準的な指標の1つとされるようになったのは周知のことで，まあ，よかったと思います。

予後予測のテーマの一環として，この時期，「亡くなるまでの過程」の研究（下顎呼吸はどれくらいにみられて，何時間前が多いか，など）がどうやら世界中にまったくないことに気がついて簡単な観察を行ったのですが，当時はどの雑誌も受理には及びませんでした[8]。ジャンク雑誌のような *American Journal of Hospice and Palliative Medicine* だけが採ってくれたのですが，この課題もちょっと今風にディシジョンツリーを入れたりするとちゃんと科学になるらしく，最近Hui Dが行った研究が腫瘍学雑誌に掲載されています[9]。「臨床課題は永遠である」（臨床家が困ること＝患者家族が困ることに本質的に大きな変化はない）ということかなぁ，と今は思います。

このほかの課題としては，自分にとって切羽詰まった課題であった，輸液，せん妄，鎮静の（今でいえば予備的な）研究を自施設で行っていました[10,11]。日本語の論文もまだ書いていましたが（書くことが好きなのかな?），輸液が死前喘鳴に及ぼす影響，せん妄の危険因子，家族・医療者間葛藤，実存的苦痛，希死念慮の危険因子という当時のタイトルを見ると[12]，解決したところもありますが，今でもまだ疑問が残っているところがありますね。もうこの時代から20年たつのですが。

もう1つ，現代では忘れ去られている研究ですが，この頃，ステロイドを「どれくらいの量」「どういうふうに使ったらいいか」が，どうもはっきりとしませんでした。自分の経験では，少量から使って効果がなく長期投与になり，副作用が現れる例を割と

経験しました。それで，ステロイドの副作用と漸減法に関心をもって，いくつかの知見を集めました（当時は漸増法が主流でした）。今思うと，研究としては非常に不十分な方法ではありますが，目の前の課題が「少し」分かることに役立ったような気がします[13]。今でも漸増法 vs. 漸減法は「かた」がついていない課題です。

当時の研究体制は，ひとり事務局であり，診療が終わった合間に，夜間の呼び出しの合間に，普段の生活の合間に，計画書を書き，データを整理し，解析を行い，論文も書くという状況でした。

▶ 多施設コホート研究を始める ── 2000年前後

1施設での研究を進めながら，研究人生の転機となったのは，内富先生が班長の3次対がん戦略の厚労科研の研究班に声をかけてもらったことです。今となっては珍しい10年の班研究であり，中長期的な視野で研究を組み立てることができて，5年計画で研究を考えられることは黎明期にはありがたいことでした。明智先生と（まだメールがなかった頃に）FAXで毎日の連絡をしに総務課を往復していた記憶があります。

さらにありがたいことには，安定した研究費が確保されていたために研究補助員を1名継続的に雇用できました。研究補助員といえばなんとなくそれっぽく聞こえますが，簡単に言えば，データ整理はじめもろもろ筆者がなんとかやっていた仕事がオーバーフローしてきたので，病院に聞いた会社を経由して，「英検，エクセル，ワード，パワーポイント，経理業務のできる人!」と探してもらったのが始まりです。その時の出会いが，その後今に至るまで筆者の関わったすべての研究の縁の下を支えてくれた鈴木千栄子さんです。彼女は次から次へと業務を効率化し，洗練してくれて，筆者の研究チームにはなくてはならない人となりました。鈴木さんに出会えたことは筆者にとって本当に幸せなことで，人の縁とは本当に不思議なものだとつくづくこの年になると思います。

さて，この時期，1施設ではできない症例数の

必要な研究を行うことを課題としました。「単施設研究から多施設研究へ」のような方法論から入ったわけではなく，これまで自施設だけでの検討をしていましたが，「これって本当に，ほかの施設でもこうなのかな？」と思うことが多く，いろいろな施設に声をかけ始めたというのが実情です。テーマは，当時の自分の課題であった輸液，鎮静，せん妄あたりです。せん妄は途中で息絶えた感があるので，ガイドラインの作成までもっていけた輸液と鎮静を紹介します。

輸液は，安達勇先生が班長の研究班を主体に行いました[14]。この班では，質問紙調査に続いて，より広範囲，外科や内科の先生にもお願いして，輸液についてのコホート研究を行いました。質問紙調査→コホート研究，は，班研究の中で相談しながら着想を得ていったものです。この結果は*J Clin Oncol*や*Ann Oncol*などの腫瘍学雑誌に（当時はあまり苦労もなく）掲載されました。この成果を中心にして，輸液についての自分の仕事の仕上げとしてガイドラインを作成し，ひと区切りとしました。

水分量についてはある程度研究しましたが，栄養については十分な研究ができなかったので棚上げにしました。これは，もともとあまり栄養に（個人的に）興味がないというのが本心です。自分の能力や時間，関心をみて，自分にできそうなところにまずは集中するという考え方を筆者はよくしています——これがいいかどうかは人生観もあるので，万人に当てはめられるかは微妙ですが，この価値観が発揮されたのかなと思います。最近MD AndersonのBruera先生が行った輸液のランダム化試験をみたのですが，そのエンドポイントとして，当時研究していた指標が使われていました[15]。研究っていうのは，その時には結果がはっきりしなくても，成果の一部が将来に引き継がれていくものなんだよな，と実感できたのはうれしかったことです。昨今は，輸液のガイドラインで（医学上は）輸液を絞ることを推奨しているために，患者さんやご家族から「希望があるなら輸液をしてほしい（輸液をしてくれることが希望になる）のに…」という苦言が学会に届いているらしく，医学的知見だけ

ではなく，文化や価値観も含めた輸液治療，栄養治療の研究が必要なのだと思います。

鎮静については，内富先生を班長とした10年の研究班として行ったものが主になりました[16]。鎮静の定義がまだ定まっていない頃，私たちの提案した鎮静の定義が*Lancet*に掲載されました。さっとまとめてletterで投稿しただけでしたが，すぐに受理され，「研究」も生き物であると思いました。当時としては明解な考え方で，今でも鎮静に関する議論のスタートポイントとして引用されます。少しあとになって，鎮静の定義に関する系統的レビューを行って定義に関する論文を出しました。英語で系統的レビューを書くのは当時なかなかハードルが高く，原著論文のほうが「楽」だったので，レビューの論文化は後回しにしていたためです。

何よりも実証データがまったくありませんでしたので，いつもの筆者の研究パターンで，こういう，「何もない」領域をみるとやる気になってきます（痛みとか新しいオピオイドのようにみんなが興味をもっている領域は，自分がやらなくても誰かがやるだろう，のような気になるので興味があまりわきません…。臨床や，そもそも人生に関する向き合い方もそんなものなのかもしれません）。質問紙調査，コホート研究と組み合わせて，何も分からないところを少し全体像が浮かぶようにしていきました。質問紙調査（*J Clin Oncol*に掲載されました）を皮切りに，まず，鎮静を受けた家族の体験の調査研究などを緩和ケア病棟の先生方とともに明らかにしました。たとえば（今となってはもうみんな年配のほうになりましたが），池永昌之先生，木澤義之先生，小原弘之先生，奈良林至先生，本家好文先生，向山雄人先生らと研究のネットワークが少しずつできめたのがこの年です。医療者から見て「良い，悪い」ではなくて，患者さんやご家族が実際に体験していることをまずは知らないと，抽象的な議論しかできないと強く感じたことがきっかけでした。

遺族調査を通して徐々に他施設の状況も分かるようになってきたので，今度は，鎮静を受ける患者のコホート研究を行いました。これは効果に関するコホート研究，倫理的妥当性に関するコホート

研究を振り返る

研究の2つを組み合わせた，今でいうところの多目的コホートでした。21の緩和ケア病棟の先生方が協力してくれて100名の患者の詳細にわたる観察を行うことができました。この経験から，緩和ケア病棟でも，少なくとも患者に侵襲のない観察研究は可能であるとの確信を得ることができました。研究組織は同じ組織を基本的に継続し，同世代（やや上）の緩和ケア病棟の先生方とチームを組むようになっていきました。

1つ印象的なのは，当時，鎮静の倫理的妥当性を論じる場合に，生命倫理の先生方が「鎮静すると寿命が縮まる」という前提で二重効果理論を議論されていました。しかし，現場にいると「そもそも縮まらないのでは？」と思っていましたので，「鎮静で寿命は縮まるのか」もテーマにしました（今日に続く筆者のテーマです）。そのまとめを行っている間，ちょうど同じ時期に行った似た内容の論文がCancerに掲載されました[17]。「自分の行っている研究テーマがそれなりに名の通っている国際誌に同じ時期に掲載される」ということがますます多くなりました。「目の前で起きて困っていることは，世界中でも困っていることなんだ」と勇気づけられます。

このほか，議論や臨床をしながら出てきた臨床疑問に対する研究として，どんな時にどんな鎮静・鎮静に関する説明を希望するか，鎮静と安楽死は同じにみえるのか，鎮静頻度の高い施設はケアの質が低いのか，看護師はどんなことにストレスを感じるのか，精神的苦痛に対する鎮静はどういう患者にどれくらい行われているのか，ミダゾラムは耐性を生じるか，鎮静は生命予後を縮めるのか…などなど，とにかく次から次へと「世界でまだ誰も調べていない」疑問が生じてくるので，それを研究していくという感じでした[18]。たまに聞かれるのですが，筆者は別に「鎮静が好き」なのではなく，当時，「何も分かっていなかった領域で，臨床医が日常的に経験すること」の1つが鎮静だったということです。そんなこんなで，何年か実証研究をためたあと，鎮静の仕事の仕上げとして，当時としては珍しい「エビデンスに加えてデルファイ法による

コンセンサス法」を用いたガイドラインを作成しました（定義の提案が2002年，ガイドラインが2005年）。ここまでで筆者の鎮静についての研究はひと区切りとして，いったん終了にしていました（最近復活しましたが，だいぶおなかいっぱいだったので一度は終了したつもりです）。

これらの研究では，いずれも世界で初めての知見を得ることができ，その後のガイドラインの作成や世界での研究の発展にいくらか貢献したんじゃないかと思います。介入研究ではありませんでしたが，50施設以上の先生方と行った初めての経験で，みんな日々の臨床で大変ななか患者さんの記録を送ってくれて，本当にありがたく思いました。結果的に，がん治療を扱う雑誌に緩和ケアの，しかも日本からの研究でも掲載されるのだと，「時代は変わったなぁ」と思ったのも印象的でした。成功の要因は，なんといっても，忙しい臨床のなかで，何の見返りもないにもかかわらず患者の状況を日々記録してくれた仲間の先生方の協力に尽きます。あらためて（ここに書く前に1人ひとり挨拶に行けという感じですが）感謝です。

▶ 全国の遺族調査の基盤をつくっていく──同じ頃

この時期の，今に続く大きな出来事は，日本ホスピス緩和ケア協会（当時，全国ホスピス・緩和ケア病棟連絡協議会）で初めて行った遺族調査の集計に参加したことです[19]。当時，その事務局が聖隷三方原病院にあり，千原明先生が事務局長をしていたので，「先生，こういうの得意そうだからちょっとまとめてみて」と，かる〜くデータの山を横目に言われたのが最初でした（今なら，最初から計画しとけという感じです）。

思い出深いのは，この過程のなかで，緩和ケアの質の評価や終末期のquality of life（現在ではquality of death and dyingといわれています）として「望ましい最期（good death）」についての概念化をしました[20]。QOLといった場合に，「身体・心理・社会・スピリチュアル」とかいう区分をすることがありますが，筆者には当時相当な違和感が

ありました。なぜなら，それまでに出会った患者さんの誰1人として，「私には，社会的な痛みがあります」などと，概念の言葉を使ってお話されなかったからです。同じようなことを考えている人がいるもので，2000年に米国の退役軍人病院のグループが「患者さん自身に『本当に何が大切と思っているのか』を聞いてみよう」という研究を*Annals of Internal Medicine*に出していました[21]。そして，そこには，"心理的苦痛"や"社会的苦痛"ではなく，「迷惑をかけたくない」「人の役に立ちたい」といった臨床医が聞くであろう言葉でQOL（というのか，正確には違うかもしれませんが）が定義されていました。感慨深く思ったのは，「死ぬところは家族には見せたくないから1人にして」（つらいところを大事な人に見せない），「なんで看護師さんやお医者さんは，僕の顔見ると『痛いですか？』とばっかり言うのかなぁ，もっと普通の話がしたいのに」（病気を意識せずに普段どおりに生活したい），「先生，私のこと覚えていてくださいね。ただ，私が死んだら1人の主婦が死んだというだけですが，先生が覚えてくれていれば死ぬ意味があるということですから」（意味を感じたい）のように，これまで出会った患者さんたちがおっしゃっていたことが概念化されたことでした。当時は，「望ましい最期」といった時に「good death」という言葉が「良い，悪い」を切り分けしているように引っかかる方が少なからずいて，やりとりに苦慮した経験があります。

この時期に残念であった1つの記憶があります。日本ホスピス緩和ケア協会で行った遺族調査によって「緩和ケア病棟で受けたケアに不満だった」方を対象とした「どうして不満だったのか」という訪問調査を行いました[22]。1年をかけて全国を訪問（！すごくないですか？）して行ったインタビュー調査の結果を，インタビューは英文誌に，質問紙調査の自由記述は国内誌に投稿しました。英文誌では「良い研究である」という評価を得ましたが，国内誌では「緩和ケアの発展を阻害するものである」とのコメントが付いて戻ってきました。内容についての再検討や議論ではなく，理念・主張の査

読結果であり，なんといいますか，悲しい気持ちになりました。これに近いことは最近はほとんどありませんが，まだたまに体験します（いいか悪いか，すべきかすべきじゃないか，といった絶対結論の出なさそうな信念対立みたいな感じですね）。患者さんの視点でものを考えるためには，事実を事実として見るということが，主義や主張を論じ合うことと少なくとも同じくらい重要だと筆者は思っています。

質評価と並行して，臨床のトピックでの遺族調査も行っていきました。たとえば，緩和ケア病棟への紹介や抗がん治療の中止についてのサーベイランスを池永昌之先生，木澤義之先生，小原弘之先生，向山雄人先生，中保利通先生，中島信久先生，志真泰夫先生，松原龍弘先生らと一緒に行わせていただきました（これまた名前を書くと，今や重鎮の先生ばかりになりましたねぇ…）[23]。これも*J Clin Oncol*と*Ann Oncol*に受理されました。前者では，Gantz P が editorial に「10年前に日本に行った時には『告知するか，しないか』の質問ばかりされたのに，今やこのような研究が日本から投稿されたことに驚いた」のようなコメントをされたことが印象的でした。

振り返ってみて，この期間は単施設から多施設へ，少人数からより多くの人へという研究の発展がみられた時期だと思います。この頃から，「いろいろな先生のお手伝い」をするようになっていったことも印象深いです。自分が筆頭者ではない論文が増え始め，浅井真理子さん，藤森麻衣子さん，安藤満代先生，松尾直樹先生，三條真紀子さんらと共著の論文があります。今や研究者として立派になられた方もいますが，その黎明期というか成長していく時期を一緒に過ごしました。1人でも多くの先生方に緩和ケアの研究に関わってもらえることは，非常にうれしいことです。

▶ 施設内では緩和ケア病棟から緩和ケアチームを立ち上げて研究もする──やはり2000年頃

研究面ではもともとの出身である緩和ケア病棟

での課題を研究していきましたが，一方，この年は自分自身の臨床の場が緩和ケア病棟・在宅から緩和ケアチームに移った年でもあり，病棟で体験する困難と，緩和ケアチームで体験する困難とは違うことを実感していました。これまでの自分のスタイルと同じように，「緩和ケアチームで体験したこと」をまとめていきました[24]。

藤本亘史さん，井村千鶴さん，難波美貴さん，鄭陽先生に助けてもらって複数のデータベースを維持しました。チームの活動の時に症状評価をしたり，院内で教育セミナーを行ったりした結果をまとめていったのですが，今思えば研究というより活動報告なので，無理に研究に（特に英語には）しなくてもよかったかなぁと思います。今からならしませんが，当時は何をしていても楽しいと感じられたということですね。効率的に緩和ケアチームの活動を広げたいと思って，外来化学療法中の患者さんの苦痛緩和と，入院中の患者さんの苦痛緩和を中心に行うためのシステムとして，外来では「生活のしやすさに関する質問票」を，入院では「電子カルテの Fifth vital sign」を導入して評価したのもこの頃です。この導入にあたっては，病院内の各診療部や看護部の協力なくしては実施できませんでした。同じことを考える人はやはりいるもので，前後して同様の（もちろんqualityはより高いですが）研究が英文誌に複数発表されています。筆者の結論としては，スクリーニングそのものが重要なのではなくて，活動として「必要な人に必要なサポートがあればよい」というふうに思うに至っているので，現在の施策としてのスクリーニングの無理やりの義務化のような感じをみると（そうじゃないのになぁと）少しなえっとします。

少数例の事例報告も続けていました[25]。緩和治療をやってすっきりうまくいったということばかりらいいのですが，少量の抗精神病薬で悪性症候群になったり，QT延長で不整脈になったり，常用量以下のキシロカインでキシロカイン中毒になったり…。緩和治療とはいっても，いろいろと有害事象もあるのだなぁと思って，頻度は少ないだろうけれど重篤な有害事象を好んで症例報告にしていきま

した。その延長で，制吐剤としての抗ヒスタミン剤を探すようになりました。吐き気止めというとプリンペラン®・セレネース®という感じでしたが，重篤な有害事象を経験しました。教科書を見ると，欧米では cyclizine などの抗ヒスタミン剤が書いてあるのに，"輸入"の時に日本にないからという理由で（?）カットされてしまうのではないかと思ったのがきっかけです。多数例研究としては患者の登録が難しく，結局，途中で中止となりましたが，「制吐剤として抗ヒスタミン剤を使う」選択肢をもつきっかけにはなったと思っています。このあたりの志向は，筆者の臨床が「なるべく害をもたらさないことを優先する」ことと根底で通じるのかもしれません。

▶地域介入研究の経験と事業化
——2007〜10年

さて，2007年には今となっては昔のことですが，がん対策基本法の制定に合わせて，自分の中では臨床研究はひと休みの時代になりました。当時，厚生労働省の旗振り役であった加藤雅志先生のコーディネートもあって，あれこれと大きなプロジェクトが立ち上がって，24時間365日不眠不休の状態になったためです。僕も大変でしたが同時期を過ごした盟友木澤義之先生はもっと大変だったと思います。筆者は夜型で木澤先生は朝型なので，僕が寝る頃に今日のまとめとして朝4時くらいに「あと，よろしく」とメールを送ると，「今から仕事始めます」と木澤先生が速レスすることが多く，24時間リレー状態でしたねえ…（彼は「今も」大変ですが）。

いろいろ立ち上がったプロジェクトのうち研究といえば，緩和ケアを戦略研究のトピックとしたOPTIM研究は筆者の情熱を相当費やしたプロジェクトでした。戦略研究というのは，大型の政策研究で，国家的に重要な課題を大規模なバックアップで行うというコンセプトで当時内閣府の顧問であった黒川清先生の旗振りで進められたものです。ちょうど，自分自身の臨床の場が，緩和ケア病棟から緩和ケアチームに移ったあとでした。院内の患者さんの緩和ケアにはそこそこ一段落して，地域

のほかの施設とのやりとりが増えてきていたタイミングでした。そこに地域の緩和ケアのプロジェクトでしたので，パートナーの藤本亘史さん，難波美貴さんと居酒屋で飲みながら，「なあ？　やる気ある？？」と聞いたら「やります！」との返事で，流れに乗って引き受けました（今の気力体力ならもう引き受けられないので，あの時期にこの仕事がきたのは，自分が仕事をしたのではなく，「自分が（神さまやらに）選ばれた」という感覚があります）。

　地域への介入として，2007～10年まで介入が行われ，国際的に初めて患者，家族，医療者の包括的なアウトカム評価を得ることと，「どうしてその結果を生じたのか」を解釈するためのプロセス研究が並行して行われた（ミクスドメソッドという）点がユニークでした。プロセス研究，地域での介入の普及など，今でいうところのD&I研究の重要性を実感したのもこの研究ならではで，山岸暁美さん（現慶應義塾大学）が年間の半分以上（ほとんど？）を各地を訪ねて歩いて実践のために汗を流してくれました。大きな研究では見えないところで汗をかいている人がいっぱいいると本当に実感したのも大切なことでした。結果は，*Lancet Oncology*や*J Clin Oncol*に受理されたほか，国内向けにはOPTIM reportと呼ばれるかなりの分量の冊子としてまとめられました[26]。

　プロジェクトそのものは特に問題なく楽しくできたのですが，正直数々のロジスティック上の（?）困難に出遭い，消耗しました。それまでにつくってきた研究組織が「有志の会」（平たくいえば仲良しグループ）であったのに対して，OPTIM プロジェクトは行政主導研究で，これまでに組んだことのない人たちと組み，がんや緩和ケアと必ずしも関係ない「偉い先生方」の意見も聞きながら進めなければならないという初めての経験でした。医療技術や研究面でも学んだことはありましたが，人間的にというか，人生ほどほどが肝心だというような今の生き方になったのはこのプロジェクトのせい（おかげ）という面もあり，加藤雅志先生に「森田先生が一番成長したんじゃないですか？」と言われたのは後年のことです。途中でもう投げ出したいという

気持ちになった時も，当時，厚労省と研究班の中間くらいの立ち位置から研究を支援するという役割にいた松村有子先生から，「まあ先生，みんながやりたいっていうことにはわざわざお金はつきませんから，お金をつけるってことはみんなやりたくないことをやるっていう意味ですからね（怒り気味）」と，大人の世界を教えてもらいました。

　その頃の研究班と厚生労働省（がん対策課のほうです）との連携がいまいちよくなかったこともあり，OPTIM研究の成果ががん対策にダイレクトに生かされなかったのは残念ですが，まあ仕方ないと思います。OPTIMレポートには，現在の緩和ケアの抱える課題（スクリーニングや地域連携など）がおおむね「予言」されていて，今見ても価値は損なわれていないようにみえます。

▶ 次世代コホート研究・介入試験への継承──2012年以降

　さて，緩和ケアバブルのお祭り騒ぎが一段落した頃，中断していた臨床研究を再開することとしました。これまでの研究は筆者が中心となって（エンジンとなって）行ったものが多かったわけですが，左右を見れば若い緩和ケア臨床家が研究をしたいという雰囲気で待ち構えています。そこで，世代をかえるという点から，2つのコホートを構築しました。これらのコホートの特徴は，筆者が事務局長風にスーパーバイズする役割を担いながらも，「より」若手の医師が研究責任者となり，しかも，1つの研究で参加した医師が複数の課題を同時に受け持つという体制（多目的コホート）にしたことです。これによって，1つのデータベースを作成したあとに，患者を登録した研究協力者がそれぞれの関心のあるテーマの研究を進めることが可能になりました。この着想の源はJ-HOPE研究で，調査研究でしていたことをコホート研究に持ち込んだというかたちになります。

　1つは終末期患者の生命予後の予測指標の検証を主目的とした研究でJ-Proval研究と名付けられました。2012～14年にかけて，国立がん研究センターのがん研究開発費（木下寛也班長）を基

盤として実施されたものです。研究責任者は馬場美華先生（当時は大阪大学大学院生でもありました）が務め，ふたりの知っている先生たちに幅広く声をかけた結果，19の緩和ケアチーム，16の緩和ケア病棟，23の在宅サービスから合計2,426名が登録された大規模コホートになりました。主の結果は *Eur J Cancer* に受理されたほか，*Lancet Oncology* をはじめとする多くの雑誌に受理された付帯研究が分担して行われました。分担して，というところが大事なところで，現在もこのデータベースをもとにイギリスとの共同解析を実施しており，みんなの努力が実ったコホートだと思います。

もう1つは，倦怠感・呼吸困難に対するステロイドや，呼吸困難に対するモルヒネの効果予測因子を探すJ-FIND研究です。J-FIND研究は目的の異なる4つのコホート研究を3人の研究責任者が一体化して運営し，それぞれ100～200名の患者を登録しました。本研究は予算の切れ目であったために，長寿研究費や民間研究費をつなぎながら実施していました。4つの研究の責任者が協力し合って，皆で助け合う雰囲気をつくっていったことがなんといっても大きいと感じます。「誰かが旗さえ振れば，なんとかなる」を感じた研究です。

この時点で筆者はすでに主役ではなく，主役になるべき人たちがそれぞれに頑張る時代になったのだと確信しています

2020年現在では，次世代コホートで一部国際共同研究となっているEASED研究（森雅紀先生）や，レジストリ研究のPhase-R（前田一石先生，研究支援組織はJORTC）が行われているほか，長年の懸案であった介入研究についても，口内炎に対するインダシンスプレーの比較試験が完遂，当ホスピスで腹水に対するCARTのランダム化試験の実施可能性試験が進捗するなど，状況は好転しています。EASEDの一部では，鎮静をプロトコール化するというアイデアを今井堅吾先生が引き継いでくれていて，これから日本発の新しい鎮静の概念が世界に発表されるかもしれません。

国外に目を向けてみると，緩和ケア研究の進んでいるヨーロッパ，米国（の一部），オーストラリアから学ぶべきことは確かに多いのですが，一方で，東アジアの中で日本が果たすべき役割を見直す機会も多くあると筆者は思います。日本はなんといっても東アジアの中では緩和ケア研究の進んでいる国で，財政面でも恵まれた環境にあります（住んでいるとそうは思いませんが）。ホスピス緩和ケア財団の支援を受けて，国際研究を促進するプロジェクトが行われました。最初は日本と台湾で，次に韓国が加わって，「お試し」として医師調査を行い，「実際に動かしながら」連携体制をつくっていきました。初めて何かする時は，ハードルが低いことを気楽に考え，言うだけじゃなくて実際に動いてみると，気がついたらできているというのが，筆者のいつもの経験です。台湾の窓口は国立台湾大学のCheng先生，韓国の窓口はDongguk UniversityのSuh先生で，2人とも米国での留学経験があり，コミュニケーション面で（森先生並みに英語さえできれば，筆者は無言でうなずくくらいしかできませんが）苦労しないのがなんといっても大きいところです。将来的に，比較試験などハードルの高い試験を東アジアでも協力して行えれば本当によいと願っています。

本書の読者たちにも，頑張れ！（ただし，長く続くくらいの気楽さで）と，言っておきたいと思います。

▶宿題：スピリチュアルケアとせん妄

最後に，筆者がずっと興味をもっていながら最終的な見解にまでたどり着かなかったスピリチュアルケアとせん妄について，経験と展望を少し書いておきます。

「スピリチュアルケア」については研究を考え出した頃から継続して関心はもっていました[27]。そして，これまた，抽象的な「スピリチュアルペインとは何か？」のような議論になることが多く，やや辟易とすることが多かったのが正直なところです。そこで，途中から抽象的な議論はいったん横において，「迷惑をかけてつらい」「何の希望もなく生きていてもしょうがない」といった具体的なことを中心に研究を行う方向にしてはどうかと，当時の共同研

究者である河正子先生，田村恵子さん，村田久行先生と相談しました[27]。この"方針転換"が正しいかどうかは，先を見なければ分かりません（と2011年の書籍に書きましたが，今も先々は分かりません）。今も思っているのは，筆者の研究の関心は「何が正しいか，正しくないか（真理）」「何はどうあるべきか（主義）」にはほとんどなく，「患者さん，ご家族，あるいは医療者に役立つのか」が基準なんだと思います。よく同じようなものとして思い浮かぶのが精神療法ですが，精神療法では多くの理論がありますが，「どれかが正しい」という「ただ1つの結論」が得られるとは，とうてい思えません。でも，正しいかどうかの議論をおいても，「ある考えに基づいて行った精神療法が患者さんに役に立ったかどうか」を考えることはできそうです。

2006年前後に暫定的定義を固定（定義に関する議論をいったん棚上げ）する決断をしてから，その後，スピリチュアルペインの評価法の開発と実施，ケア法の患者・家族・医療者からの収集，看護師への傾聴の教育法を行ってきました。ケア法の収集が終了してからは田村さんを中心にSpiPasと呼ばれる構造化したケアを行っています。看護師への教育法では無作為化比較試験でトレーニングを受けることにより，「患者さんに何もしてあげられない」という無力感が非常に減ることが分かり，安心しました。この次，患者さんのアウトカム評価（つまりはランダム化試験，介入研究）まではいかないんじゃないかなぁと思っていたのですが，田村さんチームによって（筆者はわずかながらお手伝いしているだけです），患者さんを対象とした臨床試験も行われて，すでに有望な結果が得られています。ケア法の収集，教育法の確立，患者さんのアウトカム評価まで，今のところ12年間をかけて着実に積み重ねてきたことになります。田村さんをはじめとする看護師さんの熱意に敬意を表したいところです。

せん妄は，緩和ケア病棟で主治医をしていた時に割と遭遇頻度の高い苦痛で，国際的にもこれという研究もなかったので興味をもっていました[28]。

せん妄は苦しいのか，どんな原因なら治るのか，輸液とオピオイドの変更で終末期せん妄は減るというEdmongtonグループの報告は再現できるか，などを研究してきました（3つ目は自分にしては珍しい追試チックな研究です）。せん妄のある患者さんのご家族の体験についての知見はその後のOPTIMプロジェクトで作成されたパンフレットに反映されて，効果の研究を大谷弘行先生と福田かおりさんが中心に進めてくれました。

当時，終末期せん妄は「死を迎えた自然の経過で，治らない」という事実かどうか分からない主張が受け入れられていましたが，自分の臨床経験からは回復する患者さんも少なくないと思っていました。そこで，回復するせん妄の原因や治療可能性について前向き研究を行いました。これまた，ほとんど同じ研究の結果が，ちょうど同じくらいの時期に一流誌と呼ばれる内科学雑誌に掲載されました[29]。

終末期せん妄については，自然経過でも意識が悪くなるため従来のアウトカム評価では難しく，不穏と意識を分けて評価するのがいいのではないかというアイデアを筆者はもっており，Communication Capacity Scaleと Agitation Distress Scaleというのをつくって，さて，終末期せん妄の観察研究をするぞと計画書まで書いたのが2005年頃です（今も計画書がファイルの中にあります）。残念ながらほかの仕事やOPTIMプロジェクトを実施するためにせん妄の研究はこの辺で途絶えてしまいました。現在，前田一石先生の率いているPhase-R研究でせん妄のアウトカム評価をしているのと，盟友名古屋市立大学の明智龍男先生のところの内田恵先生がアウトカム評価にも取り組んでくれており，ひょっとすると治療抵抗性の苦痛文脈で鎮静や呼吸困難との接点が生じる可能性もありますので，研究の進み具合を見守っていきたいと思っています。

▶ まとめ

筆者が研究としてやってきたことを，個人の視点から書いてみました。研究になったあと，ではな

く，あの時そんなこと考えていたのね，のような背景が伝わるといいなと思います。

筆者は別に研究者ではないので，「臨床で出てきた疑問を解決するために研究する」が基本姿勢です。そういうわけで，「今，何を体験しているか」がそのまま研究テーマになります。緩和ケア病棟では，鎮静，輸液，せん妄，予後予測，緩和ケア病棟への紹介が主要な疑問でした。緩和ケアチームでは，緩和ケアの必要な患者さんをどのようにみつけてフォローアップするかが，主要な疑問でした。地域の緩和ケアのコーディネーションをするようになってからは，「連携の仕方」や介護保険までが課題になりました。症状そのものの研究が少ないのは，薬物療法についてはある程度，英語圏での文献をみると，「日本人でも，たぶん一緒だろう」と思えることが多いからかもしれません。何を研究している人か分からないのですが，自分がその時に出会っていたことを研究していくというスタンスです。緩和ケアのこの 10 年を考えても，ホスピス・緩和ケア病棟，緩和ケアチーム，地域

緩和ケアと変化しているので，研究テーマもそれに合わせて変わってきたのかなぁと思います。特に，臨床をしながら研究をする人には，ぜひ今日，「どうしてなんだろう？」と思ったその気持ちを大事にしてほしいと思います。それは，きっと，ほかの誰かも不思議に思っていることであり，何か研究を始めることで誰かの役に立つと思います。

緩和ケアは間違いなく研究が必要な領域です。経験を通して必要なものは，なんといっても，思いを共通にできる仲間だと思います。物事の道理を知るには達成されたあとに残ったことではなく，どうしてそれが達成された（されなかった）のかの本当の真実（裏の事情といってもよい）を洞察することが何より大事です。個人が研究のすべて（ほとんど）を率いていくような時代は終わろうとしています。黎明期の緩和ケア研究の経験を思い起こしながら，緩和ケアの臨床研究を前へ前へと，楽しみながら（というのもおかしいのかもしれないが，長く続くように）進めてもらえればうれしいです。

文献

1) 森田達也，井上　聡，千原　明：モルヒネをこばむ患者の背景―心理的側面から．ペインクリニック　**16**(6)：878-884，1995
   モルヒネを勧めても患者さんが喜んで飲むわけではあまりないという現象に出会って考えたものです。

2) Reid CM, Gooberman-Hill R, Hanks GW: Opioid analgesics for cancer pain：symptom control for the living or comfort for the dying? A qualitative study to investigate the factors influencing the decision to accept morphine for pain caused by cancer. *Ann Oncol* **19**(1)：44-48, 2008
   同じような結果を示した（ちゃんとした）研究に，2008年になって出会いました。

3) 森田達也，井上　聡，千原　明：終末期癌患者にみられる否認．精神医学　**39**(2)：173-180，1997
   森田達也，井上　聡，千原　明：終末期癌患者の躁状態．精神医学　**39**(1)：59-65，1997
   森田達也，井上　聡，千原　明：終末期癌患者の心因性の症状の緩和．臨床精神医学　**25**(12)：1433-1441，1996
   「終末期がん患者の○○」で書いていた時期のものです。今思うとタイトルにPECOも何も入っていない未熟なものです。

4) 森田達也，井上　聡，千原　明：せん妄を合併した終末期癌患者の痛みの緩和．ペインクリニック　**18**(1)：65-72，1997
   森田達也，井上　聡，千原　明：終末期せん妄にみられる幻覚の意味―緩和ケアの視点からみた 1 考察．臨床精神医学　**25**(11)：1361-1368，1996
   森田達也，角田純一，井上　聡，千原　明：高齢癌患者の緩和ケアの特徴―当院における予備的調査から．*Geriatric Medicine* **35**(11)：1505-1511，1997
   当時書いていたもので今は内容も覚えていませんが，課題としては現代でも通用しそうです。

5) Morita T, Tsunoda J, Inoue S, et al: Intestinal perforation in terminally ill cancer patients：clinical characteristics. *Am J Gastroenterol* **94**(2)：541-542, 1999
   症例報告を書くことにも熱意をもっていましたので，臨床で出会う「へえっ」ていうことを調べて，なるべくメインの雑誌に出していきました。

6) Morita T, Tsunoda J, Inoue S, et al: The Palliative Prognostic Index：a scoring system for survival prediction of terminally ill cancer patients. *Support Care Cancer* **7**(3)：128-133, 1999
   Morita T, Tsunoda J, Inoue S, et al: Survival prediction of terminally ill cancer patients by clinical symptoms：development of a simple indicator. *Jpn J Clin Oncol* **29**(3)：156-159, 1999
   Morita T, Tsunoda J, Inoue S, et al: Validity of the Palliative Performance Scale from a survival perspective. *J Pain Symptom Manage* **18**(1)：2-3, 1999

研究を振り返る

予後予測に関する一連のデータを取得した時に書いた研究です。筆者は92年卒なので6～7年目でやっていた研究になります。

7) Maltoni M, Nanni O, Pirovano M, et al: Successful validation of the palliative prognostic score in terminally ill cancer patients. Italian Multicenter Study Group on Palliative Care. *J Pain Symptom Manage* **17**(4):240-247, 1999
　予後予測尺度の双璧の1つ, PaP scoreですが, 同じ年しかも数カ月前後に出版されてびっくりしました。PPIはSCCから, PaP scoreはJPSMから出ています。

8) Morita T, Ichiki T, Tsunoda J, et al: A prospective study on dying process in terminally ill cancer patients. *Am J Hosp Palliat Care* **15**(4):217-222, 1998
　「死の過程」に関する研究で, 当時はどの雑誌からも謝絶でした。

9) Hui D, Hess K, dos Santos R, et al: A diagnostic model for impending death in cancer patients: preliminary report. *Cancer* **121**(21):3914-3921, 2015
　Hui D, Moore J, Park M, et al: Phase angle and the diagnosis of impending death in patients with advanced cancer: preliminary findings. *Oncologist* pii: theoncologist. 2018-0288, Oct 23, 2018
　死の過程の課題を今風に研究にすると, きちんと受理されるようです。

10) Morita T, Inoue S, Chihara S: Sedation for symptom control in Japan：the importance of intermittent use and communication with family members. *J Pain Symptom Manage* **12**(1):32-38, 1996
　Morita T, Tsunoda J, Inoue S, et al: Do hospice clinicians sedate patients intending to hasten death? *J Palliat Care* **15**(3):20-23, 1999
　Morita T, Tsunoda J, Inoue S, et al: The decision－making process in sedation for symptom control in Japan. *Palliat Med* **13**(3):262-264, 1999
　鎮静に関して初めて書いた英語の論文たちです。当時は持続的な鎮静ではなく, 意識を残した鎮静（間欠的な鎮静）を好んで使用していました。

11) Morita T, Tsunoda J, Inoue S, et al: Perceptions and decision－making on rehydration of terminally ill cancer patients and family members. *Am J Hosp Palliat Care* **16**(3):509-516, 1999
　Morita T, Ichiki T, Tsunoda J, et al: Re：Biochemical dehydration and fluid retention symptoms in terminally ill cancer patients whose death is impending. *J Palliat Care* **14**(4):60-61, 1998
　輸液に関して初めて書いた英語の論文です。

12) 森田達也, 角田純一, 井上　聡, 他：終末期がん患者に対する輸液が死前喘鳴と口渇に及ぼす影響. ターミナルケア **8**(3):227-232, 1998
　森田達也, 角田純一, 井上　聡, 他：終末期癌患者におけるせん妄の危険因子―prospective study. 精神医学 **40**(8):823-829, 1998
　森田達也, 角田純一, 井上　聡, 他：緩和ケアにおける家族・医療者間葛藤に関する予備的調査. 死の臨床 **22**(1):81-87, 1999
　森田達也, 角田純一, 井上　聡, 他：終末期癌患者の実存的苦痛に関する pilot study. 精神科診断学 **10**(3):329-332, 1999
　森田達也, 角田純一, 井上　聡, 他：終末期癌患者にみられる希死念慮の危険因子と動揺性. 臨床精神医学 **27**(11):1371-1378, 1998
　この時期に日本語で書いていたものですが, 課題としてまだ新鮮味（今も問題である）があります。

13) 森田達也, 角田純一, 井上　聡, 他：終末期がん患者の身体症状とコルチコステロイドとの関連. ターミナルケア **9**(2):135-143, 1999
　森田達也, 角田純一, 井上　聡, 他：終末期がん患者に対するコルチコステロイド漸減法の治療効果に関する予備的研究. ターミナルケア **9**(3):223-227, 1999
　緩和ケアでよく使っていたステロイドについて自分なりにまとめてみようと思ったものです。もう今はこんな「研究」があったことも世間からは忘れられていますね…。そう思うとやはり残したい研究は英語で書いておかないと, 記憶がなくなると忘れられてしまうのかなあと思います。

14) Morita T, Shima Y, Adachi I：Japan Palliative Oncology Study Group: Attitudes of Japanese physicians toward terminal dehydration：a nationwide survey. *J Clin Oncol* **20**(24):4699-4704, 2002
　Morita T, Hyodo I, Yoshimi T, et al；Japan Palliative Oncology Study Group: Association between hydration volume and symptoms in terminally ill cancer patients with abdominal malignancies. *Ann Oncol* **16**(4):640-647, 2005
　Morita T, Bito S, Koyama H, et al: Development of a national clinical guideline for artificial hydration therapy for terminally ill patients with cancer. *J Palliat Med* **10**(3):770-780, 2007
　Morita T, Tei Y, Tsunoda J, et al；Increased plasma morphine metabolites in terminally ill cancer patients with delirium：an intra-individual comparison. *J Pain Symptom Manage* **23**(2):107-113, 2002
　Morita T, Hyodo I, Yoshimi T, et al；the Japan Palliative Oncology Study Group: Artificial hydration therapy, laboratory findings, and fluid balance in terminally ill patients with abdominal malignancies. *J Pain Symptom Manage* **31**(2):130-139, 2006
　Morita T, Adachi I：Japan Palliative Oncology Study (J-POS) Group: Satisfaction with rehydration therapy for terminally ill cancer patients：concept construction, scale development, and identification of contributing factors. *Support Care Cancer* **10**(1):44-50, 2002
　輸液に関して行った一連の研究です。質問紙調査, コホート研究, ガイドライン作成まででひと区切りになりました。生理学的研究（M6Gを測ったり）, 輸液の満足度尺度をつくったりもしました。生理学的研究や介入研究をさらに続けようとしたのですが,（他の課題が優先になったので）後が続きませんでした。

15) Bruera E, Hui D, Dalal S, et al：Parenteral hydration in patients with advanced cancer: a multicenter, double-blind, placebo-controlled randomized trial. *J Clin Oncol* **31**(1):111-118, 2013

研究を振り返る

筆者はランダム化試験まではできませんでしたが，コホート研究で使用した評価尺度をBruera先生が使ってランダム化試験をしてくれました。

16) Morita T, Tsuneto S, Shima Y: Proposed definitions for terminal sedation. *Lancet* **358** (9278)：335-336, 2001

Morita T, Tsuneto S, Shima Y: Definition of sedation for symptom relief：a systematic literature review and a proposal of operational criteria. *J Pain Symptom Manage* **24** (4)：447-453, 2002

Morita T, Akechi T, Sugawara Y, et al：Practices and attitudes of Japanese oncologists and palliative care physicians concerning terminal sedation：a nationwide survey. *J Clin Oncol* **20** (3)：758-764, 2002

Morita T, Ikenaga M, Adachi I, et al；Japan Pain, Rehabilitation, Palliative Medicine, and Psycho-Oncology Study Group: Family experience with palliative sedation therapy for terminally ill cancer patients. *J Pain Symptom Manage* **28** (6)：557-565, 2004

Morita T, Chinone Y, Ikenaga M, et al；Japan Pain, Palliative Medicine, Rehabilitation, and Psycho－Oncology Study Group: Efficacy and safety of palliative sedation therapy：a multicenter, prospective, observational study conducted on specialized palliative care units in Japan. *J Pain Sypmtom Manage* **30** (4)：320-328, 2005

Morita T, Chinone Y, Ikenaga M, et al：Japan Pain, Palliative Medicine, Rehabilitation, and Psycho-Oncology Study Group: Ethical validity of palliative sedation therapy: a multicenter, prospective, observational study conducted on specialized palliative care units in Japan. *J Pain Symptom Manage* **30** (4)：308-319, 2005

Morita T, Bito S, Kurihara Y, et al：Development of a clinical guideline for palliative sedation therapy using the Delphi method. *J Palliat Med* **8** (4)：716-729, 2005

鎮静に関する一連のおもな研究。定義の提案→質問紙調査→家族の体験の調査→コホート研究で効果と倫理的妥当性を検証，と進めて，最終的にガイドラインまで到達しました。「何も知見のない，ややこしい（医学だけで解決しない）領域」というのにそそられます。

17) Bercovitch M, Waller A, Adunsky A: High dose morphine use in the hospice setting. A database survey of patient characteristics and effect on life expectancy. *Cancer* **86** (5)：871-877, 1999

オピオイドの生命予後への影響をみたRQの論文で，自分が考えているRQと似た研究が同じ時期に国際誌に出ることが増えてきました。

18) Morita T, Hirai K, Okazaki Y: Preferences for palliative sedation therapy in the Japanese general population. *J Palliat Med* **5** (3)：375-385, 2002

Morita T, Hirai K, Akechi T, et al：Similarity and difference among standard medical care, palliative sedation therapy, and euthanasia：a multidimensional scaling analysis on physicians' and the general population's opinions. *J Pain Symptom Manage* **25** (4)：357-362, 2003

Morita T: Differences in physician－reported practice in palliative sedation therapy. *Support Care Cancer* **12** (8)：584-592, 2004

Morita T, Miyashita M, Kimura R, et al：Emotional burden of nurses in palliative sedation therapy. *Palliat Med* **18** (6)：550-557, 2004

Morita T: Palliative sedation to relieve psycho－existential suffering of terminally ill cancer patients. *J Pain Symptom Manage* **28** (5)：445-450, 2004

Morita T, Tei Y, Inoue S: Correlation of the dose of midazolam for symptom control with administration periods: the possibility of tolerance. *J Pain Symptom Manage* **25** (4)：369-375, 2003

Morita T, Tsunoda J, Inoue S, et al：Effects of high dose opioids and sedatives on survivals in terminally ill cancer patients. *J Pain Symptom Manage* **21** (4)：282-289, 2001

鎮静に関するサブ研究のようなもの。出てくる臨床疑問をその都度調べにいった感じです。薬学的なことから倫理まで，とにかく，議論しているなかで出てきたものはすべて調べにいった感じでした。

19) Morita T, Chihara, S, Kashiwagi T；Quality Audit Committee of the Japanese Association of Hospice and Palliative Care Units: A scale to measure satisfaction of bereaved family receiving inpatient palliative care. *Palliat Med* **16** (2)：141-150, 2002

Morita T, Chihara, S, Kashiwagi T；Quality Audit Committee of the Japanese Association of Hospice and Palliative Care Units: Family satisfaction with inpatient palliative care in Japan. *Palliat Med* **16** (3)：185-193, 2002

初期の緩和ケア病棟の遺族調査です。筆者の，というより，ホスピス・緩和ケア協会のお仕事です。

20) Morita T, Hirai K, Sakaguchi Y, et al：Measuring the quality of structure and process in end-of-life care from the bereaved family perspective. *J Pain Symptom Manage* **27** (6)：492－501, 2004

Hirai K, Miyashita M, Morita T, et al：Good death in Japanese cancer care：a qualitative study. *J Pain Symptom Manage* **31** (2)：140-147, 2006

Miyashita M, Sanjo M, Morita T, et al：Good death in cancer care：a nationwide quantitative study. *Ann Oncol* **18** (6)：1090-1097, 2007

遺族調査を始めた初期に，緩和ケアの質の評価や患者がいい状態にいられるかどうかを「測定」する必要があって，作成した指標たち。今も脈々と使われていますが，逆に，今なら国際水準の尺度を使うか新しくつくるかの悩みがありそうです。

21) Steinhauser KE, Clipp EC, McNeilly M, et al：In search of a good death: observations of patients, families, and providers. *Ann Intern Med* **132** (10)：825-832, 2000

筆者がgood deathの定量化を考えていた頃に（着想が）同じだ！と思った論文。Tulskyのグループ（当時は名前も知りませんでした）が行っていました。

22) Shiozaki M, Morita T, Hirai K, et al：Why are bereaved family members dissatisfied with specialized inpatient palliative care service? A nationwide qualitative study. *Palliat Med* **19** (4)：319-327, 2005

研究を振り返る

森田達也, 明智龍男, 藤森麻衣子, 他：緩和ケアについての改善点と不満足な点—遺族からの示唆. 緩和ケア　**15**（3）：251-258, 2005

緩和ケア病棟で「不満足」だった遺族に調査を行った結果を国内外に投稿したところ，まったく違う反応がありました。

23) Morita T, Akechi T, Ikenaga M, et al：Late referrals to specialized palliative care service in Japan. *J Clin Oncol*　**23**（12）：2637-2644, 2005

Morita T, Akechi T, Ikenaga M, et al：Communication about the ending of anticancer treatment and transition to palliative care. *Ann Oncol*　**15**（10）：1551-1557, 2004

緩和ケア病棟への紹介・抗がん治療の中止の研究を行いました。当時はこのトピック自体が新鮮でした。

24) Morita T, Fujimoto K, Tei Y: Palliative care team：the first year audit in Japan. *J Pain Symptom Manage*　**29**（5）：458-465, 2005

Morita T, Imura C, Fujimoto K, et al：Changes in medical and nursing care in cancer patients transferred from a palliative care team to a palliative care unit. *J Pain Symptom Manage*　**29**（6）：595-602, 2005

Morita T, Fujimoto K, Imura C, et al：Self-reported practice, confidence, and knowledge about palliative care of nurses in a Japanese regional cancer center：longitudinal study after 1-year activity of palliative care team. *Am J Hosp Palliat Care*　**23**（5）：385-391, 2006

Morita T, Fujimoto K, Namba M, et al：Palliative care needs of cancer outpatients receiving chemotherapy：an audit of a clinical screening project. *Support Care Cancer*　**16**（1）：101-107, 2008

Morita T, Fujimoto K, Namba M, et al：Screening for discomfort as the fifth vital sign using an electronic medical recording system：a feasibility study. *J Pain Symptom Manage*　**35**（4）：430-436, 2008

緩和ケアチームを始めたばかりの頃の一連の研究（というか活動記録）ですが，今思うと無理に研究にしなくてもよかったものも多いです。

25) Morita T, Tei Y, Shishido H, et al：Chlorpheniramine maleate as an alternative to antiemetic cyclizine. *J Pain Symptom Manage*　**27**（5）：388-390, 2004

Tei Y, Morita T, Inoue S, et al：Torsades de pointes caused by a small dose of risperidone in a terminally ill cancer patient. *Psychosomatics*　**45**（5）：450-451, 2004

Morita T, Shishido H, Tei Y, et al：Neuroleptic malignant syndrome after haloperidol and fentanyl infusion in a patient with cancer with severe mineral imbalance. *J Palliat Med*　**7**（6）：861-864, 2004

Tei Y, Morita T, Shishido H, et al：Lidocaine intoxication at very small doses in terminally ill cancer patients. *J Pain Symptom Manage*　**30**（1）：6-7, 2005

有害事象から学んで制吐剤を抗ヒスタミン剤中心にするなど，臨床で「安全な緩和治療」を意識し始めた頃だと思います。

26) Morita T, Miyashita M, Yamagishi A, et al：Effects of a programme of interventions on regional comprehensive palliative care for patients with cancer: a mixed-methods study. *Lancet Oncol*　**14**（7）：638-646, 2013

Kinoshita H, Maeda I, Morita T, et al：Place of death and the differences in patient quality of death and dying and caregiver burden. *J Clin Oncol*　**33**（4）：357-363, 2015

OPTIM系の論文はいっぱいありますが，大型研究なのでなるべく多くの成果を出さなければ！　と筆者が（今なら感じないかもしれない）重圧や責任感を感じていたためでもあります。

27) Murata H, Morita T；Japanese Task Force: Conceptualization of psycho-existential suffering by the Japanese Task Force: the first step of a nationwide project. *Palliat Support Care*　**4**（3）：279-285, 2006

Morita T, Murata H, Kishi E, et al；Japanese Spiritual Care Task Force: Meaninglessness in terminally ill cancer patients：a randomized controlled study. *J Pain Symptom Manage*　**37**（4）：649-658, 2009

森田達也, 赤澤輝和, 難波美貴, 他：がん患者が望む「スピリチュアルケア」89名のインタビュー調査. 精神医学　**52**（11）：1057-1072, 2010

Morita T, Sakaguchi Y, Hirai K, et al：Desire for death and requests to hasten death of Japanese terminally ill cancer patients receiving specialized inpatient palliative care. *J Pain Symptom Manage*　**27**（1）：44-52, 2004

Morita T, Kawa M, Honke Y, et al：Existential concerns of terminally ill cancer patients receiving specialized palliative care in Japan. *Support Care Cancer*　**12**（2）：137-140, 2004

Akazawa T, Morita T, Akechi T, et al：Contributing factors and physical−psychosocial characteristics of desire for early death among patients near the end of life in Japan. *Psycho-Oncology*　**15**（2）：S153, 2006

Tamura K, Ichihara K, Maetaki E, et al：Development of a spiritual pain assessment sheet for terminal cancer patients: targeting terminal cancer patients admitted to palliative care units in Japan. *Palliat Support Care*　**4**（2）：179-188, 2006

Morita T, Murata H, Hirai K, et al；Japanese Spiritual Care Task Force: Meaninglessness in terminally ill cancer patients：a validation study and nurse education intervention trial. *J Pain Symptom Manage*　**34**（2）：160-170, 2007

Ichihara K, Ouchi S, Morita T, et al：Effectiveness of spiritual care using spiritual pain assessment sheet for advanced cancer patients: A pilot non-randomized controlled trial. *Palliat Support Care*　**17**（1）：46-53, 2019

「スピリチュアルケア」に関する研究たち。定義を暫定的に行う→患者が希望すること・苦しんでいることに戻る→ケア法を収集する→介入者（看護師）に教育介入を行ってランダム化試験で確認する→患者への効果を評価する介入試験を組む，という流れになっています。12年かかっています。

28) Morita T, Hirai K, Sakaguchi Y, et al：Family−perceived distress from delirium−related symptoms of terminally ill cancer patients. *Psychosomatics*　**45**（2）：107-113, 2004

Morita T, Akechi T, Ikenaga M, et al：Terminal delirium：recommendations from bereaved families' experiences. *J Pain Symptom Manage*　**34**（6）：579-589, 2007

Morita T, Tei Y, Tsunoda J, et al：Underlying pathologies and their associations with clinical features in terminal delirium of cancer patients. *J Pain Symptom Manage* **22**(6):997-1006, 2001

Morita T, Tei Y, Inoue S: Agitated terminal delirium and association with partial opioid substitution and hydration. *J Palliat Med* **6**(4):557-563, 2003

Morita T, Takigawa C, Onishi H, et al；Japan Pain, Rehabilitation, Palliative Medicine, and Psycho-Oncology (PRPP) Study Group: Opioid rotation from morphine to fentanyl in delirious cancer patients: an open-label trial. *J Pain Symptom Manage* **30**(1):96-103, 2005

Morita T, Tsunoda J, Inoue S, et al：Communication Capacity Scale and Agitation Distress Scale to measure the severity of delirium in terminally ill cancer patients：a validation study. *Palliat Med* **15**(3):197-206, 2001

せん妄に関する研究たち。家族にとってどんな体験か，頻度と疫学（原因），オピオイドと輸液による効果，（将来の介入で使う）評価尺度の作成をしていました。介入試験まではたどり着きませんでした。

29) Lawlor PG, Gagnon B, Mancini IL, et al：Occurrence, causes, and outcome of delirium in patients with advanced cancer：a prospective study. *Arch Intern Med* **160**(6):786-794, 2000

筆者が終末期せん妄の疫学研究を出した前後に，同じテーマのものが*Arch Intern Med*に出版されました。日本の悩みも世界の悩みと同じです。

研究を振り返る

3 今後必要とされる緩和ケアの研究とは？

✔ 本項では，今後の緩和ケアのトピックについて，日本で緩和ケアの何をどう研究するかということについて筆者の2020年時点での私見をつらつらと書いてみます。合っているかどうかも分かりませんし，研究の内容は何が重要と思うかは人によって違うので「こういう意見もあるわなぁ」くらいに思ってもらえればいいと思います。

▶緩和ケア病棟を中心とした観察研究・遺族調査の枠組みをさらに発展させて効果推定データベースへ

死亡前1カ月を集中的に観察できる環境は国際的にもまれで，この時期の包括的な研究ができる日本の環境を生かすことは重要だと筆者は考えています。これまでは，研究者の多大な努力によってデータが収集されているのですが（紙を5枚書いたりとかですね…），今後はできるかぎり通常臨床で得られるデータベースを用いて自動化することは大きな魅力です。やった治療，アウトカム（+診療記録のテキスト）から個々の治療の効果推定を行うことができればいいなぁと思います（ちょくちょく口に出すたびに，妄想か，と言われてきましたが，なんだか技術的にできそうな感じになってる）。実際上，普段緩和ケアで使う薬・医学介入のすべてに比較試験を組むことはできないでしょうから，「だいたいこれくらいの効果／有害事象がある」ことが分かれば，臨床家にとっては十分だと思います。

そのためには，治療内容が電子カルテから抽出できるようにすること（これはかなりできるようになってきているらしい），そして，臨床的に最も重要なのが患者のアウトカム（苦痛）が普段の臨床できちんと取られていることでしょう。後者については，ESAS（Edomonton Symptom Assessment System）やSTAS（support team assessment schedule）/IPOS（integrated palliative care outcome scale）を日常的に同じ方法で運用する緩和ケア病棟の数を増やしていくことが必要です。

▶比較試験──どんなテーマを選択するべきなのか？

観察研究の質を上げながら介入研究に挑戦していくのが次世代の課題だと思いますが，どういうテーマを選択していくべきなのか，筆者の考えを書いておきます。

そもそも検証試験を行う意味は何か？ は，研究が終われば実践ががらっと変わるということにあると思います。たとえば，がん治療の検証試験の考え方は，抗がん治療なしだったのが，抗がん剤Aが効くということが分かると「（平均的な考え方をする）みんなが」それを受けるようになり，次の治療Bがみつかると，それまでの標準治療と比べて

表1 緩和ケアで比較試験の対象に優先してするべき/優先しなくてもよい課題の内容（筆者の考え）

優先してするべき課題	優先しなくてもよい課題
介入と効果とに時間差があり，治療を受けてすぐ効果を判断できないもの。特に，高額，有害事象が不明なもの。	介入の効果がすぐに分かり，治療を受ければすぐ効果を判断できるもの。安価，有害事象が既知で軽微なもの。この場合は，並列の薬剤間の比較研究（comparative stady）を行うべき。
本当に効果があるか（プラセボと比べて効果があるか）分かっていないもの。特に，高額，または，重篤な有害事象がありうるもの。	効果がある（薬効がある）ことは承認時にすでに分かっているもの。安価，有害事象が軽微なもの。効果があるとは検証されてはいないけれど，まったく無侵襲（が想定される）ケア。
「現在対応方法がない苦痛」に対する新しい方法（開発研究）。	
薬効があることは分かっているが，使い方（開始量，投与方法などの投与スケジュール）の決まっていない薬剤の使い方（アルゴリズム研究）。	

上回るかを調べて上回れば「次は治療Bが標準」とかになって，「（平均的な考え方をする）みんなが」受ける…。これを繰り返していくうちに，寿命が1カ月延び，2カ月延び，4カ月延び，1年延び…としていくイメージが基本かと思います。この積み重ねがあるから，1つひとつは小さい差でも，積み重なっていってだんだん治療成績が良くなる，だから，その3%とか5%に含まれる患者もだんだん多くなる，というパラダイムがあります。

一方，緩和治療の薬（あるいは，鎮痛薬や抗うつ薬をイメージしてもらってもいいですが——最近，花粉症の薬で説明すると「ああ，そうかもね」と言ってもらいやすいです）は，いっぱい種類がありますが，効果が患者の自覚で決まるので，何か1つを標準とするのではなく，いっぱい似た効果のものがあってよくて，そこから患者に合うものを選択していけばいいというパラダイムがあるのではないかと思います。たとえば，有効率が花粉症の薬Aは55%でBは50%だったとしても，結局のところだいたい半数の人はこっちの薬が当たって残りの半数の人は当たらないから，また次の薬に変えるということをするだけで，「どの薬がどの薬より重要か」は製薬会社にとっては大きな問題かもしれませんが，患者にとってはあまり大きな問題ではない，と考える臨床家も多いのではないでしょうか。緩和治療でいえば，筆者にとっては，トラベルミン®とノバミン®のどっちが効くか？のようなことはあまり重要には思いません。これは，結局，少しの差で効果が違う（60% vs. 55%）ことが分かったとしても，効かなければ取り換えればいい，と臨床的に考えるからです。

この差がどこにあるかなと考えると，抗がん治療は一生でその時にしか受けられない（始めたら終わるまで同じものを続けなければならない），介入の効果を患者自身がすぐに判断できず時間がたってから分かる（再発，生命予後）ということかなと思います（**表1**）。僕は緩和ケアでランダム化試験をする場合には「その場で効果の分からない治療で，その都度変更できないものに限定する（優先する）べきだ」と言っていたことがあります。もう少し簡単に言えば，「介入とアウトカムに時間差がある治療」とも言えます。逆に，（保険適応を取得した時点でまあまあその苦痛に効果があることが分かっているなら），効果がすぐに分かって繰り返し試せる治療，特に，安価で有害事象が既知のものは労力をかけて比較試験を行う優先順位は低いだろうという考えです。

効果の並列の薬剤を，様子をみて変更できるような場合は，求められる臨床試験は，「ABCDのうちどれか」を使ってだめなら次に「BCDかまたは

これこれのある人にはEを足す｝…といったアルゴリズムそのものを検証して，どの順番で何を使ったらどうなるかが分かることかな，というイメージをもっています。薬のちょっとした差を比べるのではなく，全体の治療方法を念頭に置くという考えです。抗うつ薬で行われたSTAR*D研究はそのままオピオイドやほかの緩和治療薬に当てはまりそうです[1]。

逆に，介入とアウトカムに時間の差のある治療は，比較試験を行わなければいいことをしているのか，いいことをしているつもりで実は無効（有害）なことをしているのか分かりませんから，優先して取り組む価値があるでしょう。たとえば，悪性腹水に対するCART（腹水濃縮再灌流）治療のような，治療です。治療する時にはその結果がどうなるか分からないので，優先して研究する課題の条件を満たしていると思います。予防という観点からは，消化管閉塞を悪化させないことを目的としたソマトスタチンや，最近行われているのですが死前喘鳴の予防投与とかが該当します。死前喘鳴は，起きてから治療しても効果はないことがもともと病態的にいわれていて，臨床経験でもそう思うのですが，「予防」なら効くんじゃないかと思って，筆者はよく抗コリン薬の予防投与を，実践上はしていました。最近までこのエビデンスがないのですが，いくつか効果があるかも…という試験が出たり，ランダム化試験が行われるようになってきています[2]。

また，極端に低侵襲の治療も検証試験をする社会的要請は高くないというか，科学としてやっていくことはいいですし，今黎明期で完遂しやすい検証試験を完成させていくという目的ならいいのですが，苦痛がある人がいて，無侵襲であればそれをやってみるのは，まあ当然というか，やったらいいんじゃないか，と思うわけです。呼吸困難に対して送風の試験を組む場合にも，同じ理由で遂行を見合わせたという検討も出ていました[3]。検証試験に先立って行われたこの予備的研究では，送風の効果は認めたのですが，検証試験の実施を費用や臨床を変える効果とのバランスから見合

わせました。結論には，However, the value of information for changing practice or policy is unlikely to justify the expense of such a trial, given perceived benefits, the minimal costs, and an absence of harms demonstrated in this study（もともと自覚症状で効果があるし，費用が少ないし，害があるとも思えないので，検証試験を多額のお金をかけてやる正当性がない）とされています。たとえば，実践上，苦しい人がいたら扇風機を回してみて，改善したら続ければいいし，改善しなければやめればいいので，これもそれをガイドラインに乗っけて「使われていない患者層を減らす」という意図を除けば，「低侵襲な介入は検証試験しなくてもよい」という考えもあると思います。

以上，「その場で効果の分かる治療で，何度でも変更できるもの」，「低侵襲のもの」は（多額の費用をかけて行う）ランダム化試験のテーマにはしにくいのではないかという意見を述べました。逆は，「介入と効果とに時間差があるもの」，「効果があるか分かっていない，高額または重篤な有害事象がありうる治療」は優先する必要があると思います。

新規治療開発と「薬の使い方」の研究をよりすすめるべき

このほかに重要な課題としては，1つは新規の治療の開発。現在治療抵抗性とみなされている，神経叢にがんがん入っていく腫瘍による疼痛，向精神薬で治療できないせん妄とか，終末期の呼吸困難とか，悪液質とか，意識を保った鎮静とか，「現在対応方法がないもの」に対する新しい方法，これは研究する価値が高いと思います（こういうことを本来は「研究」というのかもしれません）。

2つ目は，1つひとつの効果を知るということではなく，薬効があることは分かっていても使い方が分かっていない薬剤の「使い方の標準化」ではないかと思います。（今の・仮の）「標準治療の設定」といっても構いません。たとえば，疼痛では，モルヒネの経口投与を痛みに対する標準治療

今後の研究

図1 薬効をみるのではなく，使い方を比較するという視点

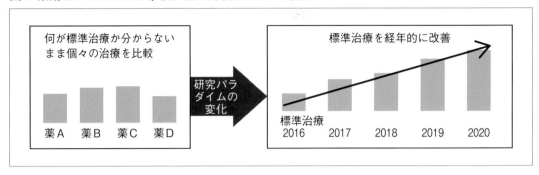

（reference treatment）と考えている人が多いのですが，EAPC（the European Association for Palliative Care）の系統的レビューにあるとおり，その「標準」治療自体が世界中で本当は標準化されていないので，組む試験・組む試験で「対照群」（標準治療）が異なることが問題とされています[4]。たいてい，「個人によって増量した」と書いてありますが，幅がかなり大きく，翌日これこれだったらこれを何割上げるとか下げるとかが具体化されていないので，再現性に問題があるということです。同じようなことは呼吸困難にもいえて，（慢性の）呼吸困難にモルヒネがプラセボに比べて効く（エフィカシーがある）のは分かったとして，で，実践でどうやってモルヒネを使ったらいいのか？ はまったく分かっていません。「この投与方法・評価方法が標準治療」（…で評価して＋点ならこれを○mg，こういう投与方法で，翌日＋点になればこう，これがこれになれば△mgに減量…）といったように，誰でも同じにできる標準化した投与方法というのを決めていければ画期的だと思います。

もし標準化ができたら，ここの薬をあの薬に置き換えたらどうか？ とか，この量をあの量に変えたらどうか？ を試すことができます。筆者の研究チームは鎮静で一部これを試していますが，他の苦痛についても当てはまるのではないか[5]。痛いとか，息苦しいとか，せん妄とか，そういうよくある対象の状態1つひとつに対して「全員が受ける治療」としての標準治療が規定できれば，もし，今60％成功しているとして，その割合を65％，70％，75％と経時的に改善していくことができるようになりま（な

るはずで）す（図1）。

つまり，すべてのおもな症状，頻度の高い物事に詳細な治療アルゴリズム（分かりやすい・再現性のある・誰でも同じに行うプロトコール）をつくって単相試験を行って，標準治療として宣言する。そのあとに，標準治療と他の治療を比較していくという方法はとれないのかなと考えたりしています。今のところ，これを前面に出している研究はないように思いますが，多少近いのはPaCCS（オーストラリアの臨床試験グループ）で行われた制吐剤の比較試験で，機序に応じて制吐剤を使うアルゴリズム vs. 1種類の制吐剤を比較して差がなかったとしたものがあります（ちょっと限界が強い感じですが）[6]。

この場合，治療は複合介入でもいいという意見があるかもしれません。たとえば，消化管閉塞に対する効果をみていく時に，オクトレオチド，H_2ブロッカー，ステロイド…と1つひとつの効果を分けて検証していく方法と，まとめて治療した場合の効果をみる方法が，理論上あります。考え方として，実臨床が結局複合治療になるなら，最初から複合介入でOKとする考え方もあると思います。筆者が少し試みてみたのは，全国のレセプトデータを用いてオクトレオチドを使っている患者（3,000名!）を抽出して，H_2ブロッカー，PPI，ステロイドの上乗せ効果があるかを推定しました[7]。レセプトは今はアウトカムのデータが不完全ですが，もし将来アウトカムのデータがそろうようになり，レセプトなどの大きいデータを用いれば，治療の複合で何かが入ったらより効果があるかを推定することができ

図2 痛みを減らすための研究のマトリクス

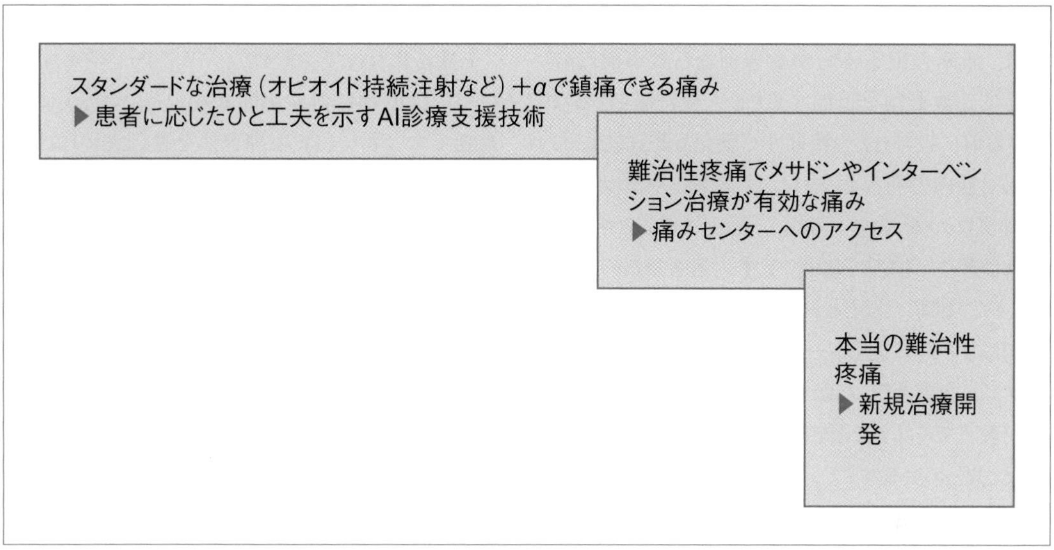

スタンダードな治療（オピオイド持続注射など）＋αで鎮痛できる痛み
▶ 患者に応じたひと工夫を示すAI診療支援技術

難治性疼痛でメサドンやインターベンション治療が有効な痛み
▶ 痛みセンターへのアクセス

本当の難治性疼痛
▶ 新規治療開発

ます（検証試験を組んだほうがいいのですが，薬剤の組み合わせすべての試験を組む費用はないだろうとすれば，効果推定で良しとする立場もあるという考えです）。

3つ目は，1つひとつの治療の効果，ケタミンvs.プラセボ，オクトレオチドvs.プラセボ，ステロイドvs.プラセボでnegativeが出た場合，いきなり一括してnagativeと結論するのではなく，有効なsubpopulationを想定した比較試験を行うということです。結局治療が有効な病態を診断できるマーカーがみつかっていないので，ヘテロながんに分子標的薬を使っているような感じです。もっと対象が絞れるようになってからやったら違った結果が出るかもしれません。

▶ 痛みを減らす社会介入の研究はブレークスルーが必要
── AIは切り札になるか？

痛みはなお大きな問題であり続けています。「がん疼痛はWHO方式鎮痛法で緩和できる！」，そんな楽観的な見方が支配的となった1980年代後半からすでに30年，なお世界中でがん疼痛の緩和は不十分であるとみなされています（結核撲滅などとは訳が違う感じです）。オピオイドの開発，教育，規制の緩和とあらゆる方法がとられてきた

にもかかわらず，あまり目立った進歩がみられないようで，この辺でこれまでにない方法を用いることに着手するべきでしょう。

筆者が臨床経験上確信しているのは，がん疼痛を減らすために必要なのは，下記の3段階なのではないかと思います（**図2**）。

①既存治療＋細かい工夫（WHO方式でin detailsとひとくくりにされた個々の患者に合った工夫）
②通常の治療をしても取り切れない苦痛に対する，メサドンやクモ膜下モルヒネなどのインターベンション治療がまず行えるようになること
③そのうえでさらに残る疼痛に対する新規治療開発

メサドンやクモ膜下モルヒネなどインターベンション治療については，研究で何とかするというより，痛みセンターのようなシステム上の対応になるので，ここでは置いておいて，研究でできそうなことは，スタンダードな鎮痛利用にひと工夫を入れるような診療支援システムではないかと思います。たとえば，入力として画像，治療，テキストデータ，出力として疼痛が良くなったか，を繰り返すことで，「がん疼痛へらす君」のようなAIシステムはできそうな気がします。現在のAIの主戦場は画像診断，その次はプライマリケアや精神科診断のような比

較的定型的な診断領域を片付けるのだと思います
が，がん疼痛で筆者らが行っていることそのもの
は，痛みの出る時間が食事前なら食事前に合
わせて速放製剤を追加するとか，夜に痛くなるな
ら寝る前に投与したり夜間すぐ使えるようにしてお
くとか，筋肉の痛みがあれば理学療法やトリガーポ
イントブロックを追加するといった，「やることさえ分
かればどこでもできること」です．筆者はこの思い
をもって，書籍『ひととおりのことをやっても苦痛が
緩和しない時に開く本─患者と家族にもっと届く緩
和ケア』を書きましたが，何をしたらいいかをAIく
んが教えてくれることを目指せばいいのではない
かなと思っています[8]．

　ちょっと脱線しますが，AIついでで，いくつか思
いつくことを書いておくと，わが国のスピリチュアル
ケアでよく行われる患者の逐語記録から自律性，
時間性，関係性とアセスメントを広げていくやつで
すが，逐語記録から苦痛のアセスメントをするとい
う作業に看護師さんがかなりの時間を費やしてい
るのを見ると，あの作業はおそらくテキスト分析が
もっとできるようになれば，理論上，自動化は可能
だと思います．

　同じ理屈で，「そろそろACP（アドバンス・ケア・
プランニング）の時期だよ」とかささやいてくれる
AIくんも技術上はできそう．「アドバンス・ケア・プ
ランニングのそろそろいい時期」をみつけるのは
大変で，医学的には客観的な方法で生命予後を
予測して，それをトリガーにする方向で進んでいま
す．しかし，患者さんの心の準備というのが分か
らないと，暴力的な感じのACPになってしまいが
ちなので，看護記録で「この先どうなるのかなぁ」
とかいう患者の発言が増えてきたりとか，（あまり
同意する人はいなさそうですが）スマホの検索で
それっぽいことが増えてきたことを察知して，患者
さんの心の準備（preparedness）としてそろそろ
かなというメッセージを送ってくれる，というのは考
えられます．

　予後予測という客観的な研究に，患者の心構え
という診療記録の分析をもとにするというところが
融合系で面白いかと思います．技術的には同じ

視点で（筆者の主張とはちょっと大きな目標が違う
のですが），すべてのがん拠点病院でスクリーニ
ングを義務化されていますが，「スクリーニングする」
ためには患者に何かを聞かないといけないのが
大変です．新しくQOL調査票を書くとかの負担に
なってしまうので，看護記録を自動的に見て，「こ
の人ニードありそうかも」というのが分かれば大変
いいのでは，とも少し思います．

▶スマホの持っている自分のデータを連結して幸せに寄与するテクノロジーの開発

　いろんなことがスマホでできるようになる時代，
緩和ケアもその方向性になっていくでしょう．

　スマホのいいところは，自分はこんな感じという
のが自然と分かることかと思います．あるいは，
正直になれるかどうか筆者も自信がありませんが，
最初に「自分はこんな人」というのが分かるような
質問200個くらいに回答していくことで自分の好み
を記憶しておいてくれるようにもできます．そして，
たとえばですが，抗がん剤を受ける時に，「ねえね
え，その治療だと（もし味覚障害が出ちゃうと）あな
たの好きなヒラメの昆布締めが食べられなくなるけ
どいいの？」とか，自分の大事にしているところの
副作用をピックアップして教えてくれるようなシステ
ムがあるといいなぁ…．「その店，あなたと似た人
がおいしいって言ってますよ」って，道を歩いてい
たら教えてくれる食べログの，医療版のイメージで
す．もし大きいデータをそのまま利用できるなら，
地球上の何億人のうち，あなたと好みの似た人は
その治療はしちゃだめだ（してよかった，しないほ
うがよかった）って言ってますよ，のような似た自分
を探しに行く方法もあると思います．

　大腿骨の転移は（あなたマラソンすることが大
事なんだから）骨が薄くなる前に照射（手術）して
おきましょう，とか．十二指腸近傍リンパ節の腫大
はこれこれの期間のうちに食べられなくなるかもし
れないから（あなた食事をすごい楽しみにする人
だから）あと40回分は気合を入れておいしいもの
食べといたほうがいいですよ，もしあと20回という

時が来たらアラート出しますか?(「出して出して」)分かりました,あと40回,20回の時にアラート出しますね(「アラートは怖いから出さないで」ももちろん可),とか。あなた○○レジメンを選択したみたいだけど,これ,味覚障害が20%で起こることを聞いていますか? あなたに起こる可能性は@%ですが,もし起きてしまったら回復しにくいので,あなたの好きな白身魚の味は分からなくなるけど,ほんとにその治療でいい? かわりに△△でもほぼ同様の効果で,味覚障害がずっと減りますけどそっちのほうがあなたには合っているかもよ? とか。そういえば年に1回会っている札幌の○○さん,このままいくと2カ月後に酸素投与が必要になる可能性が高く,そうすると「飛行機に乗るのに難渋するから,今のうちに会っておきませんか?」とか…。

要するに,「僕にとって大事なこと」をちゃんと分かって,適切なタイミングで判断を促せるテクノロジーという研究の方向性はあるんじゃないかと思います(今のところ取り合ってくれる人があまりいませんし,突然スマホがぴ〜っと鳴ったら怖い(知りたくないこともある)ので使い方には考えどころがいっぱいありますが,フェンタニルとオキシコドンのどっちが便秘が少ないか? とか考えるよりも,筆者にはなんとなく将来に開いている感じがします。

これに比べるとちょっとスケールは小さくなりますが,スマホのアプリで患者さんや家族が自分で困ったことにアクセスして自己解決できるアプリ。そんなアプリがあれば,これを利用できるという方向性は,すでにほかの領域では試されているので,緩和ケアでも有効なのだと思います。その場合,何か1つだけをするのではなく,すべての苦痛に共通なものは共通な部分で対応して,個別性の高いところを個別の対応にできればもっといいと思います。これについてはすでに,再発不安に関しては名古屋市立大学の明智先生が患者登録から介入までを自動で行うランダム化試験を行っているところです[9]。

今後の研究

文献

1) Gaynes BN, Rush AJ, Trivedi MH, et al:The STAR*D study: treating depression in the real world. *Cleve Clin J Med* **75**(1):57-66, 2008
　レビューですが,タイトルにreal worldとあるところが気に入っています。

2) van Esch HJ, van Zuylen L, Oomen-de Hoop E, et al:Scopolaminebutyl given prophylactically for death rattle: study protocol of a randomized double-blind placebo-controlled trial in a frail patient population(the SILENCE study). *BMC Palliat Care* **17**(1):105, 2018
　Mercadante S, Marinangeli F, Masedu F, et al:Hyoscine butylbromide for the management of death rattle: sooner rather than later. *J Pain Symptom Manage* **56**(6):902-907, 2018
　死前喘鳴に対する薬物療法の「予防」に関する試験です。SILENCE試験というしゃれた名前がついています。Positiveな結果が出れば筆者が経験的にやっていたハイスコ®の予防投与に科学的裏づけがあったということになります。

3) Johnson MJ, Booth S, Currow DC, et al:A mixed-methods, randomized, controlled feasibility trial to inform the design of a phase III trial to test the effect of the handheld fan on physical activity and carer anxiety in patients with refractory breathlessness. *J Pain Symptom Manage* **51**(5):807-815, 2016
　低侵襲な治療はお金をかけてランダム化試験を行うべきかどうかを論点にした具体例です。

4) Tassinari D, Drudi F, Rosati M, et al:Transdermal opioids as front line treatment of moderate to severe cancer pain: a systemic review. *Palliat Med* **25**(5):478-487, 2011
　EAPCが疼痛のガイドラインを作成する時に行った経皮フェンタニルの比較試験の系統的レビューですが,「そもそも対照群のほうの治療が標準化されてない」と考察に延々と書いてあって,やや衝撃でした。

5) Imai K, Morita T, Yokomichi N, et al:Efficacy of two types of palliative sedation therapy defined using intervention protocols: proportional vs. deep sedation. *Support Care Cancer* **26**(6):1763-1771, 2018
　「投与薬物の効果をみる」のではなく,「投与方法の効果を比較する」というパラダイムを試したものです。

6) Hardy J, Skerman H, Glare P, et al:A randomized open-label study of guideline-driven antiemetic therapy versus single agent antiemetic therapy in patients with advanced cancer and nausea not related to anticancer treatment. *BMC Cancer* **18**(1):510, 2018
　薬剤と薬剤を比較するのではなく,治療の仕方自体を比較するという視点で,制吐方法を比較した試験です。

7) Minoura T, Takeuchi M, Morita T, et al:Practice patterns of medications for patients with malignant bowel obstruction using a nationwide claims database and the association between treatment outcomes and concomitant use of H_2-blockers/proton pump inhibitors and corticosteroids with octreotide. *J Pain Symptom Manage* **55**(2):413-419.e2, 2018
　ソマトスタチンを使っている患者を抽出して,H_2ブロッカー,PPI,ステロイドの上乗せ効果があるかを推定しました。対象患者は3,000名を超えました。現在はアウトカムデータが不十分にしか入っていませんが,将来的にアウトカムがデータベース化されるなら,有用な

効果推定の方法になるのではないかと思っています。

8）森田達也：ひととおりのことをやっても苦痛が緩和しない時に開く本─患者と家族にもっと届く緩和ケア．医学書院，2018
　　きっとAI君がいたらこういうことをささやいてくれるのかな，のような気持ちで書きました。自分にもAI君がほしいです。
9）Akechi T, Yamaguchi T, Uchida M, et al：Smartphone problem-solving and behavioural activation therapy to reduce fear of recurrence among patients with breast cancer (SMartphone Intervention to LEssen fear of cancer recurrence: SMILE project): protocol for a randomised controlled trial. *BMJ Open*　**8**（11）：e024794, 2018
　　再発不安に焦点を当てていますが，どんな苦痛でも外装可能なフォーマットのスマホ研究です。

今後の研究

●著者プロフィール

森田 達也 Tatsuya MORITA

1992年京都大学医学部卒業。1994年聖隷三方原病院ホスピス科，2003年緩和ケアチーム医長，2005年緩和支持治療科部長，2014年副院長。緩和治療の専門医として，「時期を問わない」緩和治療，緩和ケアに携わる。2012年より京都大学臨床教授。著書に『死亡直前と看取りのエビデンス』(共著，医学書院)，『エビデンスからわかる患者と家族に届く緩和ケア』(共著，医学書院)，『患者と家族にもっと届く緩和ケア―ひととおりのことをやっても苦痛が緩和しない時に開く本』(医学書院)，『緩和ケアレジデントマニュアル』(監修，医学書院)，『緩和治療薬の考え方，使い方 ver.2』(中外医学社)，『もやもやした臨床の疑問を研究するための本―緩和ケアではこうする』(医学書院)，他。
Textbook of Palliative Medicine and Supportive Care (Second Edition) をBruera E, Higginson I, von Gunten CFと共同編集。Journal of Pain Symptom Management, Journal of Palliative Medicineの編集委員 (editorial board)。

緩和ケアで鍵となる研究
―先を見通す背景読みスキル―

発　行　2020年8月6日　第1版第1刷 ©
著　者　森田　達也
発行者　工藤　良治
発行所　株式会社青海社
　　　　〒113-0031 東京都文京区根津 1-4-4 河内ビル
　　　　☎ 03-5832-6171　FAX 03-5832-6172
装　幀　Highcolor (三宮暁子・本田正樹)
印刷所　モリモト印刷株式会社